Stephanie Meer-Walter

Autistisch? Kann ich fließend!

Stephanie Meer-Walter

Autistisch? Kann ich fließend!

Wie sich Autismus anfühlt und was die Wissenschaft darüber weiß

Eine Übersetzungshilfe

BELTZ

MIX
Papier | Fördert gute Waldnutzung
FSC® C089473

Dieses Buch ist erhältlich als:
ISBN 978-3-407-86762-9 Print
ISBN 978-3-407-86763-6 E-Book (EPUB)

4. Auflage 2025

Werderstraße 10, 69469 Weinheim
service@beltz.de

Lektorat: Judith Roth
Einbandgestaltung: www.sandraklostermeyer.de (Gestaltung), www.stephanengelke.de (Beratung)

Herstellung: Sarah Veith
Satz: Publikations Atelier, Dreieich
Druck und Bindung: Beltz Grafische Betriebe, Bad Langensalza
Beltz Grafische Betriebe ist ein Unternehmen mit finanziellem Klimabeitrag (ID 15985-2104-1001)
Printed in Germany

Weitere Informationen zu unseren Autor:innen und Titeln finden Sie unter: www.beltz.de

Inhalt

*Das eigene oder fremde »Anders-Sein« auszuhalten,
ist vielleicht die größte Herausforderung in unserem Leben.*

Vorwort

Susanne von Mach führte für ihren Blog vonmachzumensch.de ein Interview mit mir. Ich hatte mich auf »typische« Fragen, wie es sich z. B. anfühlt, autistisch zu sein, oder was die späte Autismusdiagnose für mich bedeutet, eingestellt. Aber es kam anders. Ein spannendes Gespräch zwischen zwei Frauen – die eine »anders«, die andere »normal« –, das an die Stelle eines Vorworts treten soll:[1]

Ich war überrascht, wie tief Sie in Ihren Podcasts in die Materie einsteigen und wie unglaublich viele Ansätze Sie finden. Das hat mich sehr beeindruckt.
Das muss ich für mich selbst machen. Dadurch, dass meine Diagnose Asperger-Autismus erst spät gestellt worden ist, wollte ich das selbst verstehen, und nicht nur als Gefühl, sondern ich wollte wissen, was dahintersteckt und was wissenschaftlich belegt ist. Das ist für mich die Rechtfertigung, dass ich so sein darf, wie ich bin. So war meine Vorgehensweise schon immer, auch in der Schule.

Braucht es denn diese Rechtfertigung? Zu sein, wie man ist?
Ja, es braucht sie. Ich denke, der wichtigste Aspekt ist, dass mir meine Gefühle und Wahrnehmungen in der Kindheit und Jugend abgesprochen worden sind. Das nimmt man ja mit, und dann ist da dieses innere Kind, dessen Bedürfnisse nicht versorgt worden sind, das sich im Erwachsenenalter immer weiter meldet. Davon

musste ich mich lösen, und dafür reichte es nicht, zu fühlen, dass meine Wahrnehmung echt und richtig ist, sondern ich brauchte eine handfeste Erklärung, möglichst auch, dass mein Gehirn anders arbeitet und strukturiert ist.

Wie sehen Sie es: Ist diese »handfeste Einordnung« des eigenen Seins wichtig, nicht nur für Sie selbst, sondern auch gesamtgesellschaftlich gesehen?
Ja, natürlich. Das trifft auf hochbegabte, hochsensible Menschen zu, auf alle, die ein bisschen anders sind und aus der Masse herausragen, die andere Bedürfnisse haben. Gerade in der Schule habe ich als Lehrerin erlebt, dass ein Anders-Sein des Schülers nicht akzeptiert wird. Es braucht etwas Schriftliches, eine Diagnose, und selbst dann wird diese oft nicht akzeptiert und respektiert. Das fällt den meisten Menschen sehr, sehr schwer. Deshalb braucht es aus meiner Sicht diese »handfesten« Beweise, damit z. B. die Diagnose Autismus nicht als Vorteilserschleichung abgetan wird oder als schlechte Erziehung.

Nun ist ja das Bild, das wir heute von Autismus haben, ein ganz anderes, als es in Ihrer Kindheit und Jugend war.
Ja, damals gab es Asperger-Autismus als Diagnose noch gar nicht. Früher war Autismus eher gleichgesetzt mit Intelligenzminderung. Es gab den frühkindlichen Autismus nach Kanner, das hat man unter Autismus verstanden. Erst als die englische Autismusforscherin Lorna Wing Aspergers Habilitation ins Englische übersetzt hat, hat man mehr und mehr gemerkt, dass es daneben auch autistische Menschen gibt, die eine durchschnittliche oder überdurchschnittliche Intelligenz haben und keine Sprachentwicklungsstörung zeigen. Asperger, der während der Zeit des Nationalsozialismus in Wien gewirkt hat und historisch sicher kritisch einzuordnen ist, wurde nach dem Zweiten Weltkrieg nicht gelesen, weil er nur auf Deutsch

publizierte. Seine Beobachtungen sind aber immer noch sehr zutreffend. Erst durch die Übersetzung ist der Asperger-Autismus in die Internationale Klassifikation der Krankheiten ICD aufgenommen worden. Erst dann sind Kinder und Jugendliche mit autistischem Verhalten ohne Intelligenzminderung in den Blick geraten.

Interessanterweise wird heute Autismus insbesondere mit Hochbegabung in Verbindung gebracht!
Ja, das ist die Kehrtwende. Dieses Bild wird in den Medien, in Filmen, in Serien verbreitet. Man kann ja heutzutage fast wöchentlich einen Film sehen, in dem auch autistische Menschen eine Rolle spielen, und sie haben immer eine besondere Fähigkeit. Dieses Bild finde ich total falsch.

Diese Häufigkeit ist mir noch gar nicht aufgefallen! Sie sind sehr sensibilisiert für das Thema.
Ja, das denke ich auch. Das Spannende ist, und ich oute mich jetzt, wenn man das so sagen will, ich schaue gerne die seichten Filme um Viertel nach acht. Dort sind die Autist*innen im Mainstream angekommen. Die ZDF-Familienserie *Ella Schön* ist sicher das prägnanteste Beispiel, in dem die Hauptrolle eine autistische Figur ist.

Wie erklären Sie sich diese mediale Häufung?
Ich habe einmal ein Vorwort des bekannten Autismusforschers und Psychiaters Ludger Tebartz van Elst gelesen, in dem er von der Exotik und Faszination von Autist*innen sprach. Das hat mich erst einmal aufgeregt, denn Faszination und Exotik erinnert ein wenig an Tiere im Zoo, aber ich glaube auch, dass gerade Autist*innen mit Inselbegabungen eine gewisse Faszination ausüben, aber auch Schrullen und Macken haben, mit denen sie sich einfach gut darstellen lassen. Das ist aber nur ein ganz kleiner Teil von Autismus.

Meinen Sie, man sieht dem autistischen Menschen sein autistisches Sein eher nach, weil er ja auch was Tolles kann?
Ja, dafür kann man ihn bewundern. Und die Fähigkeiten bringen der Gesellschaft was! Man muss eben immer noch der Gesellschaft nützlich sein, und da ist der Faktor wichtig, dass der autistische Mensch uns voranbringen kann.

*Wo finden denn die »normalen« Autist*innen ihren Platz in diesem Spannungsfeld zwischen Minderbegabung und Hochbegabung?*
Genau. Das ist wirklich eine große Schwierigkeit, weil durch die verzerrte Darstellung die »normalen« Autist*innen doppelt stigmatisiert werden. Einmal, weil sie autistisch sind – und weil sie nichts Besonderes können. Und das ist aber die große Mehrheit.

Ihr Slogan ist ja »Autismus braucht Aufklärung«. Ist es Ihr Ziel, hier einen Platz zu schaffen für ebendiese Mehrheit?
Autismus ist nichts, was man in zwei Minuten erklärt hat, weil es das gesamte menschliche Sein betrifft und sehr komplex ist. Es ist wichtig, dass man das versteht, die Verhaltensweisen versteht, gerade die auffälligen. Sie haben einen ganz konkreten Hintergrund, sind Bewältigungsstrategien, die alle Menschen in irgendeiner Weise ergreifen.

Autismus lässt sich nicht reduzieren auf Klischees, und er erfordert ganz viel Auseinandersetzung. Die Diagnose zwingt den autistischen Menschen dazu, sich intensiv mit sich selbst zu beschäftigen. Sie zwingt aber genauso die Menschen aus seinem Umfeld – Familienmitglieder, Freund*innen, Arbeitskolleg*innen – dazu, was immer auch eine Auseinandersetzung mit dem eigenen Ich, dem eigenen Sein bedeutet. Ganz viele Menschen wollen das aber gar nicht, weil dann auch unschöne Dinge hochkommen könnten.

Wie kam der Schritt von »Ich bekomme eine Diagnose« zu »Ich gehe an die Öffentlichkeit und informiere«?
Der hat sich langsam entwickelt. Erst einmal hat die Diagnose mir unheimlich viel Erleichterung gebracht. Dann habe ich viel Fachliteratur gelesen, biografische Werke von Autist*innen, in denen ich mich ganz wunderbar wiederfinde. Die wissenschaftliche Sichtweise muss um die Innensicht ergänzt werden. Mir ist es wichtig, beide Aspekte zusammenzubringen.

Einleitung

Wie »geht« autistisch? Diese Frage hatte ich mir nach meiner Autismusdiagnose gestellt. Wie »normal« nicht »geht«, hatte ich in bis dahin 47 Jahren mehr oder weniger leidvoll erfahren. »Normal« kann ich nicht gut, also wollte ich wenigstens autistisch richtig gut können. Ich machte mich auf die Suche nach einer Anleitung – und musste feststellen, dass es eine solche nicht gibt, obwohl man in der Literatur über Autismus geradezu untergehen kann. Ich habe in unzähligen Büchern – Fachliteratur, wissenschaftliche Studien, biografische Erzählungen von Autist*innen – sehr viele Impulse gefunden, Wichtiges und Spannendes gelesen und versucht, das alles zu verstehen und dann zusammenzubringen. Langsam bekam ich im Abgleich mit meinen eigenen Erfahrungen eine Ahnung davon, wie autistisch »geht«. Das Ganze ist auf jeden Fall wesentlich komplexer, als ich gedacht hatte.

So kam ich auf die Idee, einen Podcast zu starten. Unter dem Titel *Autismus braucht Aufklärung* ging er Anfang 2021 an den Start. Vorher hatte ich versucht, über Grafiken oder kurze Statements auf Instagram und Facebook Autismus zu erklären, doch das funktionierte nicht, weil das autistische Sein dadurch eine Reduzierung, eine Einengung erfuhr, die ihm nicht gerecht wurde. Der Podcast erschien mir besser geeignet, denn er ermöglicht mir, die in den einzelnen Folgen beschriebenen Aspekte des autistischen Seins einzuordnen. Inzwischen berichte ich schon über 70 Folgen lang über mein autistisches Sein im Speziellen und Autismus im Allgemeinen. Und doch gehen die Themen für weitere Folgen nicht aus.

Immer wieder erhalte ich Rückmeldungen von Zuhörer*innen, dass sie sich in meinen Beschreibungen erstmals wiederfinden, sich erstmalig wirklich verstanden fühlen würden. Oder dass sie das Erleben und Verhalten ihrer autistischen Kinder oder Partner*innen jetzt besser nachempfinden können. Ich freue mich, mit meinem Podcast zu einem besseren Verständnis von Autismus beitragen zu können. Gleichzeitig bin ich erschüttert über die vielen Missverständnisse und das Leid in den Lebensläufen so vieler autistischer Menschen.

Die Essenz aus knapp 40 Stunden Podcast wollte ich in einem Buch zusammenfassen, in das all meine Erfahrungen und Erkenntnisse einfließen sollten. Denn diese möchte ich mit anderen teilen, seien sie selbst Autist*innen, Nahestehende von Betroffenen oder schlicht Interessierte. Beim Schreiben verstand ich immer mehr: Autistisch »geht gegen den Strich« und braucht deshalb Aufklärung! Dieses Buch richtet sich an Betroffene und deren Umfeld.

An dieser Stelle ein erklärender Einschub: Beim Schreiben setzte ich Redewendungen oder sprachliche Bilder in Anführungszeichen, um so auf die verschiedenen Ebenen hinzuweisen, die mitgedacht werden müssen, was für uns Autist*innen zu einem erheblichen Mehraufwand bei der Arbeit des Verstehens führt.

Autistisches Sein ist weit mehr, als die klinischen Diagnosekriterien zu definieren versuchen. Man kann es mit einem Räderwerk vergleichen: Die einzelnen Rädchen greifen ineinander und können nicht isoliert für sich stehen. Sie funktionieren nur im Gesamten und können auch nur im Ganzen verstanden werden. Mit dem Buch, das Sie gerade in Ihren Händen halten, weil Sie wissen wollen, wie autistisch »geht«, werden Sie die Rädchen des autistischen Ganzen in den einzelnen Kapiteln beschrieben finden. Wenn Sie es bis zum Ende lesen, was ich natürlich hoffe, werden Sie das autistische Räderwerk zusammensetzen können. Die Kapitel können Sie einzeln lesen, Sie müssen dabei keine bestimmte Reihenfolge einhalten. Sie beziehen sich im Sinne der Metapher des Räderwerks aufeinander, aber das geschieht im Hintergrund. Je nach Interesse können Sie so zwischen den Kapiteln hin und her springen. Sie können das Buch natürlich auch von vorne bis hinten durchlesen, was ich empfehle, weil das Ineinandergreifen der einzelnen Rädchen dadurch am verständlichsten wird.

Ich schreibe aus der Perspektive einer Autistin ohne Intelligenzminderung und ohne Sprachentwicklungsverzögerung, die erst mit 47 Jahren diagnostiziert worden ist. Ich kann nicht für alle Autist*innen sprechen. Es ist mein subjektives Erleben und Empfinden, für das ich in der wissenschaftlichen Literatur nach Erklärungen, Rechtfertigungen, Bestätigung gesucht habe. Mein Blickwinkel ist also ein anderer als z. B. der eines nonverbalen Autisten oder einer nonverbalen Autistin. Meine Wahrnehmung ist darüber hinaus durch meine späte Diagnose dadurch geprägt, dass ich mich wahrscheinlich mehr als die Hälfte meines Lebens als »autistische Nicht-Autistin« durch das Leben kämpfen musste. Auch dass ich eine Frau bin, spielt eine Rolle, ist doch der klinische Blick nach wie vor ein am männlichen Autisten orientierter.

Mit dem Spruch »Kennst du einen Autisten, kennst du genau einen Autisten« soll damit deutlich gemacht werden, dass autistische Menschen keine homogene, einheitliche Gruppe darstellen, sondern jeder autistische Mensch individuell und einzigartig ist – wie alle Menschen. Das Verbindende sind die Kernsymptome, die allen Autist*innen in unterschiedlicher Ausprägung gemein sind. Nicht umsonst hat sich der Begriff des Autismus-Spektrums durchgesetzt. Das Spektrum ist groß, es reicht von Autist*innen mit komplexen

Beeinträchtigungen bis hin zu Autist*innen mit einer Hochbegabung, seltener auch Inselbegabung. Ich kann somit nur von einem Punkt in diesem weiten Spektrum aus schreiben. Dabei versuche ich, Stimmen anderer Autist*innen zu integrieren, aber ich kann nicht für sie sprechen. Es bleibt mein persönlicher Blickwinkel.

Die ehemals kategoriale Unterscheidung in frühkindlichen Autismus, Asperger-Syndrom und Atypischen Autismus sowie in hoch- und niedrigfunktional ist auch in der neueren Fachliteratur noch sehr häufig anzutreffen. Das kann sehr verwirrend sein. Ich nehme diese Unterscheidungen nur dann vor, wenn ich auf Studien oder Autor*innen/Forscher*innen eingehe, die sie explizit verwenden. Ein Satz zu den zitierten Studien: Ihre Vergleichbarkeit untereinander ist sehr schwierig, die Zahlen sind immer nur relativ, nicht absolut zu interpretieren. Die meisten Studien beziehen sich überwiegend auf männliche Autisten mit durchschnittlicher Intelligenz, Autist*innen mit komplexen Beeinträchtigungen nehmen hingegen selten an Studien teil. Allein deshalb schon können diese nicht repräsentativ sein. Die Ergebnisse der Studien werden jedoch häufig auf alle Autist*innen übertragen, was auch dem Spektrum-Ansatz geschuldet ist. Die Vielfalt bzw. Heterogenität des Autismus macht die Forschung und die Einordnung der vielen Studien schwieriger.

In der Auseinandersetzung mit Autismus geht es immer um Abgrenzungen. Inwieweit grenzt sich autistisches Verhalten von nicht autistischem Verhalten ab? Oder ist es genau andersherum: Grenzen sich nicht autistische Menschen von autistischen ab? Es geht um »Andersheit«, um »normal« und »nicht normal«. Mit den Anführungszeichen möchte ich zum Ausdruck bringen, dass es sich um konstruierte Kategorien handelt, die Wertungen implizieren. »Anders« wird zu einem Synonym für schlechter, komisch, abartig, nicht wünschenswert, von dem sich die »Normalen« abzugrenzen suchen. Als autistischer Mensch befinde ich mich immer, ob ich will oder nicht, in diesem Spannungsfeld, unterscheide ich mich doch von der mehrheitlichen »Normalität«.

Und Sie – wie »normal« sind Sie? Ich kann Ihnen versprechen: Sie werden nicht nur viel über mein autistisches Sein und über Autismus insgesamt lesen, Sie werden mindestens genauso viel über sich selbst erfahren, denn die Auseinandersetzung mit dem Sein anderer erfolgt immer im Vergleich und in Abgrenzung zum eigenen Sein.

1.

Plötzlich ist nichts mehr »normal«

Die Stunde null

Es gibt ein Davor und ein Danach. Das Davor und das Danach wird durch meine Diagnose als Asperger-Autistin im Alter von 47 Jahren markiert. In dem Moment, als mir die Diagnose mitgeteilt wurde, verlor ich meine Sicherheit und gewann sie gleichzeitig wieder. Es war die Stunde null, in der sich mein »Normal-Sein« verabschiedete und mein »Anders-Sein« die Bühne betrat.

Wer oder was bin ich jetzt? Jetzt, wo ich nicht mehr »normal« bin, »anders« bin? Was bedeutet eigentlich Autismus? Was ist das? Was ist das Asperger-Syndrom? Wer war, wer bin ich? Kann ich das selbst bestimmen? Selbstbestimmt, unabhängig, frei? Oder ist es nicht doch vielmehr so, dass mir ein Sein von außen übergestülpt wird?

Die Autismusdiagnose machte, macht immer noch etwas mit mir. Ob es mir passt oder nicht, ich muss mich mit ihr auseinandersetzen. Im Wirrwarr der verschiedenen Autismusbilder muss ich mich selbst orten und gleichzeitig bei jeder Begegnung mit anderen Menschen herausfinden, welche Vorstellung über Autismus sie in sich tragen, um meine innere Schutzarmee in Bereitschaft zu versetzen und die Rechtfertigungstruppen in Position zu bringen. Es sind stets Kämpfe darum, nicht verletzt, herabgesetzt, in der Existenz bedroht zu werden. Na, jetzt übertreibe ich aber! Nein, ich übertreibe nicht, leider.

Wer bin ich, ich »un-normaler« Mensch?

Um herauszufinden, wer oder was ich nun bin, wollte ich als »zertifizierte« Autistin zunächst einmal wissen, was Autismus überhaupt ist. »Am besten wird es sein, wenn ich einfach in der ICD nachschaue«, dachte ich mir. ICD steht für *International statistical Classification of Diseases and related health problems*, auf Deutsch *Internationale statistische Klassifikation der Krankheiten und verwandter Gesundheitsprobleme*. Die elfte, überarbeitete Auflage ist seit dem 1. Januar 2022 in Deutschland einsetzbar. Die ICD ist das amtliche Diagnosemanual, mit dem Krankheiten und verwandte Gesundheitsprobleme klassifiziert werden. Es versammelt alle Diagnosen, die zum jeweiligen Zeitpunkt gestellt werden können. Dort hoffte ich also, eine Antwort darauf zu erhalten, was Autismus ist. Dem Titel entsprechend musste es sich um eine Krankheit oder ein verwandtes Gesundheitsproblem handeln. Erste Erkenntnis: Ich bin krank.

Die Autismus-Spektrum-Störung wird mit dem Code 6A02 bei den neuronalen Entwicklungsstörungen eingeordnet. Ich bin nicht nur krank, schlimmer, meine Entwicklung ist gestört! Ich hatte mich eigentlich bis dahin für völlig normal entwickelt gehalten, nie irgendwelche Zweifel daran gehabt. Neuronal verweist auf meine Nervenzellen. Hilfe! »Neuronale Entwicklungsstörungen sind Verhaltens- und kognitive Störungen, die während der Entwicklungsphase auftreten und mit erheblichen Schwierigkeiten beim Erwerb und der Ausführung bestimmter intellektueller, motorischer, sprachlicher oder sozialer Funktionen verbunden sind«[1], heißt es dazu in der ICD-11. Erst einmal tief durchatmen. Was habe ich mir unter Funktionen vorzustellen? Was ist eine soziale Funktion? Dieser Bereich interessiert mich am meisten, weil im Sozialen meine Schwierigkeiten am größten sind.

Ich möchte an dieser Stelle kurz auf das Gehirn eingehen, denn das »normale« und das autistische Gehirn scheinen in vielerlei Hinsicht unterschiedlich zu funktionieren. Deshalb ist es gut, eine ungefähre Vorstellung von diesem Organ, das unser Sein bestimmt und – völlig ernüchternd! – durch chemische und physikalische Prozesse gesteuert wird, zu haben. Unser Gehirn[2] ist kein festes Organ, sondern es besteht aus 100 Milliarden voneinander getrennten Neuronen, den Nervenzellen. Sie bilden ein komplexes Nervensystem, das wir uns wie einen dichten Wald vorstellen können. Jedes einzelne Neuron verfügt über 10 000 bis 20 000 Synapsen, über die es mit anderen Neuronen verbunden ist. Die Synapse ist eigentlich ein Spalt zwischen den Neuronen, über den sie mittels Neurotransmitter – chemischen Stoffen, die elektrische Signale zwischen den Neuronen weiterleiten – miteinander kommunizieren können. Auf diese Weise vollzieht sich der ständige Austausch von Informationen in unserem Gehirn.

Das Gehirn selbst ist Teil eines riesigen Nervensystems und dadurch mit jedem Körperteil verbunden. Über unsere Sinne nehmen wir unsere Umwelt wahr. Die Informationen, die wir so erhalten, werden von unseren Neuronen in unserem Gehirn verarbeitet, und diese senden danach Signale aus, um unserem Körper mitzuteilen, wie er reagieren soll.

Diese wenigen Sätze geben ganz grob einen Einblick in die Funktionsweise des menschlichen Gehirns. Auf die Kommunikation der Neuronen untereinander werde ich an verschiedenen Stellen zurückkommen, denn vor allem die Neurowissenschaft konnte herausfinden, dass die autistischen Neuronen diese anders handhaben.

Zurück zur ICD. Nach der beängstigenden Feststellung, dass meine Nervenzellen irgendwie »gestört« sind, sprang ich zur Beschreibung der Autismus-Spektrum-Störung, in der Hoffnung, hier die Antworten auf meine Fragen zu finden:

»Die Autismus-Spektrum-Störung ist gekennzeichnet durch anhaltende Defizite in der Fähigkeit, wechselseitige soziale Interaktionen und soziale Kommunikation zu initiieren und aufrechtzuerhalten, sowie durch eine Reihe von eingeschränkten, sich wiederholenden und unflexiblen Verhaltensmustern, Interessen oder Aktivitäten, die für das Alter und den soziokulturellen Kontext der Person eindeutig untypisch oder exzessiv sind. Der Beginn der Störung liegt in der Entwicklungsphase, typischerweise in der frühen Kindheit, aber die Symptome können sich auch erst später vollständig manifestieren, wenn die sozialen Anforderungen die begrenzten Fähigkeiten übersteigen.«[3]

Einmal kurz schlucken. Im nächsten Satz folgt, dass meine Defizite schwerwiegend sind, das muss bedeuten, dass es schlimm um mich steht. Meine Art der sozialen Interaktion und Kommunikation ist wohl auch von minderer Qualität, sozusagen zweite Wahl, B-Ware. Meine Verhaltensmuster, Interessen oder Aktivitäten sind für mein Alter und den soziokulturellen Kontext untypisch oder gar exzessiv. Meine Defizite führen jedenfalls dazu, dass ich in wichtigen Funktionsbereichen beeinträchtigt bin, also nicht richtig funktioniere. Ich »falle aus dem Rahmen«, werde den sozialen Anforderungen nicht gerecht, weil ich nur begrenzte Fähigkeiten habe. Das ist hart. Das fühlt sich nicht gut an. Aber es steht so in der ICD-11, schwarz auf weiß. Sollten meine Schwierigkeiten mit den Menschen damit zusammenhängen? Hatte ich hier den Schlüssel gefunden?

Ich ahnte, dass es so ist. Aber ich war trotzdem schockiert. Ich war doch Lehrerin, Schulleiterin, Fachberaterin, Fachmoderatorin – wie war das denn möglich, wenn ich so schwerwiegende Defizite hatte? Nachdem ich zuerst ablehnend darauf reagierte, musste ich mir eingestehen, dass ich schon große Probleme im privaten wie im beruflichen Bereich hatte und habe, die stets sehr ähnlich gelagert sind. Ich wusste noch nicht, worin sie genau bestehen, aber ich fühlte, dass da etwas dran war. Trotzdem: Irgendetwas in mir rebellierte. Wer legt die Anforderungen fest, wer steckt den Rahmen für den sozialen Kontext? Wer beurteilt, ob sie überhaupt sinnvoll sind? Wer sagt mir, dass meine Funktionsweise – welch ein schreckliches Bild, das mein Menschsein auf mein Funktionieren reduziert – nicht richtig ist, dass sie un-normal ist? Das macht mich stutzig und hinterlässt ein mulmiges Gefühl.

Meine Störung, meine »schwerwiegenden« Defizite werden als offensichtlich, als beobachtbar charakterisiert, aber es gibt keine anderen Diagnosekriterien, keine Bluttests oder anderen Tests, die Autismus nachweisen können. Ab wann wird das beobachtete Verhalten als auffällig eingeordnet? Diese Interpretation hängt vom Beobachter/von der Beobachterin und vom Diagnostiker/von der Diagnostikerin ab: Wie schätzen sie mein Verhalten ein? Welche Vorstellungen haben sie von »normal« und »un-normal«? Und wie ist ihre eigene soziokulturelle Prägung? Sind sie in der Lage, diese zu reflektieren und zu hinterfragen? Wird er/sie mich richtig interpretieren (können), wo meine Wahrnehmung doch eine ganz andere ist und ich gerade in der sozialen Interaktion und Kommunikation Defizite aufweise? Ich bin davon abhängig, ob mir mein Gegenüber glaubt, ob er/sie versucht, mich zu verstehen.

Diese Abhängigkeit von der Beurteilung und Einschätzung anderer werde ich nicht mehr los. Es bleibt eine zutiefst subjektive Einschätzung nach vermeintlich objektiven Kriterien, die von der ganzen Person des Diagnostikers/der Diagnostikerin, von seinem/ihrem Lebensweg und seinen/ihren Erfahrungen abhängig ist. Es ist wichtig, sich das klarzumachen. Gleichwohl sind die Beurteilungen nicht beliebig. Das macht es so schwierig und deshalb ist die Auseinandersetzung mit Autismus nicht einfach und in fünf Minuten abzuhandeln.

Der Spektrums-Ansatz

Die ICD-11 lehnt sich in ihren Diagnosekriterien der Autismus-Spektrum-Störung an den *Diagnostischen und statistischen Leitfaden psychischer Störungen* (*Diagnostic and Statistical Manual of Mental Disorders*, kurz DSM – herausgegeben von der amerikanischen psychiatrischen Gesellschaft) an. In den USA erfolgt die Diagnostik nach dem DSM. ICD und DSM sind die zwei anerkannten Klassifikationssysteme psychischer Störungen.[4] Die 2013 herausgegebene fünfte Auflage führte die Autismus-Spektrum-Störung erstmals als Diagnose ein. Zuvor wurde Autismus kategorial in die Subtypen frühkindlicher Autismus (nach dem Kinder- und Jugendpsychiater Leo Kanner), Asperger-Syndrom (nach dem Kinder- und Jugendpsychiater Hans Asperger) und Atypischer Autismus unterteilt. Die Diagnose des Asperger-Syndroms wurde vergeben, wenn keine Sprachentwicklungsstörung vorlag.

In der Öffentlichkeit wird mit dem Asperger-Autismus eine normale oder überdurchschnittliche Intelligenz verbunden, während der frühkindliche oder Kanner-Autismus mit Intelligenzminderung gleichgesetzt wird. Beides stimmt so nicht. Für mich sind diese Unterscheidungen nur dann wichtig, wenn es um Unterstützungsangebote und Hilfen geht, denn es werden jeweils unterschiedliche Bedarfe sein. Entscheidend bleibt die gemeinsame Kernsymptomatik. In empirischen Studien sowie in der Praxis hatte sich herausgestellt, dass sich die Subkategorien des Kanner- und Asperger-Autismus nicht eindeutig voneinander abgrenzen ließen, was nicht überrascht, denn legt man die Beschreibungen Kanners und Aspergers übereinander, so ergeben sich mehr Gemeinsamkeiten als Unterschiede.[5]

Deshalb haben sich DSM-5 und ICD-11 entschieden, die unterschiedlichen Ausprägungen des Autismus nicht mehr kategorial zu unterscheiden, sondern durch den Ansatz des Spektrums dimensional, um die verschiedenen Ausprägungen besser abbilden zu können: Beide Diagnosemanuale lassen erstmals auch Zusatzdiagnosen zu, z. B. Autismus und AD(H)S.[6]

Wie mit der Heterogenität des Autismus umzugehen ist, ist noch nicht entschieden. So berechtigt der Ansatz des Spektrums auch ist, bringt er eben doch auch Schwierigkeiten mit sich. Die Autismusexpertin Inge Kamp-Becker und der Autismusexperte Sven Bölte kritisieren, dass der »Phänotyp« Autismus durch die vor der Einführung der Autismus-Spektrum-Störung häufig vergebene Diagnose des Atypischen Autismus immer heterogener geworden sei.[7] Ob dies durch die neuen Diagnosekriterien umgekehrt werden könne, sei noch nicht absehbar.

Für einen radikalen Wechsel in der Autismusforschung wirbt der bekannte Autismusforscher Laurent Mottron, der eine Rückbesinnung auf den autistischen »Prototypen« fordert.[8] Dieser entspricht seinen Vorstellungen nach in etwa den Kindern, die Leo Kanner beschrieben hat, also dem ehemals frühkindlichen Autismus. Mottron hält die aktuellen Kriterien des DSM-5 für Forschungszwecke als zu weit gefasst, weil sie Autist*innen, deren Symptome quasi unsichtbar seien, bis hin zu autistischen Menschen, die komplett von ihrem Umfeld abhängig seien und nicht selbstständig leben könnten, vereine. Das habe auch Einfluss auf die Erforschung des Autismus, die sich infolgedessen an Autist*innen, die immer weniger die »typischen« autistischen Symptome zeigten, richten würde. Er ist überzeugt, dass dies ein Fortschreiten des Verstehens von Autismus behindere.

Die Autismusforscherin Monica Biscaldi-Schäfer und die Autismusforscher Andreas Riedel und Ludger Tebartz van Elst hingegen betonen, dass es wichtig sei, »leichtere Varianten des Autismus«[9] besser zu erkennen und ihre Bedeutung für sich daraus entwickelnde psychische Störungen zu verstehen. Erst durch das Verständnis dieser Zusammenhänge könne eine Therapie entsprechend angepasst werden.

Mir scheint, dass das Autismus-Spektrum nicht die letzte Annäherung an das »Phänomen« Autismus bleiben wird.

»Faktencheck«

Nach der intensiven Lektüre der Diagnosemanuale war ich nicht in der Lage, Autismus zu erklären oder mein autistisches Sein zu beschreiben. Ein vages Gefühl, eine Ahnung – immerhin – hatte sich eingestellt. Aber reicht das als Wissen aus? Nein, nicht mal ansatzweise. Es sind Diagnosekriterien in medizinischer Fachsprache, mit denen ich ohne weitere Erklärungen nicht weiterkomme, die mehr verunsichern als für Klarheit sorgen. Also arbeitete ich mich durch die zahlreich vorhandene Fachliteratur.

Autismus ist eine tiefgreifende Entwicklungsstörung. So oder so ähnlich fangen viele Beschreibungen des Autismus-Spektrums an. Es wird von einer Prävalenz von insgesamt 0,9 bis 1,1 Prozent[10] ausgegangen, das Geschlechterverhältnis wird mit zwei bis drei Autisten auf eine Autistin angegeben.

Die Prävalenz ist schwierig anzugeben, weil die Studien dazu zum Teil eine große Streuung der Zahlen aufweisen. Sie sind nicht miteinander vergleichbar aufgrund unterschiedlicher Methoden und auch Diagnosekriterien.[11] In den letzten Jahren ist eine deutliche Zunahme der Prävalenz zu beobachten. Die Gründe dafür werden unterschiedlich interpretiert. Verwiesen wird auf erweiterte Diagnosekriterien, verbesserte Diagnostik-Instrumente, besseres Wissen, optimierte Früherkennung auf der einen Seite, aber auch auf erhöhte gesellschaftliche Aufmerksamkeit, gesteigertes mediales

Interesse, größere Akzeptanz der Autismusdiagnose im Vergleich zu anderen psychischen Störungen.[12]

Für die Entstehung des Autismus gibt es nicht *die eine* Ursache. Gesichert ist derzeit, dass er genetisch bedingt und damit erblich ist, so wie schon seine Entdecker Kanner und auch Asperger vermutet hatten. Autismus kann Teil eines übergeordneten Syndroms sein und wird dann als syndromaler oder sekundärer Autismus bezeichnet. Etwa 10 bis 15 Prozent der diagnostizierten autistischen Syndrome sind dem syndromalen Autismus zuzuschreiben. Die anderen diagnostizierten autistischen Syndrome entspringen dem idiopathischen oder primären Autismus. Dazu gehöre ich. Auch hier wird von genetischen Ursachen ausgegangen, allerdings kann kein einzelnes Gen ausgemacht werden, es sind vielmehr mehrere Genvarianten im Spiel. Die miteinander interagierenden »Risiko- oder Anfälligkeitsgene« sind im Zusammenspiel mit Umwelteinflüssen ursächlich für Autismus – so der momentane Erkenntnisstand. Ich vermute Autismus bei meinen Vorfahren – es gibt zumindest Hinweise darauf. Auch das Alter der Eltern bei der Geburt kann die neuronale Entwicklung beeinflussen: Die Wahrscheinlichkeit für ein autistisches Kind ist bei einer Mutter ab 40 Jahren und bei einem Vater ab 50 Jahren jeweils um das Zehnfache erhöht.[13]

Ein überraschender Umweltfaktor, der jedoch noch nicht weiter untersucht worden ist, scheint die Zuwanderungsgeschichte von Eltern zu sein. Bei Kindern, deren Eltern zugewandert sind und die im Zuwanderungsland geboren werden, ist die Wahrscheinlichkeit, autistisch zu sein, größer. Auch bei einem schlechten sozioökonomischen Status der Eltern scheint die Wahrscheinlichkeit von Autismus erhöht zu sein. Weitere Umweltfaktoren sind somatische Vorerkrankungen der Eltern (z. B. Allergien, Typ-I-Diabetes oder andere Autoimmunerkrankungen), vor allem der Mutter, und besonders psychiatrische sowie neurologische Vorerkrankungen (z. B. fokale Epilepsie, Depression), wiederum vor allem der Mutter. Darüber hinaus spielen mit Schwangerschaft assoziierte Risikofaktoren eine Rolle, wie beispielsweise Röteln-Infektionen oder die Einnahme von Medikamenten wie Antidepressiva, SSRI (Serotonin-Wiederaufnahme-Hemmer) oder Valproinsäure/Valproate.[14]

Die im Zuge der Corona-Impfungen wieder aufgekommene Behauptung, Impfungen verursachten Autismus, ist klar widerlegt,[15] trotzdem hält sie sich hartnäckig. Ebenso wie jene der Nahrungsmittelunverträglichkeiten oder des Alkoholkonsums der Mutter während der Schwangerschaft, die genauso wenig verantwortlich für Autismus sind.[16] Diese und andere Fehlinformationen tauchen immer wieder auf, auch in Filmen, Serien, Büchern, Artikeln oder Talkshows etc.

Wenn mich nach meiner Diagnose meine Umgebung fragte, was denn nun Asperger-Autismus bedeuten würde, ratterte ich anfänglich die zuvor genannten Fakten herunter. Und ich wunderte mich anschließend, warum mich immer noch keiner so richtig verstand. Ich hatte doch alle Eckdaten aufgezählt, hatten sie mir etwa nicht zugehört? Doch, hatten sie. Aber die Merkmale allein bleiben an der Oberfläche, bleiben sozusagen klinisch steril. Die anderen konnten mich gar nicht verstehen. Ich verstand mich ja auch noch nicht.

2.

Ein Leben im »Reizgewitter«

Ein »Reizgewitter« zieht auf

Ich möchte zu einem kleinen Experiment einladen und freue mich, wenn Sie sich darauf einlassen:

Stellen Sie sich gerade und stabil hin, die Füße hüftweit platziert, die Knie leicht gebeugt. Achten Sie jetzt etwa eine Minute lang ganz bewusst darauf, was Sie hören. Halten Sie Ihre Augen geschlossen und konzentrieren Sie sich allein auf die akustischen Reize. Hören Sie genau hin. Achten Sie auf alle Geräusche in Ihrer Umgebung.

Öffnen Sie schließlich wieder Ihre Augen. Schütteln Sie Ihre Füße, Beine und Arme. Vielleicht wollen Sie sich jetzt wieder hinsetzen?

Was haben Sie in der Minute gehört? Welche Geräusche waren das? Waren sie gleich laut? Haben Sie vielleicht Geräusche gehört, die Sie sonst gar nicht wahrnehmen? Wie war das für Sie? Wie stark mussten Sie sich konzentrieren? Wie fühlte es sich für Sie an?

Was kann man hören, wenn man genauer hinhört? Vielleicht Autos, die vorbeifahren. Gespräche im Hintergrund. An der Haustür klingelt es. Der Nachbarshund bellt. Ein Krankenwagen fährt vorbei und im Sommer wird oft draußen der Rasen gemäht. Schritte sind zu hören, auf dem Hausflur oder im Zimmer nebenan. Ein Telefon klingelt. Und außerdem befindet sich im Raum noch eine tickende Uhr. Diese Geräusche sind natürlich unterschiedlich laut.

Jetzt stellen Sie sich bitte vor, dass Sie die einzelnen Geräusche gleich laut wahrnehmen, dass sie kaum noch voneinander zu unterscheiden sind. HUIH!!! Ein ganz schöner Geräuschebrei. Stellen Sie sich weiter vor, dass diese Geräuschkulisse Sie fast permanent begleitet, dass Sie sie nicht filtern können. Anstrengend, oder? Die Konzentration lässt dann ziemlich schnell nach. Wenn die Geräusche nicht ausgeblendet werden können, geraten Sie schnell unter Stress, und irgendwann wird es zu viel. Sie sind überfordert und stürzen ins Chaos. Es ist nahezu unmöglich, sich dabei auf die Gespräche mit anderen zu konzentrieren, weil einerseits schon rein akustisch Ihr Gegenüber nicht zu verstehen ist und andererseits schlicht die Energie dazu fehlt.

Es kommen aber noch grelle Lichter, flackernde Lichtquellen und intensive bunte Farben hinzu! Es wird nicht besser, es wird noch schlimmer! Dazu gesellen sich verschiedene Gerüche: Ihr Nachbar hat gekocht, die Essensgerüche ziehen durch den Flur und in Ihre Wohnung, wenn Sie die Tür öffnen, die Verkäuferin hat ein aufdringliches Parfum aufgelegt, im Supermarkt kommt Ihnen ein Mensch mit Schweißgeruch entgegen, und im Bus werden Sie von hinten ohne Vorwarnung an der Schulter berührt, weil jemand aussteigen möchte.

Die verschiedenen Reize wirken nicht einzeln, sondern akkumulieren sich: Es braut sich ein Reizgewitter zusammen! Das lässt sich gut mit einem Schützenfestumzug oder ähnlichen Umzügen vergleichen: Da marschieren verschiedene Gruppen durch die Straßen und präsentieren sich den Zuschauer*innen am Straßenrand. Die Musikkapellen trompeten und trommeln, die Sportvereine lassen laute Musik vom Band laufen und stellen ihre Sportart in schnellen Bewegungen vor, und die Abiturient*innen, nun ja, die haben die lauteste Musik plus eine Nebelmaschine und rufen ihre jeweiligen Kampfparolen gegen das andere Gymnasium.

Und nun stellen Sie sich vor, dass diese verschiedenen Gruppen nicht nacheinander an Ihnen vorbeiziehen, sondern alle auf einmal, zeitgleich, mit enormer Lautstärke – dann befinden Sie sich in einem Reizgewitter, in das ich schon gerate, wenn ich meine Wohnung verlasse und z. B. im Supermarkt einkaufe, in die Stadt gehe oder mit dem Zug fahre. Da braucht es keinen Schützenumzug. Es fühlt sich dann in etwa so an: Chaos im Gehirn. Ein Hammer schlägt zu. Blitze schlagen ein. Ah, Blitze von überall! Trommelwirbel. Wirre Gedanken. Gleißendes Sonnenlicht. Klack, klack, klack! Die Nase brennt. Stromschläge durch den ganzen Körper. Rums! Kabumm! Berührungen wie Speerstiche.

So einem Reizgewitter über längere Zeit ausgesetzt zu sein, erzeugt Stress. Stress, der zu Erschöpfung und schneller Erschöpfbarkeit führt. Für eine gewisse Zeit kann der Stress kompensiert werden, ganz verhindern lässt sich die Überforderung durch die grellen Reize jedoch meist nicht. Wenn ich keinen Ausweg aus der Reizüberflutung finde, verliere ich die Kontrolle und bin nicht mehr ansprechbar.

Besonderheiten in der sensorischen Reizwahrnehmung

Die Besonderheiten in der sensorischen Wahrnehmung, die vor allem in Überempfindlichkeiten bestehen, greifen tief in das Leben autistischer Menschen ein. Sie erleben die Welt anders, intensiver, lauter, schneller, flimmernd, grell – kurz: als chaotisch. Alles um uns herum flackert, rauscht, während nicht autistische Menschen mit Reizfilter davon nichts mitbekommen. Unsere andere Wahrnehmung ist real. Sie ist keine »Anstellerei«. Wir machen nicht mutwillig »aus einer Mücke einen Elefanten«. Ganz oft herrschen im autistischen Kopf einfach nur Chaos, Überforderung, Orientierungslosigkeit. Das hat sehr viel mit der anderen sensorischen Wahrnehmung zu tun, auch wenn es noch andere Aspekte gibt.

Die andere Reizwahrnehmung autistischer Menschen wird erstmals im DSM-5 auch als Diagnosekriterium definiert. Unter Punkt vier in Kriterium B wird gelistet:

»Hyper- oder Hyporeaktivität auf sensorische Reize oder ungewöhnliches Interesse an Umweltreizen (z. B. scheinbare Gleichgültigkeit gegenüber Schmerz/Temperatur, ablehnende Reaktion auf spezifische Geräusche, Strukturen oder Oberflächen, exzessives Beriechen oder Berühren von Objekten, visuelle Faszination für Licht oder Bewegungen).«[1]

Autistische Menschen reagieren auf sensorische Reize nicht nur extrem empfindlich, sie können für diese umgekehrt auch unterempfindlich sein.[2] Die Reizverarbeitung ist bei jedem autistischen Menschen anders, es gibt kein festes Schema. Darüber hinaus können auch die einzelnen Reize ganz unterschiedlich wirken, es ist nicht festgeschrieben, dass Autist*innen entweder über- oder unterempfindlich sind, es ist vielmehr ein Sowohl-als-auch.

Ich reagiere beispielsweise vor allem auf Geräusche sehr empfindsam. Sie stressen mich unheimlich. Zum Glück wohne ich einem sehr ruhigen Haus. In meinem Zuhause kann ich mich erholen und muss keine Energie für die Verarbeitung von Reizen aufwenden. Wenn es doch mal zu laut wird, setze ich Kopfhörer auf, die aktiv Geräusche unterdrücken. Das ist eine segensreiche Erfindung. Bei Zugfahrten zu meiner Tochter habe ich sie immer auf. So kann ich die Geräusche um mich herum ausschalten und spare sehr viel Energie. Schaue ich Filme, drehe ich die Lautstärke herunter, wenn die Hintergrundmusik zu dominant wird. Wenn ich nur noch über wenig Energie verfüge, schalte ich sie ab. Ich kann das dann nicht mehr ertragen. Da ich nur noch selten in Situationen gerate, in denen ich die Geräuschkulisse nicht beeinflussen kann, geht es mir ganz gut. Der Preis dafür ist der soziale Rückzug und der Verzicht auf gesellschaftliche Teilhabe.

In den wenigen anderen Situationen gelingt es mir – je nachdem, über wie viel Energie ich noch verfüge –, die Geräusche auszuhalten bzw. zu kompensieren. Bewusstes, tiefes Einatmen ist eine Technik, die mir hilft. Wenn ich in Berlin mit der S- oder U-Bahn fahre, schließe ich die Augen und versuche, die Stille hinter den Geräuschen aufzuspüren. Diese Stille hat die Farbe Blau (diese Verbindung mehrerer Sinne, die häufiger bei Autist*innen vorkommt, wird Synästhesie genannt). Diese Technik der Ausblendung von Geräuschen habe ich im Entspannungskurs erlernt. Sie funktioniert, wenn ich mich absolut darauf fokussiere. Es braucht allerdings wirklich viel Training, um diese und andere Techniken der Entspannung anwenden zu können. Und sie helfen mir nur für Momente. Ich kann nicht den kompletten Alltag damit überstehen. Aber sie geben mir Sicherheit, weil ich den Geräuschen nicht mehr hilf- und wehrlos ausgeliefert bin. Ich kann sie aktiv kompensieren. Das reduziert meinen Stress. Wenn es mir nicht gelingt, die Geräusche zu kompensieren, kommt es zu einer Reizüberflutung. Heftige Migräneattacken sind die Folge.

Noch etwas Verblüffendes und scheinbar Paradoxes: Ich reagiere auf Geräusche sehr empfindlich, höre selbst aber gerne laute Musik. Wie das zusammenpasst? Über meine Musik habe ich die Kontrolle. Ich kann sie ausschalten, sobald es zu viel wird. Entscheidend ist dabei die Selbstkontrolle. Und natürlich klingt die Musik, die ich mag, auch viel schöner als der grässliche Geräuschebrei, den meine Umwelt für mich bereithält.

Auch auf visuelle Reize reagiere ich überempfindlich. Ich kann schnelle Bewegungen, Bildwechsel, grelles Licht oder intensive Farben nicht ertragen. Sie führen automatisch in die Reizüberflutung und zur Migräne. Ganz schlimm ist künstliches Licht. Es hat lange gedauert, bis mir klar geworden ist, warum ich nach Fortbildungen in einem bestimmten Raum immer tagelang Migräne hatte. Es war das künstliche Deckenlicht! Seitdem ich das wusste, hatte ich Panik vor Fortbildungen entwickelt. Ungünstig, da ich selbst als Moderatorin in der Lehrerfortbildung tätig war. Als Kind hatte ich einmal eine Winterjacke, die mit kräftigen Farben bunt gemustert war. Grausam! Meine Mutter hatte sie mir mitgebracht. Mit der katholischen Landjugend machte ich einen Ausflug in ein Freizeitschwimmbad. Ich kam ohne Jacke zurück. Ich hatte sie in der Umkleidekabine hängen gelassen. Freud lässt grüßen.

Ein anderer Grund kann aber auch gewesen sein, dass ich Kälte anders empfinde. Ich friere draußen nicht so schnell. Als Studentin habe ich im Winter kaum eine Jacke getragen, weil ich es nicht kalt fand. Ich hatte einen selbst gestrickten Pullover, den ich einfach überzog. Auch heute mache ich es inzwischen wieder so. Warme Temperaturen wie im Sommer finde ich hingegen ganz schrecklich. Ich ertrage sie kaum. Deshalb schreibe ich z. B. auch nur im Winter, im Sommer geht das nicht.

Berührungen sind für mich sehr unangenehm. Ich finde es schrecklich, dass die meisten Menschen offenbar ein »Ich-suche-deine-Nähe-Gen« besitzen, anders kann ich mir nicht erklären, warum sie sich im öffentlichen Raum immer wieder so nah kommen. Es wäre so schön, wenn der durch Corona bedingte Abstand auch nach der Pandemie eingehalten würde. Deshalb meide ich volle Plätze, fahre nur dann einkaufen, wenn es leerer ist. Im Chor gehörte das enge Zusammenstehen bei Auftritten zu den größten Herausforderungen, die ich – logisch – mit Migräne bezahlte. Beim Einkaufen kommt es an der Kasse immer wieder zu kritischen Situationen. In meinem Lieblingsdiscounter gibt es keine Ablage, nachdem die Waren gescannt worden sind. Ich muss sie immer sehr schnell ergreifen und in den Wagen legen. Das ist fast der größte Stress. Es kommt mir immer wie ein Wettrennen zwischen dem/der Kassierer*in und mir vor. Während ich also nach den Waren greife, schiebt der/die Kassierer*in die nächsten Waren nach. Dabei kann es zu Berührungen der Hände kommen. Als mir dies einmal passiert ist, habe ich meine Hand schreckhaft zurückgezogen. Die Berührung empfand ich als komplett unangenehm, geradezu eklig. Ich muss sehr entsetzt ausgesehen haben, denn der Kassierer meinte: »Sie mögen wohl keine Berührungen!« Richtig. Ich empfinde sie als unerträglich. Umarmungen gehen, zumindest bei bekannten Menschen, wenn auch nur sehr ungern. Aber ich weiß, dass viele Menschen sie mögen, und so lasse ich es über mich ergehen, um die anderen nicht vor den Kopf zu stoßen. Allein meine Tochter kann ich tatsächlich gern umarmen. Also: Körperliche Berührungen sind für mich wirklich ein heikles Thema.

Ein weiteres Thema ist das Schmerzempfinden und die Wahrnehmung meines eigenen Körpers. Ich nehme klassische Schmerzen nicht so intensiv wahr, meinen Körper hingegen genau. Ich habe ein sehr gutes Körpergefühl und bemerke z. B. Veränderungen zu einem Zeitpunkt, an dem die meisten Menschen (noch) nichts bemerken würden. Nicht immer weiß ich jedoch, ob die Beobachtungen für den Arzt oder die Ärztin relevant sind. Meine Schilderungen wirken dann schnell so, als ob ich mich anstellen würde. Auf der anderen Seite wurde beispielsweise meine Migräne jahrelang nicht ernst genommen, weil ich nicht leidend wirkte. Gerade im medizinischen Bereich braucht es noch viel Aufklärung über Autismus, um autistische Menschen angemessen behandeln zu können.

Zur Wahrnehmung gehört auch, dass Autist*innen kleinste Details wahrnehmen und winzige Unterschiede oder Gemeinsamkeiten erkennen können. Man kann hier von einer Wahrnehmungsbegabung sprechen. Ob diese bei mir auch so ausgeprägt ist, kann ich gar nicht richtig beurteilen. Mir ist nur oft aufgefallen, dass ich andere Dinge sehe als »normale« Menschen. Und wahrscheinlich ist es auch kein Zufall, dass ich einen Teil meines Studiums mit dem Korrekturlesen wissenschaftlicher Texte finanziert habe.

Verarbeitung der Sinne im autistischen Gehirn

Verantwortlich für die ungewöhnliche Reizempfindlichkeit sind nicht etwa geschädigte Sinnesorgane, organisch liegen keine Auffälligkeiten vor. Es ist vielmehr die Verarbeitung der Sinnesreize im autistischen Gehirn, die zu einer anderen Wahrnehmung, zu anderen Sinneseindrücken führt.

Neurowissenschaftliche Theorien versuchen, die andere Verarbeitung zu erklären. An erster Stelle ist die »Theorie der Intensiven Welt« des Hirnforschers Henry Markram zu nennen, die ich in einem eigenen Kapitel beschreibe. Markram geht davon aus, dass Autist*innen die Welt intensiver erleben. Seine Forschungen sind nicht unumstritten, wenngleich viele autistische Menschen sich zum ersten Mal von einem Wissenschaftler verstanden fühlen. Das »Modell des Ungleichgewichts zwischen Hemmung und Erregung«[3] der Neurowissenschaftler John Rubenstein und Michael Merzenich stützt die Theorie Markrams. Es beschreibt ein Ungleichgewicht zwischen erregenden und hemmenden Neuronen, wobei die verringerte Anzahl der hemmenden Neuronen zu übererregten Neuronen führe. Dies bedeute auch eine übererregte Amygdala, die wiederum »eine angstassoziierte Überempfindlichkeit in Bezug auf sensorische Reize (auditive, taktile, visuelle)«[4] erzeuge. Dieses Ungleichgewicht sei zudem dafür verantwortlich, dass das Gehirn vieler Autist*innen im Dauerstress sei und im Vergleich zu nichtautistischen

Gehirnen etwa 42 Prozent mehr Informationen verarbeite – selbst in Ruhephasen.

Einen entgegengesetzten Ansatz für die sensorische Überempfindlichkeit autistischer Menschen verfolgt Rebecca Lawson in ihrer »Divisive Normalisation Theory«[5]. Sie vermutet, dass vielmehr eine schwächere Integration von Sinnesreizen die Überempfindlichkeit zu verantworten habe. Letztlich ist die Ursache für die oft als »Filterschwäche« beschriebene Hypersensibilität nicht geklärt, wie so viele Aspekte des Autismus.

Die meisten Menschen sind mit einem Reizfilter ausgestattet. Ihr Gehirn sortiert automatisch die unwichtigen Reize aus, sodass sie in den Hintergrund treten und nicht mehr bewusst wahrgenommen werden. Dies geschieht permanent, ohne dass die Menschen diesen Prozess bewusst in Gang setzen oder darüber nachdenken müssen. So kann z. B. die Geräuschkulisse in einem Restaurant ausgeblendet werden, um sich auf das Essen und das Gespräch mit dem/der Begleiter*in konzentrieren zu können. Autistische Menschen können das nicht. Werden Reize intensiver wahrgenommen, wird auch die Reaktion auf sie intensiver sein, oder wenn umgekehrt Reize weniger intensiv oder gar nicht wahrgenommen werden, hat auch dies entsprechende Folgen.

Vom Glück der intensiven Wahrnehmung

So anstrengend eine Reizüberflutung ist, so schön kann es aber auch sein, die Umwelt ganz intensiv wahrnehmen zu können. Denn die schönen Reize – die, die angenehm sind, die mich warm durchfluten, die mich beglücken –, die gibt es ja auch. Wie heißt es doch so richtig: Es sind die kleinen Dinge im Leben, die Freude bereiten. Und die erlebe ich eben auch sehr intensiv. Die Schönheiten der

Natur, wenn ich durch den Wald wandere, die Pflanzen und überraschenden »Gebilde« am Wegesrand. Oft setze ich mich bei meinem regelmäßigen Rundgang durch den Wald auf eine Bank, die oben auf dem Berg steht. Der Blick auf andere Berge ist frei, der Wind pfeift mir um die Ohren, mal scheint die Sonne, mal stürmt es. Ich genieße mit allen Sinnen die Natur und spüre das Leben dort oben wahrhaftig. Ich möchte diese intensiven Wahrnehmungen und die damit verbundenen Gefühle nicht missen!

Das Leben sinnlich so intensiv spüren und fühlen zu dürfen, ist ein Geschenk. Meine Achtsamkeit ganz bewusst auch darauf zu lenken, nicht nur auf die bedrohliche Reizüberflutung, habe ich im Entspannungskurs gelernt. Mich den Schönheiten öffnen zu können, sie nicht aus Angst vor dem Zuviel zu meiden – dafür bin ich sehr dankbar.

Aus der in dieser Art verstandenen sinnlichen Wahrnehmung können Autist*innen, kann ich Glück empfinden, das von außen ganz sonderbar, bizarr oder »unmöglich« erscheinen mag. So z.B., wenn ich bestimmte Oberflächen berühre, immer wieder über sie streichle, weil sie sich schön anfühlen, oder wenn ich mich an Details, Farben, Bildern nicht sattsehen kann. Ich versuche, sie zu fotografieren, sie einzufangen, damit ich sie mir immer wieder anschauen kann, um mich wohlzufühlen. Überhaupt muss ich viele Dinge einfach erst einmal anfassen, sie haptisch erfühlen.

»Die Welt durch andere Sinne wahrzunehmen heißt, Pracht im Vertrauten und das Heilige im Banalen zu finden«, schreibt Ed Yong in seinem Buch *Die erstaunlichen Sinne der Tiere*[6]. Diese Pracht findet sich in vielen Arbeiten von autistischen Künstler*innen, wenn man sie unvoreingenommen auf sich wirken lassen kann. Das Banale erhält so eine ganz andere Dimension, wenn es als das gesehen wird, was es ist, und sich dadurch befreit von den Normen und Bewertungen. Um einen Eindruck zu gewinnen, ein Gefühl für die autistische Sinneswahrnehmung zu bekommen, lege ich Ihnen ans Herz, sich auf Arbeiten – Texte, Bilder, Filme, Musik usw. – von Autist*innen wie den Künstler*innen Heiko Powell, Gee Vero, Birger Sellin, Robert Carloon, ELIJAH und so vielen mehr einzulassen.[7] Lassen Sie sie wirken, ohne sofort die Brille des »normal codierten Menschen«[8] aufzusetzen, denn diese würde den Zugang sogleich wieder versperren.

Elise, eine jugendliche Kunstschülerin, betont in dem wunderbaren Bildband *Visible Spectrum*, der Autist*innen in beeindruckenden Fotografien porträtiert, dass Autist*innen sehr wohl Schönheiten sehen könnten, auch wenn sie die Dinge anders wahrnähmen.[9] Ich würde sagen: Gerade weil wir die Dinge anders wahrnehmen, können wir Schönheiten entdecken, die den »normal« Wahrnehmenden oft verborgen bleiben. »Seh' ertönte klänge … / … hör' sanfte wonne/welch bunte gesänge«, fasst der Autist Jason seine Sinneswahrnehmung in poetischen Worten zusammen.[10]

3.

Overload, Shutdown, Meltdown

Eine Welle kommt auf mich zu

Mit den Begriffen Overload (Überlastung, Überladung), Shutdown (Schließung, Stilllegung) und Meltdown (Zusammenbruch, Durchbrennen) werden mentale Zustände beschrieben, in die Autist*innen geraten, wenn ihre Energie nicht mehr reicht, um Sinnesreize, soziale Anforderungen, unbekannte Situationen, Ängste oder intensives Wahrnehmen der Schwingungen anderer zu kompensieren.

Mithilfe einer Metapher will ich versuchen, mein Erleben eines Overloads, eines Shutdowns oder eines Meltdowns so zu beschreiben, dass Sie eine Ahnung davon bekommen, wie es sich anfühlt: Ich finde dafür das Bild einer Welle passend.

Diese spezifische Welle entsteht durch sensorische Reize, soziale Situationen, Unbekanntes und/oder das intensive Fühlen der Schwingungen anderer Menschen. Die Intensität meiner Wahrnehmung, die wiederum von meinem Energielevel abhängt, entscheidet über die Höhe der Welle. Wenn ich über viel Energie verfüge, kann ich die genannten Belastungen halbwegs aushalten, sodass nur kleine Wellen entstehen, die leicht über meine Füße schwappen, und bin zudem in der Lage, über sie hinwegzuspringen. Ist mein Energielevel jedoch niedrig, werden die Wellen größer, und sie schwappen über mich hinweg, sie schlagen über mir zusammen. So entsteht der Overload. Ich werde überflutet von den Reizen und der Situation. Es kündigt sich ein Sturm an, in dem ich unterzugehen drohe. Ich versuche, aus den Wellen herauszukommen, das rettende Ufer zu erreichen. D. h., ich muss mich den Reizen entziehen, die Situation verlassen, mich zurückziehen. Wenn ich den Strand erreicht habe, bin ich erschöpft, denn die Wellen haben eine große Kraft, und es kostet sehr viel Anstrengung, nicht von ihnen mitgezogen zu werden. Ich benötige Stunden oder Tage, um mich zu regenerieren.

Nicht immer jedoch gelingt es mir, die Macht der Wellen richtig einzuschätzen und das Meer rechtzeitig zu verlassen. Manchmal kommen sie so plötzlich, dass ich gar keine Chance mehr dazu habe, oder aber ich bin bereits zu weit ins Meer abgedriftet, als dass die Kraft noch reichte. Je größer und mächtiger die Wellen werden, desto heftiger schlage ich um mich, strample, um nicht in ihnen unterzugehen. Wie eine Ertrinkende versuche ich, über Wasser zu bleiben. Ich verliere die Kontrolle und reagiere immer heftiger. Ich habe Angst, bin in Panik, kann nicht mehr klar denken, verliere gänzlich die Orientierung und den Überblick. Ich habe Todesangst, es ist ein Überlebenskampf. Die Wellen werden immer heftiger, ich kann ihnen nicht ausweichen. Sie rollen auf mich zu, reißen mich mit. So fühlt es sich für mich an. Wenn die Wellen wieder abflachen, tritt ein extremer Erschöpfungszustand ein. Ich kann nur noch atmen, mehr nicht. Glücklicherweise gerate ich selten in einen Meltdown, auch zeigt er sich in eher larvierter Form, d. h., er spielt sich in meinem Inneren ab, solange ich mit anderen Menschen zusammen bin. Äußerlich versteinere ich, während ich innerlich tobe. Erst wenn ich allein bin, kommt es zum Ausbruch: Ich verletze mich selbst. Ich denke, das liegt an meiner Erziehung als Mädchen. Mädchen und Frauen wird auffälliges Verhalten nicht gestattet, sie haben sich sozial anzupassen. Bei Jungen und Männern ist die Gesellschaft deutlich toleranter.

Die Welle reißt mich mit

Ich möchte eine konkrete Situation beschreiben, die zu einem larvierten Meltdown führte. Ich hatte erstmalig einen Entspannungskurs besucht, durch den ich mich aufgrund meiner autistischen Anpassungsschwierigkeiten an die nicht autistische Welt, von denen Sie inzwischen einen guten Eindruck gewinnen konnten, regelrecht hatte kämpfen müssen. Aber die Entspannungsübungen taten mir gut, und ich entschied, einen weiteren Kurs zu belegen. Ich wusste ja nun, wo er stattfindet, wie er abläuft und vor allem, dass es nach den anfänglichen Gewöhnungsschwierigkeiten gut gelaufen ist. Ich freute mich, mich nun noch besser auf den Kurs einlassen zu können. An dem Tag, an dem der neue Kurs am Abend startete, befand ich mich jedoch mit meinem Energielevel bereits im Minus, ein sehr anstrengender Tag lag hinter mir. Ich war sehr erschöpft und hoffte, durch die Entspannungsstunde als Tagesabschluss wieder etwas auftanken zu können. Aber dem war nicht so.

Statt der gewohnten sanften Musik »dröhnten« lautes Lachen und ein Durcheinander von Stimmen aus dem Raum. Es stellte sich heraus, dass die Zusammensetzung der Kursteilnehmer*innen diesmal eine ganz andere war. Eine Gruppe von Kolleg*innen besuchte zum zweiten Mal geschlossen den Kurs, den sie von ihren Vorgesetzten, die auch teilnahmen, als Gesundheitsfürsorge gespendet bekommen hatten. Die Stimmung an diesem Abend war »hibbelig«, es wurde viel gekichert und gelacht. Die Ruhe aus dem ersten Kurs fehlte. Ich konnte die Atmosphäre nicht kompensieren, und so wurde der Abend für mich zum Inferno. Ich versteinerte. Der Kursabend gestaltete sich anders, als ich erwartet hatte. Die neuen, unbekannten Teilnehmer*innen, die Reize, die Geräusche, die Schwingungen, der Raum fühlte sich auf einmal eng an, ich war mittendrin, und gleichzeitig konnte ich mich quasi von außen beobachten. Wie gelähmt ließ ich den Abend über mich ergehen.

Als ich wieder zu Hause war, entlud sich der Meltdown in selbstverletzendem Verhalten. Die Erschöpfung danach hielt eine Woche an. Erst nach Tagen war ich überhaupt in der Lage, die Situation zu analysieren und zu erkennen, dass an diesem Kursabend eine Konstellation ungünstiger Faktoren zusammengekommen war. Dadurch war ich in Panik und äußerste Not geraten. Ich hatte gegen die Wellen gekämpft und gegen den Impuls, um mich zu treten, den Kopf gegen die Wand zu schlagen und laut zu schreien. Überlebenskampf pur.

Heute weiß ich, dass es ein – larvierter – Meltdown war, und dass es besser gewesen wäre, wenn ich a) gar nicht erst an dem Abend teilgenommen hätte, nachdem der Tag so anstrengend gewesen war, und b) dass ich wieder hätte gehen sollen, als ich merkte, dass die unerwartete Kurszusammensetzung mich – zumindest an dem Abend – überforderte. Es bestand ja die Vereinbarung, dass Kursteilnehmer*innen jederzeit den Raum oder Kurs verlassen konnten, ohne dies begründen zu müssen. Denn nicht selten gerät man gerade durch die Entspannung in Situationen, die in dem Moment nicht mehr bewältigt werden können. Aber ich hatte es nicht getan, weil ich noch nicht so weit war. Für mich galt immer noch die Devise meiner Kindheit: Durchhalten, nicht aufgeben. Nach dieser Erkenntnis brach ich den Kurs dennoch ab: Ich hatte Angst, beim nächsten Mal wieder in so ein Inferno zu geraten!

Auf dem Meeresgrund

Diesem Meltdown folgte ein Shutdown. Im Shutdown kämpfe ich nicht mehr gegen die Wellen, gegen das Ertrinken an. Mein Gehirn schaltet in den Not-Modus, mein System wird heruntergefahren. Ich kauere mich zusammen, kann nicht mehr handeln, spreche nicht mehr. Ich sinke sozusagen wie ein Stein auf den Meeresgrund und breche so den Kontakt zur Außenwelt ab. Wenn der Sturm vorüber ist, die Wellen abflachen, bin ich irgendwann wieder in der Lage, aufzutauchen. Auch dieser Zustand ist ein sehr anstrengender. Einem Shutdown muss nicht zwingend ein Meltdown vorausgehen.

Als ich noch im Chor gesungen habe, bin ich bei den Proben regelmäßig in einen Shutdown geraten. Das zeigte sich in der Form, dass ich nicht mehr in der Lage war, zu sprechen. Singen konnte ich, aber in den Pausen nicht mit anderen sprechen. Es sollte mich bloß keiner ansprechen. Das tat auch niemand. Die Chormitglieder erzählten mir später einmal, dass ich wie versteinert – deshalb benutze ich das Wort – gewirkt hätte, und eisig, eiskalt. Sie hätten sich nicht getraut, mich anzusprechen. Meine Botschaft »Sprich mich nicht an und lass mich in Ruhe!« war also angekommen. Das hatte sie natürlich sehr irritiert und verunsichert. Ich hatte ihnen meinen Zustand nicht erklären können. Das kann ich erst heute. Ich hatte mich selbst unwohl gefühlt, nicht verstanden, was los war.

Auch früher schon bin ich in Shutdowns geraten, ohne es zu wissen. Meine Herkunftsfamilie interpretierte meinen Rückzug in mich selbst, mein Nicht-Sprechen, als Launenhaftigkeit und warf mir diese anklagend vor. Doch es sind keine Launen, sondern sehr unangenehme, bedrohliche Zustände, in denen ich keine Kontrolle mehr habe und mich gar nicht anders verhalten kann.

Nach der Welle

In den Erholungsphasen spreche ich mit niemandem, sehe niemanden. Ich habe keine Kontakte, auch nicht per E-Mail, WhatsApp oder Instagram. Ich ziehe mich gänzlich zurück und verlasse meine

Wohnung nur, wenn es unbedingt nötig ist. Ich bin ganz allein mit mir. Ich brauche diese Zeit, um anschließend wieder den Alltag und das Leben bewältigen zu können. Das klingt dramatisch. Und genau das ist es auch.

Die beschriebenen mentalen Zustände bzw. ihr Vermeiden sind eine konstante Herausforderung. Ich benötige mehr und längere Erholungsphasen, Auszeiten vom Alltag und vor allem von sozialen Kontakten. Es fällt mir schwer, das zu akzeptieren. Ich habe mich selbst verurteilt, mich selbst des Versagens und der Faulheit bezichtigt. Als solches ist mir mein Bedürfnis nach Ruhe und Rückzug ein Leben lang vorgeworfen worden.

Oft klagte ich in Therapiesitzungen über meine ständigen »Abstürze«. Meine Psychotherapeutin sagte mir dann, dass es sich um notwendige Erholungsphasen, nicht um Abstürze, handele und dass mein Asperger-Autismus ein legitimer Grund dafür sei. Es sei wie mit Yin und Yang. Das half mir, damit umzugehen, die nötigen Ruhephasen bewusst einzuplanen. Sie waren legitim! Sie sind legitim! Sie verhindern die beschriebenen Überlebenskämpfe. Ich muss mich gut um meinen Energiehaushalt kümmern, um die völlige Erschöpfung zu verhindern. Denn sonst hat die Depression leichtes Spiel und die suizidalen Gedanken gewinnen die Oberhand. Deshalb plane ich Aktivitäten mithilfe eines Kalenders sehr genau. Und ich erkenne die Warnzeichen eines Overloads viel besser, weil ich sie inzwischen als solche interpretieren kann. So kann ich Shutdowns und Meltdowns gut verhindern – wenn auch nicht immer.

Erhöhte Vulnerabilität

Unsere mentalen Zustände hängen eng mit dem Energielevel, das für das Stressempfinden und den individuellen Stresspegel verantwortlich ist, zusammen. Autist*innen sind sehr stressempfindlich.[1] Ursächlich dafür sind eine biologisch-genetische wie psychosoziale Vulnerabilität, also Verletzbarkeit oder Verwundbarkeit.[2] Wir erinnern uns an die Studien von Henry Markram, die zeigten, dass autistische Menschen ihre Umwelt intensiver wahrnehmen. Aber auch die Amygdala reagiert überempfindlich, was zu einer erhöhten Emotionalität führt, zu einem intensiveren Erleben von Stress, Angst und Schmerzen, zu einer affektiven Überflutung, infolgedessen droht ein »Durchbrennen« des neuronalen Netzwerkes, dem das Gehirn mit Abschaltung zuvorkommt. Die Emotionen können nicht mehr reguliert werden.

Da in der Amygdala zudem das Erinnerungsvermögen verortet ist, entwickeln autistische Menschen ein Angstgedächtnis, in dem alle erlebten Gefahren abgespeichert sind. Somit ist es für psychosoziale Verletzungen anfälliger. Das sind negative Erfahrungen, wie z. B. Mobbing, Hänseleien, physische wie psychische Vernachlässigung, Bestrafungen jeglicher Art, Gewalt in der Familie und ähnliche.[3]

Von unseren bisherigen Erfahrungen hängt ab, ob wir eine Situation als bedrohlich und überfordernd bewerten oder sie als ungefährlich einstufen. Studien brachten hervor, dass der Cortisol-Spiegel, der das Stressniveau eines Menschen anzeigt, bei autistischen Menschen mit schweren kognitiven Beeinträchtigungen signifikant erhöht ist, was auf die institutionellen Lebensbedingungen, die kaum den autistischen Bedürfnissen und Anforderungen entsprechen, zurückzuführen sei.[4] Die Angst vor einem Overload, Shutdown oder Meltdown erhöht zusätzlich den Stresspegel und damit die Wahrscheinlichkeit, in die sensorische und/oder emotionale Überforderung zu geraten.

Strategien: Strafen helfen nicht

Sozialer Rückzug und die Vermeidung von sozialen Interaktionen und Kommunikation sind mögliche Verhaltensweisen, um einer Überlastung und Überforderung zu entgehen. Aber auch Stimming und die drei R können vor einem Kontrollverlust bewahren. Eine weitere Strategie besteht darin, möglichen emotionalen Überforderungen betont sachlich zu begegnen und ihnen durch Logik und Rationalität den Nährboden zu entziehen.[5]

Da sich Überforderung und Stress nie ganz vermeiden lassen werden, kann das Führen eines Stress-Tagebuchs sehr sinnvoll sein. In diesem kann z. B. das Stresslevel auf einer Skala von eins bis zehn eingetragen werden, sodass man herausfindet, ab welchem Punkt es kritisch wird. Dazu sollte nach einem durchgemachten Overload, Shutdown oder Meltdown die Situation reflektiert werden: Was ist vorher geschehen? Was kann ich selbst tun, um solche Situationen künftig zu verhindern? Was brauche ich in den Situationen? So lässt sich auch ein Notfallplan erstellen, der einem selbst, aber auch den Mitmenschen hilft, mit der Situation gut umzugehen.

Die externalisierenden Verhaltensweisen, die sich im Meltdown zeigen, treten eher bei Kindern auf,[6] was zu Verboten, Bestrafungen und/oder Auszeiten in Familien führen kann. In der Schule werden diese Maßnahmen häufig ergriffen, bis hin zu Suspendierungen und schließlich zum Schulausschluss. Sie sind nicht nur ethisch zweifelhaft, sie führen auch zu keiner Verhaltensänderung, weil der Stress bleibt. Im Gegenteil, die Angst wird noch größer. Den Schüler*innen wird unterstellt, dass sie sich anders verhalten könnten, wenn sie nur wollten. Ihre Not und ihr hohes Stresserleben werden nicht (an)erkannt. Der schwedische Psychologe und Autismusfachmann Bo Hejlskov Elvén betont: »Menschen, die sich richtig verhalten können, tun das auch.«[7] Sind die Anforderungen nicht passend, kommt es zu Überforderung. Also sollte nach Möglichkeit der Kontext so verändert werden, dass die Anforderungen zu bewältigen sind. Hier gilt es, individuell herauszufinden, was es dazu jeweils braucht.

Wie in den meisten Bereichen des Lebens gilt: Prävention ist besser als Reaktion. Nach einem Shutdown oder Overload, vor allem aber nach einem Meltdown schämen sich die Betroffenen oftmals sehr. Es ist ihnen peinlich, dass sie ihr Verhalten nicht kontrollieren konnten. Deshalb ist es wichtig, dass Sie ihnen als Eltern oder Lehrer*innen hinterher zeigen, dass Ihr Verhältnis und Ihre Bindung stabil sind, dass sich an der Beziehung zueinander nichts geändert hat, dass Sie die Not wahrgenommen haben und ernst nehmen, dass Sie ihnen vermitteln: »Du darfst so sein, wie du bist!«

Natürlich können auch autistische Kinder und Jugendliche sowie Erwachsene Wutanfälle bekommen. Diese entstammen nicht einer Notsituation, sondern sind ein Mittel, den Willen durchzusetzen oder seinen bzw. ihren Unwillen kundzutun.[8]

Da viele Autist*innen Schwierigkeiten haben, ihre Emotionen und Impulse zu regulieren,[9] ist ihre Frustrationsgrenze mitunter niedriger, sodass es schneller zu emotionalen Ausbrüchen kommen kann. Um damit umgehen zu können, hat Henry Markram die Strategie des *expectation managements* für sich entdeckt.[10] Unsere Wahrnehmung hängt auch von unseren Erwartungen ab. Markram versucht, die Erwartungen seines autistischen Sohnes stets mit- und vorauszudenken, um so mit ihnen umgehen zu können. Das falle Eltern sehr schwer, weil es nicht dem üblichen Verhalten entspreche. Konkret bedeutet dies, Absprachen oder Ankündigungen einzuhalten, da damit Erwartungen verknüpft werden. Wenn beispielsweise etwas zu einer konkreten Uhrzeit vereinbart worden ist, kann es zu einem Problem werden, wenn es zu einer Verschiebung von vielleicht auch nur wenigen Minuten kommt, weil die Erwartung nicht erfüllt wird. Emotionale Ausbrüche sind die Folge.

Stressoren

Georg Theunissen und Mieke Sagrauske haben anhand einer Befragung Stressoren von autistischen Menschen ausfindig gemacht, die in einer sensorischen und/oder emotionalen Überforderung münden können[11]: Störungen im Ablauf von festen Ritualen, Situationsveränderungen, unvorhergesehene oder unübersichtliche Situationen, soziale Situationen und Umgebungsfaktoren sowie unerfreuliche Ereignisse, wozu auch solche zählen können, die gemeinhin als erfreulich wahrgenommen werden, wie z. B. die Einladung zu einer Feier oder eine Umarmung.

Overloads, Shutdowns und Meltdowns sind schwierige Situationen, auch für die Mitmenschen, die oft nicht verstehen, was gerade geschieht, und sich hilflos fühlen, weil sie nicht wissen, wie sie reagieren sollen.

Der Psychologe Bo Hejlskov Elvén hat das Modell des »unaufgeregten Umgangs«[12] entworfen, das immer mehr Anhänger findet. Ziel ist, dass die Betroffenen die Kontrolle über ihr Verhalten zurückerlangen. Dafür sei es wichtig, dass ihre Emotionen nicht durch Reaktionen der Mitmenschen weiter erregt würden, indem diese z. B. ununterbrochen auf sie einredeten, sie berührten oder gar bedrängten. Das sei kontraproduktiv. Laut Elvén ist die beste Hilfe, selbst ruhig zu bleiben und die eigenen Gefühle zu kontrollieren. Die weiteren Empfehlungen sind: Blickkontakt und Berührungen vermeiden, Abstand halten, keine Stärke demonstrieren, den/die Betroffene*n nicht einschüchtern, sich hinsetzen, ruhig sprechen, nachgeben, den/die Betroffene*n nicht »zutexten«, stattdessen mit einer anderen Person über etwas anderes sprechen, ruhig warten, nicht reagieren und schließlich ablenken. Nina Fröhlich hat aus den Empfehlungen Hejlskov Elvéns ein sehr anschauliches Poster gestaltet, das in allen Einrichtungen hängen und auch in Familien seinen Platz finden sollte.[13]

Schreien als emotionaler Katalysator

Birger Sellin, ein nonverbaler Autist, neigte mit Beginn der Pubertät immer häufiger zu Schreianfällen. In einem Text, den er mit 19 Jahren geschrieben hat, bringt er seine Not und ebenso die seiner Umgebung berührend auf den Punkt:

»wie sieht es aus wenn ich schreie/die menschen wirken sehr aufgeregt und durcheinander/wieso sind die reaktionen so schlimm/ich erlebe keineswegs das schlimme das ich auf ihren aufgeregten gesichtern sehe/ich fühle mich bitter irrtümlich ausgestoßen/denn in den gesichtern sehe ich/sie selbst würden auch zu gern schreien aus wut angst und ratlosigkeit/der unterschied ist/sie wagen es nicht die normen zu verletzen/und eine triste uneinmalige einerleiwelt total durcheinanderzubringen/ich schade doch niemanden wenn ich schreie/und ich brauch es so dringend um mein gleichgewicht wiederzuerlangen.«[14]

Auch für seine Eltern war das stundenlange Schreien ihres Sohnes die »Hölle«, obwohl oder vielleicht eher gerade weil sie ahnten, dass in ihm »eine unglaubliche Verzweiflung gewesen sein« muss.[15] Die Texte Birger Sellins erhielten nach ihrer Veröffentlichung viel Aufmerksamkeit und wurden in anderen Kunstformen verarbeitet. So entstand die Kammeroper »nimmerlandmensch« mit Musik von Marc Schubring, die 2000 uraufgeführt wurde. Kleine Demos sind noch zu hören, so z. B. der Abschnitt »schreien«.[16]

Herausforderung

Ich hoffe, mir ist es gelungen zu verdeutlichen, dass die auffälligen Verhaltensweisen, die aus den beschriebenen mentalen Zuständen hervorgehen, funktionale Bewältigungsstrategien sind, um die Kontrolle über das eigene Handeln wiederzuerlangen. Sie sind weder willkürlich noch boshafter Natur. Trotzdem sind sie natürlich eine Herausforderung, vor allem dann, wenn es zu Fremd- und/oder Eigenverletzungen kommt. Die »herausfordernde Situation« ist von zwei Seiten aus zu verstehen. Durch die sensorische und/oder soziale Überflutung geraten autistische Menschen schnell in Situationen, die sie nicht mehr oder kaum noch bewältigen können. Diese Situationen fordern sie heraus. Das Verhalten, das sie infolgedessen zeigen, fordert ihre Mitmenschen heraus, weil es entweder die Betroffenen und/oder andere Menschen gefährdet oder als sozial nicht angemessenes Verhalten empfunden wird. Die Reaktion der Mitmenschen wiederum ist meist kein angemessenes Verhalten bezogen auf den/die sich in höchster Not und größtem Stress befindliche*n Betroffene*n. Diese Spirale kann nur durch Verstehen durchbrochen werden.

Auch das Verstehen ist nicht einseitig. Wenn ich als autistischer Mensch um die mentalen Zustände und ihre Auswirkungen weiß und eine drohende Überforderung rechtzeitig erkenne, kann ich mich selbst besser davor schützen und Strategien entwickeln, mit ihr umzugehen, um so aus der Hilflosigkeit und dem Gefühl der Ohnmacht heraus- und in aktives Handeln zu kommen. Wenn die Mitmenschen wissen, wie es zu den herausfordernden Verhaltensweisen kommt und wie sie am besten darauf reagieren können, können die Situationen aufgefangen und eine weitere Eskalation verhindert werden. Vor allem: Autistische Menschen würden nicht länger für ihre Not und Panik bestraft, verurteilt, abgewertet oder ausgeschlossen, weil ihr Verhalten fälschlicherweise als bewusstes und willentliches Vorgehen interpretiert wird.

Bo Hejlskov Elvén analysiert die Problematik der gefühlten Machtlosigkeit von Betreuer*innen, Erzieher*innen oder Pädagog*innen angesichts des in der Überforderung gezeigten auffälligen Verhaltens autistischer Menschen: Dieses mache sie wütend und stelle ein Problem dar, da die bei sonstigen Kindern/Jugendlichen bewährten Maßnahmen nicht funktionierten. Statt an dieser Stelle die Ursache in der »Aufmüpfigkeit/Trotzigkeit« der Autist*innen zu sehen, sei es die Aufgabe der Betreuer*innen, selbst Verantwortung zu übernehmen, um sich somit in die Lage zu versetzen, etwas ändern zu können. Es gelte, die Ursachen für das herausfordernde Verhalten herauszuarbeiten, die für Hejlskov Elvén fast immer darin bestünden, dass die gestellten Anforderungen zu hoch seien. Hier müsse man ansetzen, statt die Schuld auf die autistischen Kinder und Jugendlichen und deren »erziehungsunfähige« Eltern abzuwälzen.

4.
Frühwarnsystem Stimming

Ella Schön und das Missverständnis von Stimming

Kennen Sie die beliebte deutsche Fernsehserie *Ella Schön*? Hauptprotagonistin ist Ella Schön, eine »heldenhafte« Asperger-Autistin, die dramaturgisch zugespitzt und bisweilen klischeehaft dargestellt wird. Deshalb wird sie in der autistischen Community sehr kritisch gesehen. Die siebte Folge indes löste einen lauten Aufschrei aus, der zu einem offenen Brief an den Sender führte.[1] Was war geschehen? In dieser Folge steht das sogenannte Stimming, ein bei Autist*innen oftmals auftretendes Verhalten, wenn sie schwierige Situationen bewältigen (müssen), im Mittelpunkt. Es äußert sich in sich stets wiederholenden Bewegungen. Bei Ella Schön ist es das Spielen einer Melodie auf einem imaginären Klavier, d.h., sie bewegt ihre Finger auf einem Tisch oder auf ihren Beinen, als ob sie Klavier spielen würde. Das macht sie ununterbrochen, wenn sie in Stress gerät, sie kann damit nicht aufhören, obwohl sie alles Mögliche versucht. Hier wird deutlich, dass es sich nicht um Stimming, sondern viel eher um einen Zwang handelt. Mit zwanghaften Tics wird Stimming leider oft verwechselt.

In der Serie wird Ellas zwanghaftes Verhalten also fälschlicherweise als Stimming deklariert. Ihr »Stimming« wird als etwas dargestellt, unter dem die Protagonistin leidet und das sie versucht, zu unterdrücken oder wenigstens zu verbergen. Darüber hinaus wird es als pathologisch und damit als zu therapierend bewertet. Nach einer Zuspitzung der Krise begibt sich Ella dann auch in eine Psychiatrie, um sich »heilen« zu lassen. Dies erscheint im Spannungsbogen der Serie durchaus logisch, da die Ursache für Ellas »Klavierspiel« als Folge eines traumatischen Erlebnisses aus der Kindheit dargestellt wird. Dies erklärt vielleicht eine Zwangshandlung, aber eben kein Stimming – so ist das falsch und einfach nur Unfug!

Das Ende der Folge versöhnt immerhin ein klein wenig, als Ella Schön trotz aller vorangegangenen Bemühungen wieder ins Stimming gerät. Diesmal wird es nicht pathologisiert oder negativ interpretiert, sondern – wahrscheinlich unbewusst – als das dargestellt, was es ist: eine Bewältigungsmethode für schwierige Situationen. Die Szene weist darüber hinaus auf einen entspannten Umgang damit in der Öffentlichkeit hin: Die Freundin von Ella und deren Kinder beginnen ebenfalls, die Bewegungen Ellas zu übernehmen, als eine andere Person überrascht und befremdet reagiert. Akzeptanz ist das Stichwort. Mit so einem Ende war während der Folge, in der das Stimming rein negativ und zum Teil falsch interpretiert worden ist, nicht mehr zu rechnen.

Wie ein Rauchmelder, der Alarm schlägt

Stimming ist ein eigenständiger Begriff geworden und wird vor allem von autistischen Menschen selbst benutzt.[2] Er findet sich daher vielfach in Beschreibungen ihres autistischen Seins, weniger in der Fachliteratur. Dort wird gemäß DSM-5 verwiesen auf: »Stereotype oder repetitive motorische Bewegungsabläufe, stereotyper oder repetitiver Gebrauch von Objekten oder Sprache (z. B. einfache motorische Stereotypien, Aufreihen von Spielzeug oder das Hin-und-her-Bewegen von Objekten, Echolalie, idiosynkratischer Sprachgebrauch).«[3]

Die Bewegungen können sehr vielfältig sein, z. B. mit dem Oberkörper hin- und herwiegen, mit den Händen wedeln oder »flattern«, hin und her laufen, sich drehen, mit dem Fuß oder den Beinen wippen, mit dem Kopf wackeln, klopfen, Gegenstände zwischen den Fingern drehen, Gegenstände, deren Oberfläche als angenehm empfunden wird, am Gesicht oder Körper reiben, Geräte oder Lichtschalter an- und ausschalten, Geräusche von sich geben, summen, grunzen, murmeln, stöhnen, singen und vieles andere mehr. Wenn diese Verhaltensweisen in der Öffentlichkeit auftreten, irritieren und verstören sie. Wir wünschen uns, dass die Person, die sie macht, sich doch bitte zusammenreißen möge. Das sozial auffällige Verhalten entspricht nicht der gesellschaftlichen Norm und wird daher selten toleriert oder akzeptiert. Es gilt vielmehr, es zu unterbinden. Geschieht dies nicht, werten wir die Person ab, indem wir ihr Verhalten als »befremdlich« oder schon »irre« einstufen. Dabei unterliegen wir einem in der Sozialpsychologie als fundamentalen Attributionsfehler beschriebenen Trugschluss, weil wir nicht die Situation berücksichtigen, in der das Verhalten auftritt.[4]

Ich muss etwas mit mir ringen, ob ich meine Form des Stimmings an dieser Stelle wirklich offenlegen möchte, denn sie ist mir unangenehm und peinlich. Ich versuche, es in der Öffentlichkeit zu unterdrücken, damit es keiner mitbekommt. Da es aber unbewusst geschieht und sich so weitgehend meiner Kontrolle entzieht, »ertappe« ich mich z. B. beim Einkaufen dabei oder wenn ich mit meinem Auto an einer roten Ampel stehe und andere Menschen mich sehen können. Dann werde ich immer rot und bin peinlich berührt. Es ist keine Bewegung wie das klassische Flattern mit den Händen. Ich mache vielmehr eine Grimasse, mehr möchte ich dazu auch nicht ausführen. Es »passiert«, wenn ich angespannt bin, wenn ich mich sehr konzentrieren muss, wenn ich nicht weiterweiß. Es ist eine Bewältigungsstrategie, die ich schon in der Kindheit und

Jugend angewandt und bis heute nicht abgelegt habe. Insofern ist das durch Corona bedingte Maskentragen für mich eine segensreiche Sache, denn damit fällt mein Stimming nicht auf, vielmehr bleibt es unter der Maske versteckt. Vielleicht sollte ich einfach immer eine Maske tragen.

Der auch im Deutschen übernommene Begriff des Stimming impliziert zugleich die Gründe für das Verhalten und lenkt den Blick auf eine funktionale und verstehende Betrachtungsweise. Das selbststimulierende Verhalten erfolgt nicht im luftleeren Raum, sondern ist eine Reaktion auf herausfordernde Situationen. Es gleicht in etwa einem Rauchmelder, der automatisch anspringt, wenn sich Rauch bildet. Der Rauchmelder hat eine Funktion, er gibt nicht einfach so laute Töne von sich. Auch Stimming besitzt einen solchen funktionalen Charakter: Es setzt ein, wenn autistische Menschen in Stress geraten, und warnt vor einem Zusammenbruch bei anhaltender Überforderung. Der »Rauchmelder« autistischer Menschen meldet sich nur ungleich häufiger und deutlich schneller als jener nicht autistischer Menschen, weil sie schneller und leichter unter Druck geraten.

Emotionaler Moderator

Stimming wirkt wie ein emotionaler Moderator, indem es vom Reizchaos ablenkt, die Konzentration steigert, beruhigt, (An)Spannungen abbaut, hilft, Ängste und Unsicherheiten auszuhalten oder sich zu fokussieren. Es »entschärft« die überfordernden Situationen. Eigentlich ganz schön clever, wenn da nur nicht die Mitmenschen wären, die darauf meist *not amused* reagieren. Deshalb werden autistische Kinder und Jugendliche, aber auch Erwachsene, oft dazu angehalten, ihr Stimming zu unterdrücken. Das ist kontraproduktiv! Der Druck und der Stress werden für die Betroffenen noch größer, bis sie irgendwann ausflippen oder verstummen und handlungsunfähig werden. Das sind die Zustände, in die sie auf gar keinen Fall geraten möchten und die sie durch das Stimming zu verhindern suchen.

Stimming umfasst also Verhaltensweisen, die die Emotionen regulieren. Es sind funktionale menschliche Bewältigungsstrategien,[5] ich werde nicht müde, dies immer wieder zu betonen. Im Erwachsenenalter scheint Stimming nicht mehr so stark ausgeprägt zu sein, sodass es im Vergleich zur Kindheit und Jugend nicht mehr die gleiche klinische Relevanz besitzt.[6] Es ist zu vermuten, dass erwachsene Autist*innen Strategien entwickelt haben, den vielfältigen Herausforderungen präventiv, also schon im Vorfeld zu begegnen sowie Stimming in der Öffentlichkeit unterdrücken zu können. Sie sind sich des Abweichens von der sozialen Norm bewusst und möchten eine Ablehnung und Abwertung ihrer Person verhindern, oder ihnen wurden die ihre Umwelt störenden Verhaltensweisen schon in ihrer Kindheit und Jugend systematisch abgewöhnt. Letzteres ist allerdings nicht als Erfolg zu werten und sollte niemals das Ziel sein, denn es verletzt autistische Menschen und beraubt sie einer sehr wichtigen Ressource, ihr Leben zu meistern und ihren Alltag zu bewältigen. Man könnte sagen, dass das Verbieten von Stimming z. B. dem Verbot gleichkommt, bei Sehschwäche eine Brille zu tragen oder einen Taststock zu benutzen, weil die Brille den Anblick stört oder der Taststock durch sein Geklapper nervt. Absurd! Stimming ist ebenso ein Hilfsmittel. Also muss es darum gehen, Stimming als funktionalen Bewältigungsmechanismus zu erkennen und ggf. die Umweltbedingungen entsprechend zu verändern.

Ich habe inzwischen immer einen kleinen Lederball in meiner Hosentasche, der mir vor allem in sozialen Begegnungen hilft. Früher habe ich, um meine Hände still zu halten, meine Arme vor der

Brust gekreuzt. Damit signalisierte ich zugleich: »Komm mir bloß nicht zu nahe«, und wirkte dadurch sehr distanziert und unhöflich. Also musste ich mir etwas anderes einfallen lassen. Der Ball war für mich die Lösung: Er ähnelt Antistressbällen von der Größe her, nur ist er eben aus Leder und viel schwerer. Wenn der Stress oder die Anspannungen zunehmen, nehme ich ihn in die Hand und knete ihn oder werfe ihn von der einen in die andere Hand. Das mache ich, wenn ich spazieren gehe und unterwegs Menschen treffe, wenn ich in der Stadt bin oder mit dem Zug fahre. Eigentlich in allen Situationen außerhalb meiner Wohnung. Vor allem in Gesprächen wird der Ball gut durchgeknetet. Es macht mir inzwischen nichts mehr aus, ihn herauszuholen. Ich denke nicht mehr darüber nach, ob mein Gegenüber mich deswegen für komisch hält. Der Ball hilft mir, meine Anspannung zu reduzieren, das tut mir gut. Punkt. Zu Hause habe ich einen größeren Lederball, der drei Kilo schwer ist. Das Gewicht beruhigt mein vegetatives Nervensystem.

Wenn die genannten Hilfen nicht reichen und ich in einen Meltdown gerate, kommt es auch schon einmal zu selbstverletzendem Verhalten, indem ich mich ritze. Wenn es in diesen Situationen zufällig draußen stürmt, renne ich in den Wald, stelle mich am höchsten und ungeschütztesten Punkt in den Wind und lasse den kalten Regen auf mich prasseln. Das hilft mir, mich wieder zu spüren und dem ganz fürchterlichen Zustand zu entkommen. Ist dies nicht möglich, bleibt nur die Selbstverletzung. Ich würde auch gerne mit meinem Kopf gegen die Wand schlagen, der Impuls ist sehr stark, aber ich kann ihn unterdrücken. In der Entspannungstherapie habe ich eine Methode kennengelernt, mein selbstverletzendes Verhalten zu vermeiden, indem ich mich mit einem Fuß auf einen Igelball stelle und mein gesamtes Gewicht auf diesen Igelball verlagere. Das ist sehr schmerzhaft, führt aber nicht zu Verletzungen.

Wenn die Toleranz zum Duell herausgefordert wird

Stimming fordert die Toleranz der Umgebung heraus, weil es mitunter sehr befremdlich wirkende Bewegungen sind und diese schlicht auch einfach nerven können. So schilderte eine Mutter in einem Autismusforum die Situation, dass ihr Sohn im Wartezimmer des Hausarztes die ihn durch die vielen Reize und seine Angst überfordernde Situation durch Stimming kompensierte, indem er mit dem Oberkörper wippte und summte. Dadurch wiederum fühlten sich die anderen Patient*innen gestört und reagierten entsprechend mit Vorwürfen an die Mutter. Eine schwierige Situation für alle Seiten und eine große Herausforderung für die gegenseitige Toleranz.

Als ich noch im Schuldienst tätig und meine Diagnose bereits bekannt war, sprach mich einmal eine Sonderpädagogin an. Sie schilderte mir, dass ein autistischer Schüler im Unterricht immer wieder mit dem Kugelschreiber auf den Tisch klopfen würde. Sie habe ihn aufgefordert, dies zu unterlassen, da es sehr stören würde. Er habe ihr daraufhin geantwortet, dass er das nicht schaffen würde, weil er es brauche. Worauf sie erwidert habe: »Natürlich kannst du das schaffen. Ich kann das ja auch.« Die Kollegin wollte nun von mir wissen, mit welchen Strafen dieses Verhalten, das als Marotte oder Tic interpretiert wurde, unterbunden werden könne. Auch hier lag wieder das Missverständnis vor, zu dem es nur allzu häufig kommt: Das Klopfen mit dem Kugelschreiber ist eine Form von Stimming, die dem Schüler hilft, mit den sensorischen und sozialen Herausforderungen in der Unterrichtsstunde klarzukommen, seine Anspannung zu regulieren. Es ist beileibe keine Marotte oder gar eine Provokation. Da die Anspannung und die Herausforderung in dem Moment für den autistischen Schüler um ein Vielfaches größer war als für die Lehrkraft, ist der Vergleich »Ich kann das ja auch« einfach nur unfair. Die Pädagogin nimmt dann ihren Schüler nicht ernst und bagatellisiert seine Schwierigkeiten. Mit diesem Verhalten vergrößert sie seinen Stress. Stimming mit Strafen unterbinden zu wollen, führt dazu, dass die Anspannung und die Ängste nur noch größer werden, und es droht in der Folge ein Shutdown oder Meltdown. Sinnvoller wäre es, zu schauen, ob die Lernbedingungen verändert werden können, sodass die Anspannung geringer wird. Auch sind Auszeiten denkbar, d. h., dass der Schüler den Klassenraum verlassen darf, wenn er die Anspannung nicht mehr ertragen kann. Darüber hinaus kann gemeinsam mit dem Schüler überlegt werden, ob andere Formen von Stimming für ihn möglich sind, die die Mitschüler*innen und den Unterricht nicht so sehr stören wie das permanente Klopfen mit dem Kugelschreiber, das natürlich allen anderen mit der Zeit an die Nerven geht und ihr Lernen erschwert.

Wie sehr die verschiedenen Arten von Stimming offenbar die Mitmenschen reizen und herausfordern, verdeutlicht die #autismchallenge auf TikTok im Frühjahr 2020. Aufgabe war es, autistische Menschen möglichst abwertend darzustellen.[7] Es ging nicht um die Unterstützung von Autist*innen, sondern darum, sich über sie lustig zu machen. Die Ersteller*innen der vielen Videos sollten so tun, als seien sie selbst autistisch. Sie äfften vor allem Formen des Stimmings nach und bedienten das Vorurteil der mit Autismus verbundenen Intelligenzminderung, wenngleich Stimming nicht Ausdruck geringer intellektueller Fähigkeiten ist,[8] im Gegensatz zu den im Rahmen dieser Aktion hochgeladenen Videos. Die Challenge erreichte eine enorme Reichweite, es gab zig Likes, Shares und Kommentare. Es ist erschreckend, wie viele Menschen an dieser diskriminierenden und abscheulichen Aktion teilgenommen haben. Aber sie sorgte gleichzeitig für eine große Empörung in den sozialen Netzwerken, die schließlich dazu führte, dass die meisten Videos wieder gelöscht wurden.

5.

Eine andere Art, wahrzunehmen und zu denken

Wie denken Autist*innen?

Erst beim Schreiben dieses Kapitels habe ich selbst so richtig verstanden, dass ich anders wahrnehme und denke. Das war mir vorher in dem Ausmaß nicht klar. Sicher, ich hatte bemerkt, dass ich etwas anders war. Nur was dieses »Etwas« war, das konnte ich nicht beschreiben oder definieren, bis ich auf die Dissertation des Autisten Hajo Seng[1] stieß. Seine Antwort, dass dieses »Etwas« vor allem in einem anderen Denken begründet liegt, fesselte und faszinierte mich.

So schwer es für mich selbst ist, meine andere Art der Wahrnehmung und des Denkens zu verstehen, so schwer, wenn nicht noch schwerer, dürfte es für nicht autistische Menschen sein. Trotzdem will ich den Versuch in diesem Kapitel wagen. Ich hoffe, ich werde die richtigen Worte finden, um das, was in meinem Kopf vorgeht, verständlich zu beschreiben. Das Chaos zu sortieren, fiel mir nicht leicht. Letztlich geht es um die Frage: Wie denken wir eigentlich?

Halten Sie doch gerne an dieser Stelle kurz inne und versuchen selbst einmal, eine Antwort auf die Frage zu finden: Wie denken Sie?

Ich möchte Sie mitnehmen auf die Reise unseres autistischen Denkens. Temple Grandin, die berühmte Tierwissenschaftlerin und Autismusaktivistin, die entscheidend zu einem veränderten Blick auf Autismus beitrug, bezeichnet sich selbst als »Bilderdenkerin«:

»Ich denke in Bildern. Worte sind für mich so etwas wie eine Zweitsprache. Ich übersetze sowohl gesprochene als auch geschriebene Worte in vertonte farbige Kinofilme, die in meinem Kopf wie ein Video ablaufen. Wenn jemand mit mir spricht, werden seine Worte augenblicklich in Bilder umgewandelt. Sprachlich denkenden Menschen fällt es oft schwer, dieses Phänomen zu verstehen […].«[2]

Wow! Übersetzen auch Sie Worte in Bilder und umgekehrt Bilder in Worte? Oder hören bzw. lesen Sie von so etwas an dieser Stelle zum ersten Mal? Ich hatte mir bis dahin noch nie Gedanken über meine Art des Denkens gemacht: Mein Denken war ja für mich völlig normal. Ich denke nicht so extrem in Bildern wie Grandin, in meinem Kopf läuft kein Kinofilm, sondern es entstehen einzelne Bilder, mitunter auch Filmsequenzen. Grandin ist erst im Erwachsenenalter bewusst geworden, dass sie anders denkt als die meisten ihrer Mitmenschen. Ausgangspunkt für diese Erkenntnis war ihre Frage in einer der Sitzungen bei der Arbeit, wie die anderen auf die in ihrem Gedächtnis gespeicherten Informationen zurückgriffen.

Bei mir sind es Bilder, die ich aufrufe und öffne. Ich habe im Kopf z. B. die Seite des Buches, auf der sich die gesuchte Information befindet. Ich weiß, wo sie steht, oben oder unten auf der Seite. Wenn ich Informationen bewusst »speichern« will, muss ich sie erst für mich visualisieren, in Form von Mindmaps oder Conceptmaps, die ich dann als Bilder abspeichere. Temple Grandin speichert videoähnliche Bilder ab. Was speichern Sie ab?

Wie kann man nun aber Abstraktes in Bildern speichern? Gegenstände, Objekte sind einfach, weil es dazu Abbildungen gibt. Aber abstrakte Vorstellungen? Dies geschieht über Symbole.[3] Das ist ein Grund, warum ich viel fotografiere. Die Fotografien halten meine Gedanken fest.

Assoziatives Denken

Grandin schildert eine weitere Besonderheit ihres Denkens. Ihre Gedanken seien stets assoziativ, sprüngen von einem Video in ein anderes und von dort wieder in ein anderes und so weiter:

»Dieser Assoziationsvorgang ist ein gutes Beispiel dafür, wie mein Geist vom Thema abschweifen kann. Menschen mit einer schwereren Form von Autismus haben Schwierigkeiten, diese endlosen Assoziationsketten zu unterbrechen. Ich bin in der Lage, sie zu unterbrechen und mich wieder der eigentlichen Aufgabe zuzuwenden. Wenn ich merke, dass meine Gedanken zu weit [...] abschweifen, befehle ich mir einfach, wieder zu dem Problem zurückzukehren.«[4]

Das kommt mir nur allzu bekannt vor. So ist es mir auch beim Schreiben dieses Buches ergangen. Die verschiedenen Enden immer wieder irgendwie zusammenzukriegen und vor allem zu entscheiden: »Stopp! Ich schweife zu weit ab«, waren die größten Herausforderungen, kommt doch noch die Schwierigkeit, zwischen »wichtig« und »unwichtig« zu unterscheiden, hinzu.

Grandins Ansatz des assoziativen Bilderdenkens findet in den Arbeiten von Hajo Seng eine Fortsetzung. Mit anderen Autist*innen gründete er 2009 die Initiative *autWorker*, um autistische Menschen zu stärken und sie auf ihrem Weg in den Arbeitsmarkt zu begleiten. Zentraler Kern dort sind die Workshops »Autistische Fähigkeiten«, in denen der Blick nicht – wie üblich – auf die Defizite autistischer Menschen gerichtet wird, sondern auf ihre Stärken. Hajo Seng hat im Rahmen dieser Workshops an der Herausarbeitung von Denkstilen von vielen Hundert autistischen Menschen mitgewirkt und sie im Rahmen einer Promotion ausgewertet.[5] Er beobachtet ein vor allem wahrnehmungsbasiertes Denken und bestätigt damit die neurobiologischen Forschungsergebnisse, auf die ich noch genauer eingehen werde.

Seng beschreibt das Spektrum autistischer Denkstile anhand von vier Koordinaten: Muster und Bilder (Denken eher in Mustern oder eher in Bildern), Hören und Sehen (Bilderdenken eher am Hören oder eher am Sehen orientiert), Wahrnehmen und Sprechen (sprachliches Denken eher logisch oder eher assoziativ strukturiert) sowie Gegenstand und Sprache (mehr oder weniger starke Verbindung zwischen sprachlichem und wahrnehmungsbezogenem Denken).[6] Die verschiedenen Denkmodi seien bei autistischen Menschen nicht wie bei nicht autistischen Menschen durch das sprachliche Denken beherrscht, sodass sie getrennt wahrgenommen würden. Je besser bei autistischen Menschen das wahrnehmungsbasierte und das sprachliche Denken verbunden seien, desto weniger Übersetzungsarbeit von bildlichen Gedanken in sprachliche Strukturen müssten sie leisten und desto besser könnten sie sich in der nicht autistischen Welt orientieren, weil sie den Kontext von Informationen und Situationen im sprachlichen Bereich analysieren könnten. In welchem Modus denken Sie überwiegend?

Wie bereits Temple Grandin stellt Seng darüber hinaus fest, dass das vornehmlich wahrnehmungsbasierte Denken autistischer Menschen assoziativ strukturiert ist. Dieses Denken sei »hochgradig dynamisch« und erzeuge immer wieder neue Assoziationsketten. Sprachliches Denken, das eher logisch strukturiert sei, könne diesen Prozess steuern und somit funktional machen. Das ist der Moment, in dem Grandin sich selbst auffordert, wieder zum Ursprung der Gedanken zurückzukehren, oder in dem ich mich zwinge, Gedankenstränge fallen zu lassen.

Das wahrnehmungsbasierte Denken in »überbordenden Assoziationskaskaden« entspricht einem verhedderten Wollknäuel, es lässt die Welt oftmals als chaotisch erscheinen. Sie durch sprachliches Denken zu strukturieren, sei autistischen Menschen nicht intuitiv gegeben, erklärt Seng. Sie müssten das erst lernen. Autistische Menschen müssen also das verhedderte Wollknäuel, um in diesem Bild zu bleiben, in mühsamer Arbeit aufwickeln, während nicht autistische Menschen dies ohne Aufwand können bzw. dies bei ihnen quasi nebenbei geschieht, ohne dass ihnen das bewusst ist. Auf der anderen Seite sei Autist*innen durch ihr getrenntes Denken vieles bewusst, was durch Sprache dominierten Denker*innen unbewusst bliebe.[7]

Seng vermutet, dass die jeweiligen Potenziale des wahrnehmungsbezogenen und des sprachlichen Denkens jedoch nicht synthetisch zum Tragen kommen könnten, weil immer ein Denkmodus dominieren würde. Schade. Umso wichtiger also, Menschen mit verschiedenen Denkmodi zusammenzubringen, um das Beste aus beiden Welten zu vereinen. Andere Denkweisen auszuschließen, weil sie nicht der eigenen entsprechen, erscheint mir mehr als dumm.

Während des Lesens der Dissertation Sengs geriet ich in die von ihm beschriebenen »überbordenden Assoziationskaskaden«, für die ich selbst gerne das Bild des Synapsenfeuerwerks benutze. Ich muss mich dann an einem gewissen Punkt meiner Gedankengänge zwingen, einen Cut zu machen. Das fällt mir verdammt schwer, bereitet mir fast körperliche Schmerzen. Ich muss die Bauchschmerzen akzeptieren, sonst wäre beispielsweise auch dieses Buch nicht fertig geworden.

Dieser assoziative Denkstil ist für den englischen Autisten Daniel Tammet »echter Ausdruck autistischen Denkens«.[8] Tammet, dessen Leidenschaft den Wörtern sowie Zahlen gilt, für die er eine besondere Begabung besitzt, eine sogenannte Inselbegabung, ist dank seines assoziativen Denkstils beispielsweise in der Lage, Fremdsprachen autodidaktisch innerhalb kürzester Zeit zu lernen. Dieser ermöglicht laut Tammet »kreative Denksprünge«, die »von wesentlicher Bedeutung für das autistische Denken und für eine außergewöhnliche (künstlerische wie wissenschaftliche) Kreativität« sind.[9] Es lohnt sich also, dem autistischen Denkstil mehr Beachtung zu schenken.

Auf der Skala von autistisch zu holistisch

Biologische wie neuropsychologische Erkenntnisse aus den letzten Jahren belegen die von den Autist*innen Grandin, Seng und Tammet beschriebenen Denkweisen auch wissenschaftlich. Das Denken autistischer Menschen ist tatsächlich anders – und damit auch das Lernen. Der am Universitätsklinikum Freiburg tätige Autismusforscher Ludger Tebartz van Elst geht davon aus, dass es grundsätzlich verschiedene Wahrnehmungs- und Denkstile in der neuronalen Informationsverarbeitung gibt.[10] Mithilfe psychobiologischer Eigenschaftscluster, die durch auf der einen Seite autistische und auf der anderen Seite holistische Merkmale gekennzeichnet sind, beschreibt er die unterschiedlichen Ausprägungen. Auf dem Spektrum zwischen diesen beiden Polen befindet sich laut Tebartz van Elst jeder Mensch.

Die Wahrnehmung autistischer Menschen sei demnach auf Details ausgerichtet, während nicht autistische Menschen eher dem holistischen Eigenschaftscluster zuzuordnen seien und zunächst das Ganze wahrnähmen. Der Hang zum Detail zeige sich bei autistischen Menschen ebenso in ihrem Umgang mit Interessen. Sie würden sich stark fokussieren und tief in die Materie eintauchen, wohingegen die Interessen holistischer Denker breiter gefächert seien, sie sich allerdings nicht derartig intensiv mit ihnen auseinandersetzten.

Autist*innen würden sich eher Sachthemen zuwenden und dabei eine hohe Fachkompetenz erwerben, während Nichtautist*innen sich mehr von Beziehungsthemen angezogen fühlten und in der Beziehungsgestaltung eine entsprechend hohe Kompetenz ausbildeten.

Das autistische Denken ist nach Tebartz van Elst analytisch, richtet sich an Regeln und Prinzipien aus und zergliedert Informationen logisch, während das holistische Denken synthetisch ist, also die Informationen zu einem Ganzen zusammenfügt und auf Konsens und Integration zielt.

Das autistische Eigenschaftscluster zeichne zudem eine Starrheit aus, die wenig Flexibilität zulasse. Autistische Menschen könnten sich nur schwer veränderten Bedingungen anpassen, auch dann nicht, wenn sie dadurch Nachteile erlitten. Dem gegenüber stehe das holistische Eigenschaftscluster mit einer hohen Flexibilität. Holistische Menschen sind demnach gut in der Lage, sich den jeweiligen Gegebenheiten anzupassen, auch unter der Bedingung, dafür ihre eigenen Interessen und Bedürfnisse aufzugeben.

Tebartz van Elst stützt sein Modell der psychologischen Eigenschaftscluster auf neurowissenschaftliche Forschungsergebnisse, die auf unterschiedliche neuronale Konnektivitätsmuster verweisen.[11] Unser Gehirn verarbeitet Informationen top-down oder bottom-up, womit die Richtung der Informationsverarbeitung von den höheren (globalen) zu niedrigeren (lokalen) Gehirnarealen oder umgekehrt umschrieben wird. Im Top-down-Prozess wird der Reiz in den Kontext eingeordnet, indem er entsprechend interpretiert wird. Dadurch muss nicht jedes einzelne Merkmal verarbeitet werden. Dies ist natürlich nur möglich, wenn entsprechendes Vorwissen vorhanden ist. Wenn wir also beispielsweise über ein Konzept von Bäumen verfügen, können wir einen Baum erkennen, ohne seine einzelnen Merkmale wie ein Puzzle zusammensetzen zu müssen. Die nicht relevanten Informationen werden »übersehen«, ausgeblendet. Im Bottom-up-Prozess hingegen ist die Konzentration auf jedes einzelne Merkmal gerichtet, d. h., es werden die Merkmale des Reizes bzw. der Reize analysiert, ohne ein Konzept im Hintergrund zu haben. Die Einzelheiten eines Baumes werden also voneinander getrennt wahrgenommen, sodass sie nicht sofort als Gesamtgebilde Baum erkannt werden. Es wird nichts »übersehen«.

Aus der Neurobiologie stammt die Hypothese, dass bei nicht autistischen Menschen die Informationsverarbeitung top-down erfolge, entfernt liegende Hirnareale seien durch eine hohe neuronale Dichte miteinander verbunden, wobei die lokalen Hirnareale durch höhere Areale dominiert würden. Bei autistischen Menschen hingegen seien die lokalen Hirnareale mit den höheren Arealen nicht in der gleichen neuronalen Dichte verbunden, sondern vielmehr von ihnen sozusagen entkoppelt, während die eng beieinanderliegenden lokalen Hirnareale wiederum eine dichte neuronale Konnektivität aufwiesen. So erfolge die Informationsverarbeitung autistischer Gehirne in einem Bottom-up-Prozess.[12] Die lokalen Hirnareale autistischer Menschen seien autonomer und freier, sie entzögen sich der »holistische[n] Kontrolle«[13]. Dies führe zu einer erweiterten Wahrnehmung mit dem Blick für das Detail.

Tebartz van Elst betont, dass die neuronale Konnektivität zwischen entfernt liegenden Hirnarealen nicht als kategorial – also miteinander verbunden oder nicht miteinander verbunden – verstanden werden darf, sondern vielmehr eine dimensionale Größe darstelle, die eine hohe bis geringe neuronale Verbundenheit umfasse. Sie sei damit ähnlich wie die Körpergröße eine körperliche Eigenschaft. Mit diesem Ansatz aus der Neurobiologie könne auch erklärt werden, »wieso autistische Eigenschaften im graduellen Sinne in allen Abstufungen von durchschnittlich bis hin zu extrem ausgeprägt beobachtbar sind, sowohl im Sinne einer Normvariante als auch einer neuropsychiatrischen Krankheit«[14].

Erweiterte Wahrnehmungsverarbeitung

Die empirischen Forschungsergebnisse der Arbeitsgruppe um den Autismusexperten Laurent Mottron an der Universität Montreal in Kanada weisen in eine ähnliche Richtung. Mottron und sein Arbeitsteam postulieren eine »andere autistische Intelligenz«: Bei gleicher Leistung würden Teilbereiche des autistischen Gehirns im Vergleich zum nicht autistischen Gehirn anders funktionieren, was sich umso deutlicher zeige, wenn die Leistungen überlegen oder unterlegen seien.[15] Daraus hervorgegangen ist das Modell der »Erweiterten Wahrnehmungsverarbeitung nicht sozialer Reize« (Enhanced Perceptual Functioning, EPF).[16] Auch nach diesem ist die autistische Wahrnehmung von Natur aus lokal ausgerichtet und wird nicht in Top-down-Prozessen von einer globalen Wahrnehmung überlagert. Daraus lässt sich aber keineswegs folgern, dass autistische Menschen nicht zu einer ganzheitlichen Wahrnehmung in der Lage seien!

Mottron zeigt vielmehr auf, dass die globale Wahrnehmungsverarbeitung bei autistischen Menschen auf einem typischen Niveau, also dem nicht autistischer Menschen erfolgt. Nur liefe sie nicht wie bei nicht autistischen Menschen zwingend, sondern optional ab.[17] Die autistische Wahrnehmung erfolge getrennt von Sprache und Bedeutung, was zu einer erweiterten Wahrnehmungsfähigkeit auf lokaler Hirnebene führe. In Tests habe sich gezeigt, dass Autist*innen in der Erkennung von Mustern oder der Struktur von Figuren, die in größeren Objekten versteckt seien, nicht autistischen Menschen überlegen seien, ebenso in der Rekonstruktion von Objekten wie geometrischen Figuren lediglich anhand der vorliegenden Einzelteile und dem Vorbild.

In dieser lokal ausgerichteten Wahrnehmung sehen die Forscher*innen um Mottron nicht länger ein Defizit, sondern eine

Stärke, gar Überlegenheit, die darin bestehe, dass autistische Menschen sich beider Wahrnehmungsverarbeitungs-Modi (lokal und global) unabhängig voneinander bedienen könnten. Ihre Wahrnehmungsverarbeitung sei eben nicht an Sprache, Erinnerung, gelenkte Aufmerksamkeit, kognitive Erwartungen oder Intelligenz gekoppelt und ermögliche somit ein logisch analytisches, unvoreingenommenes und von Vorurteilen befreites Denken. Die bislang vorherrschende Erklärung, dass die überlegene Detailwahrnehmung daraus resultiere, dass sie das Defizit der globalen Wahrnehmung ausgleiche, sei falsch und diene nur weiterhin dem Ansatz, wonach Autismus eine Krankheit bleibe, die nur Nachteile mit sich bringe. Überspitzt formulieren die Forscher*innen aus Montreal, dass dieser Erklärungsansatz einzig den Zweck verfolge, zu verhindern, dass die Überlegenheit der autistischen Wahrnehmung am Thron des neurotypischen Homo sapiens rüttele.[18] Denn wenn autistische Menschen eine autonome Wahrnehmungsverarbeitung hätten, die besser und präziser sei, weil sie sich – wenn nötig – von der Sprache, den Erwartungen und anderen Voreingenommenheiten, die die Wahrnehmung deformieren, entkoppeln könne, dann müsste die neurotypische Menschheit ihren Thron teilen.[19]

Dieser anderen Wahrnehmungsverarbeitung liege eine »funktionale Neuverteilung«[20] des autistischen Gehirns in mehreren Bereichen zugrunde, so in den frontalen und temporalen Hirnregionen, der linken und rechten Gehirnhälfte oder den höheren (globalen) und niedrigeren (lokalen) Hirnarealen. Dabei gehe es um eine andere, atypische neuronale Vernetzung (Konnektivität). Im nicht autistischen Gehirn dominiere aufgrund seiner typischen Lateralisierung – womit die funktionale Asymmetrie in der Aufteilung von Aufgaben und Spezialisierung in den beiden Gehirnhälften gemeint ist, die dazu führt, dass Funktionen und Prozesse ungleichmäßig in den Gehirnhälften bearbeitet werden – die sprachbezogene Wahrnehmung. Dies scheint im autistischen Gehirn anders zu sein. Hier dominiere vielmehr das wahrnehmungsbezogene Denken das sprachbezogene Denken und führe somit zu einem eher nicht sprachlichen Begreifen der Welt. Mottron verweist auf Studien, die mithilfe bildgebender Verfahren nachweisen konnten, dass die für die visuelle Reizverarbeitung zuständigen Hirnareale bei autistischen Menschen – selbst bei Aufgaben, für die es logischer Denkprozesse bedarf – eine gesteigerte Aktivität zeigten.[21] Sie erinnern sich an das von Grandin, Seng und auch mir beschriebene Bilderdenken? Hier ist eine mögliche Erklärung dafür.

Zusammengefasst kommen Mottron und seine Arbeitsgruppe zu dem Ergebnis, dass das autistische Gehirn anders organisiert ist.[22] Dadurch ist es in einigen Bereichen, wie beispielsweise der Wahrnehmung von Details, leistungsstärker als das »typische« nicht autistische Gehirn. Diese Unterschiede sind nicht bei jedem Autisten/jeder Autistin in gleicher Weise ausgeprägt, denn kein Gehirn, ob autistisch oder nicht, gleicht dem anderen.

Autistische Welten

Nach diesem Ausflug in die Forschungs- und Fachliteratur ist uns anhand der dort gewonnenen Ergebnisse und Erkenntnisse klarer, dass die Wahrnehmung und die Denkweise autistischer Menschen fundamental anders funktionieren. Nicht autistische Menschen können sich vielleicht manchmal nicht vorstellen, dass es andere Wahrnehmungen geben könnte als ihre. Umgekehrt fühlen sich autistische Menschen in der nicht autistischen Welt fremd, manchmal sogar wie Aliens.

Das sprachliche Denken nicht autistischer Menschen dominiert in einer Kultur und Gesellschaft, die eins zu sein scheint mit

Sprache, während die nicht sprachliche Denkweise autistischer Menschen gerade erst erkannt wurde und somit noch wenig erforscht ist. Seit Jahrhunderten wird unter Philosoph*innen und Linguist*innen darüber gestritten, wie Sprache und Denken zusammenhängen.[23] Denken ist Sprechen, davon gingen schon Platon und Aristoteles in der Antike aus. Es verwundert nicht, dass Albert Einstein, dem Autismus nachgesagt wird, dagegen feststellte, dass Sprache in seinem Denken keine Rolle spielen würde. Der Psychologe Dietrich Dörner, der an der Universität Bamberg lehrte, beantwortet aus psychologischer Perspektive die Frage nach dem Zusammenhang von Denken und Sprache mit einem Verweis auf Wilhelm von Humboldt, der die Sprache als das Organ begreift, das die Gedanken bildet.[24] Zugleich merkt er an, dass differenziertes Denken und komplizierte Denkprozesse ohne Sprache nicht möglich seien. Aber die seit der Antike postulierte These der absoluten Bedeutung der Sprache für das Denken ist im letzten Jahrhundert relativiert worden, erst dadurch wurde der Weg für das Erkennen des anderen autistischen Denkens frei.

Es ist sehr schwierig, sich in die jeweils andere Wahrnehmung und das andere Denken hineinzuversetzen. Die Gehirne sind nun einmal unterschiedlich strukturiert. Aber ich habe Beispiele für die autistische und nicht autistische Wahrnehmung gefunden, die die Unterschiede gut veranschaulichen. In der Einleitung seiner Dissertation beschreibt Neurowissenschaftler Peter Malinowski anschaulich, wie er das Geschehen auf einer Straße wahrnimmt. Er beobachtete sich selbst dabei und untersuchte seinen Wahrnehmungsprozess:

»Auf der Straße wählen wir beispielsweise eine mittlere Hierarchieebene, nehmen verschiedene Pkws wahr, ohne von ihren Details abgelenkt zu sein, um im nächsten Augenblick von den Speichenrädern

eines Sportwagens fasziniert zu sein oder das Nummernschild des grasgrünen Cabrios zu lesen, um zu ergründen, ob es gerade unser Nachbar war, der bei ›Dunkelorange‹ die Kreuzung überquerte. All dies geschieht praktisch ohne Anstrengung und ohne dass wir die Übersicht darüber verlieren, in welcher Beziehung die Objekte zueinander stehen.«[25]

Ganz anders dagegen die Wahrnehmung des Autisten Tristan Rosenkranz. Er beschreibt das Geschehen auf der Straße so:

»Ich kann nicht aufhören, zu konzentrieren, zu zählen, zu gruppieren, Autokennzeichen, Kleidungsfarben, Gehwegplatten, Gerüche. All diese Klänge, es ist so endlos, viel zu viel Bewegung. Unlogische Bewegungen, ohne Sinn, ich verstehe das nicht. […] Hundeschnauze auf der Straße. Ich krampfe, stolpere an Mamas Bauch und halt mich fest. Der Hund läuft weiter, ein Bus dröhnt heran. Wieder krampfen. Es strengt mich an, ich muss, ich will nicht. Mutters Hand ist feucht, ihr Gesicht ist freundlich, immer freundlich. Wie macht sie das bloß? Warum macht sie das?«[26]

Und wie ist es bei Ihnen? Wie nehmen Sie das Geschehen auf der Straße wahr? Wie eine lokale Wahrnehmung, die zuerst auf Details ausgerichtet ist, erfolgt, können Sie in einem kleinen Experiment herausfinden. Nehmen Sie ein Blatt Papier, rollen Sie es von seiner längeren Seite ausgehend so, dass eine Art Guckrohr entsteht, durch das Sie nun schauen. Nehmen Sie Ihre Umgebung in dieser Art wahr, wird Ihre Aufmerksamkeit auf Details gelenkt, deren Einordnung in den Gesamtzusammenhang nicht intuitiv erfolgt, sondern sehr mühsam nach und nach von Ihnen geleistet werden muss. Vielleicht entdecken Sie dabei auch Dinge, die Sie bislang übersehen haben.

Anderes Denken, anderes Lernen

Wenn die Denkstrukturen von Autist*innen anders sind und sie andere kognitive Strategien verwenden, hat dies natürlich Auswirkungen auf ihr Lernen, das ebenfalls anders verläuft. Mottron verdeutlicht dies mithilfe des Beispiels eines blinden Organisten.[27] Ein blinder Mensch könne selbstredend das Orgelspiel erlernen und gleich gute Fähigkeiten erwerben wie ein Sehender. Die »Eingangstür« zum Lernen sei jedoch eine andere. Er könnte die Partitur über die Brailleschrift lesen oder nach Gehör spielen. Entsprechend müssen die Lern-Eingangstüren für autistische Menschen andere sein. Da jedoch die Erkenntnisse bezüglich des getrennten Denkens sehr jung sind, haben sie bisher noch kaum Eingang in die Didaktik und Bildungsinstitutionen gefunden.

In einem 2017 herausgegebenen Sammelband beschreiben 22 autistische Menschen ihren schulischen und beruflichen Lebensweg.[28] Es sind ungerade, untypische Berufsbiografien, die für Autist*innen wiederum typisch erscheinen. In Interviews geben die Befragten zudem Auskunft über ihre bevorzugte Art, zu lernen, und warum gerade diese Art ihnen entgegenkommt. Eine Auswertung der Texte ergibt, dass – mit einer Ausnahme – alle Befragten angeben, am besten selbstständig und autodidaktisch lernen zu können. Visualisierungen sind dabei eine große Hilfe. Der Grund für die Bevorzugung des eigenständigen Lernens besteht darin, dass sie dadurch in ihrer eigenen Struktur und Logik lernen können.

Der Umstand, dass diese sich von der in der Schule, der Berufsausbildung oder den Universitäten vorgegebenen unterscheiden, macht eine Übersetzung in die eigene Struktur nötig. Das andere autistische Denken tritt also deutlich hervor, ohne dass dies den Befragten bewusst ist. Sie bemerken ihre Schwierigkeiten, »ohne die Gründe dafür benennen zu können«[29]. Auch die Präferenz eines bildlichen Denkstils wird in Aussagen wie »bildliche Eindrücke kann ich gut mit einem visuellen Kontext zu größeren Konstrukten verbinden«[30] deutlich. Die sprachbasierte Außenwelt wird teilweise abgekoppelt: »Ich blieb introvertiert und lebte sehr in Imaginationen, in den farblichen Gedanken zu den Details, die ich so gern betrachtete, die ich spannend fand.«[31]

In ihrer Dissertation aus dem Jahr 2011 bestätigt Sonderpädagogin Britta Demes, dass autistische Schüler*innen überwiegend eigene Lösungsstrategien entwickelten, an ihnen festhielten und Probleme zeigten, sich auf neue, nicht eigene Strategien einzulassen.[32] Sie erkennt jedoch nicht, dass die üblichen Lehr- und Lernmethoden Autist*innen geradezu zwingen, ihre eigenen Denk- und Lernstrategien, deren Logik für Außenstehende oft nicht erkennbar ist und nicht zielführend erscheint, zu verfolgen und auf diese zu beharren, um überhaupt lernen zu können. Das andere Denken wird in der Schule mangels entsprechenden Wissens fehlinterpretiert, und die autistischen Schüler*innen werden genötigt, die gelehrten Denk- und Lernstrategien zu übernehmen, oder sie werden durch Punktabzüge und schlechtere Noten bestraft, wenn sie sich verweigern. Auch Demes, die aus ihren Erhebungen pädagogische Konsequenzen ableitet,[33] geht auf die anderen Lernstrategien nicht mehr ein. Sie zieht wertvolle Schlüsse zur Unterstützung autistischer Schüler*innen, ohne jedoch zu reflektieren, dass die in der Schule vermittelten Lernstrategien für sie die falschen sein könnten. Damit wird das Beharren autistischer Schüler*innen auf ihre eigenen Strategien zu ihrem individuellen Problem.

Vor allem im Bereich der Fremdsprachen lässt sich gut verdeutlichen, welche Probleme der vorherrschende kommunikative Ansatz für autistische Lernende darstellen kann. Der altmodische, frontale und grammatiklastige Unterricht moderner Fremdsprachen, der eher an Lateinunterricht erinnert, ist längst überholt und verpönt.

Tammets Beispiel zeigt jedoch, was Mottron in weiteren Studien belegt: Autistische Menschen können eine Fremdsprache über andere, nicht soziale Wege lernen. Mottron fordert deshalb eine größere Diversität an Lernstrategien und Lernmethoden.[34] Es ist wichtig, dass die Unterrichtskonzepte, egal wie sie heißen mögen, individuelle Lernwege nicht nur zulassen, sondern aktiv ermöglichen. Das ist noch lange keine Selbstverständlichkeit! Doch es gibt mittlerweile viele gute Ansätze, die die Persönlichkeitsentwicklung berücksichtigen und individuelle Denk- und Lernwege nicht nur fördern, sondern fordern.[35]

Insofern kann es keinen festen Katalog an Lernstrategien und Methoden geben – weder für autistische noch für nicht autistische Schüler*innen, auch wenn dies in der schulischen Praxis oft ignoriert wird. So ist unter Berücksichtigung des individuellen Denkstils auszuloten, welche Lernumgebung unterstützend ist.[36]

Und ein weiteres Problem wird sichtbar: Da die »andere autistische Intelligenz« in den klassischen, sprachbasierten Instrumenten zur Messung des Intelligenzquotienten nicht berücksichtigt wird, wird die Intelligenz autistischer Menschen schnell unterschätzt. An die Denkweise autistischer Menschen angepasste Intelligenztests zeigen, dass der Anteil von autistischen Menschen mit einer Intelligenzminderung in etwa der Verteilung in der Gesamtbevölkerung entspricht. Deshalb ist es für Mottron unsinnig, darüber in der Beschreibung des Autismus gesonderte Angaben zu machen.[37] Sprachfreie Tests brächten darüber hinaus die besonderen Stärken autistischer Menschen zum Vorschein.[38] Pädagogikprofessor Theunissen, Begründer des ersten Lehrstuhls für Pädagogik bei Autismus im deutschsprachigen Raum, folgert daraus, dass die Zahl der autistischen Schüler*innen, die zusätzlich eine Lernschwierigkeit attestiert bekämen, zu hoch sei.[39] Es ist davon auszugehen, dass die Lernschwierigkeiten verschwinden, wenn die Lernumgebung dem autistischen Denken angepasst wird – so die Erfahrung einiger Lehrkräfte.

Das Potenzial des assoziativen und logisch-analytischen Denkens autistischer Menschen kann sich also selten entfalten, weil die »Eingangstür« zu der für sie nötigen Lernumgebung in den Bildungsinstitutionen meist verschlossen bleibt. Dabei erfordern die gegenwärtigen Herausforderungen, allen voran die Klimakrise, geradezu ein Denken *outside the box*! Also lassen wir es doch zu, statt es abzutrainieren – was sowieso nie gelingen wird –, in die Norm pressen zu wollen, zu ignorieren oder gar zu entwerten. »Weil wir Dinge anders lernen, können wir Probleme lösen, die andere Leute nicht lösen können« (Ü. d. A.).[40] Wenn wir die verschiedenen Denkweisen gleichberechtigt akzeptieren, sie zusammenbringen und ihre jeweiligen Stärken und Potenziale nutzen, können wir die vielfältigen Probleme – an denen es gegenwärtig wahrlich nicht mangelt – lösen!

Gedanken fotografieren

Das Phänomen, dass in meinem Kopf alles klar ist, ich aber meine Gedanken nicht formulieren kann, taucht öfter auf. Ich denke dann weder sprachlich noch bildlich. Ich kann gar nicht sagen, welches Zeichensystem meinem Denken in diesen Momenten zugrunde liegt, nur, dass für mich alles offensichtlich ist. Ich würde meine innere Welt gerne kommunizieren können, aber ich bleibe sprachlos. Manchmal gelingt es mir mit viel Mühe, die Gedanken doch zu verbalisieren. Aber sie verlieren dabei an Kraft, sie sind in Worte gefasst nicht annähernd so klar und schön wie in meinem Kopf.

Mein bildliches Denken zeigt sich vor allem darin, dass ich meine Gedanken fotografiere. Ja, Sie haben richtig gelesen. Wenn ich mit meinem Handy Fotos mache, dann mache ich das, weil ich mithilfe der Fotos meine Gedanken festhalte, so wie andere Menschen ihre Gedanken aufschreiben. Die Verschriftlichung meiner Gedanken erfolgt erst hinterher. So ist mein erstes Buch entstanden.[41] Es enthält Fotografien, die ich in der Zeit »gedacht« habe, als ich wegen schwerer Depressionen in psychotherapeutischer Behandlung war und begann, mich auf die Suche nach meinem »Etwas« zu begeben. Sie dauerte zwei Jahre, dann erhielt ich die Diagnose Asperger-Syndrom. Diesen Weg zeichne ich in dem Buch nach. Ich nannte es *Eine unerhörte Antwort*, natürlich, denn meine Gedanken waren ja nicht hörbar, sondern bildlich. Für die Publikation habe ich sie in Sprache übersetzt. So schrieb ich zu einem Foto, das die spiralförmige Treppe eines Turms zeigt, aufgenommen vom oberen Ende, sodass der Blick hinab in ein schwarzes Loch gerichtet ist:

»Schwarzes Loch: / Sicherheit, / Rückzug, / allein mit mir / in Frieden. / Ansprüche, Forderungen, Erwartungen / von außen – / abgefangen. / Aber auch / kein Licht, / keine Sonne, / keine Farben. / Die Höhle Platons: / Gefesselt im Schatten der Wirklichkeit, / nur mit Ideen von den Dingen. / Die bunte Welt, sie ist außerhalb. / Anstrengend, / so viele Reize. / Das schwarze Loch / entlastet. / Mein Gehirn, / überfordert von den Reizen, / kann sie nicht verarbeiten. / Das schwarze Loch, / die Höhle Platons – / Fesseln der Erlösung.«[42]

Meine Gedanken waren sprachlos, konnten nur durch das Foto abgebildet werden. Ihre Übersetzung in Worte wird ihnen nicht annähernd gerecht. Fotografien als visuelle Kommunikation geben die »exaktesten Einblicke in die sichtbare Wirklichkeit des anderen«[43].

Jetzt verstehe ich, dass ich in verschiedenen Denk-Modi unterwegs bin. Ich empfinde es nicht länger als ein Versagen, dass ich meine nicht sprachlichen Gedanken nur unzulänglich in Texte fassen kann. Ich bin auch in der Lage, klar und strukturiert in sprachlicher Form zu denken. Aber ich komme dabei an meine Grenzen. Nicht alles lässt sich in Konzepte und Strukturen einpassen. Wenn mir dies nicht gelingt, bin ich wie gelähmt, werde nervös und kann nicht weiterdenken. Insofern ist dieses Buch eine echte Herausforderung für mich. Der sprachliche Modus ist eben nicht die einzige Art meines Denkens. Schade daran ist nur, dass ich meine nicht sprachlichen Gedanken nicht oder nur bedingt teilen kann. Missen möchte ich sie dennoch nicht, ich fühle mich ausgesprochen wohl in ihnen.

6.

Spezialinteressen und Inselbegabungen

»Und was können Sie so?«

Kennen Sie alle Zug- oder Busfahrpläne Ihres Regionalnetzes? Also auswendig, ohne im Internet oder einer App nachschauen zu müssen? Oder können Sie die Silhouette einer Stadt exakt nachzeichnen, nach nur einem Flug im Hubschrauber über die Stadt? Ohne Fotos gemacht oder Skizzen angefertigt zu haben? Ach, können Sie vielleicht eine x-beliebige Seite aus einem Lexikon auswendig herunterrattern?

Wenn Sie keine dieser Fragen mit »Ja« beantworten können, sind Sie nicht autistisch. Weiß doch jedes Kind, dass alle Autist*innen über eine besonders ungewöhnliche Fähigkeit verfügen. Schwups – wieder in die Klischee-Falle getappt. Womit wir beim Thema dieses Kapitels wären: die sogenannten Spezialinteressen und Inselbegabungen autistischer Menschen. Was hat es damit auf sich?

Das Diagnosekriterium wird im DSM-5 folgendermaßen definiert:

»Hochgradig begrenzte, fixierte Interessen, die in ihrer Intensität oder ihrem Inhalt abnorm sind (z. B. starke Bindung an oder Beschäftigen mit ungewöhnlichen Objekten, extrem umschriebene oder perseverierende Interessen).«[1]

Das klingt durch den Gebrauch abwertender Adjektive ziemlich negativ. In der Literatur und von Autist*innen selbst wird der Begriff Spezialinteressen benutzt, der neutraler und damit treffender ist.

Für Autist*innen ist die Beschäftigung mit ihren Spezialinteressen so wichtig wie Essen und Trinken, Schlafen oder die Luft zum Atmen. Sie hat eine funktionale Bedeutung, die die Hobbys für nicht autistische Menschen in der Form eher selten haben, und sie erscheint so – ganz – anders, als »man« es kennt. Spezialinteressen zeichnet u. a. aus, dass sie ungewöhnlich intensiv in Bezug auf die zeitliche als auch inhaltliche Beschäftigung betrieben werden und ihre Themen oder Inhalte außergewöhnlich sein können. Dabei werden ein hohes Fach- oder Expertenwissen sowie viele Kompetenzen erworben. Die Intensität der Beschäftigung ist bei jedem autistischen Menschen unterschiedlich, sie kann sich auch verändern. Genauso können die Themen im Laufe eines Lebens variieren.[2]

Nicht alle autistischen Menschen haben in der beschriebenen Form Spezialinteressen, wenngleich es mehrheitlich der Fall ist. Der Psychologe Tony Attwood geht bei Autist*innen mit Asperger-Syndrom von 85 bis 95 Prozent aus,[3] Laurent Mottron beziffert den Anteil der Beschäftigung mit Spezialinteressen unter Menschen im Autismus-Spektrum insgesamt mit etwa 60 Prozent.[4]

Von den Spezialinteressen zu unterscheiden sind die Inselbegabungen sogenannter Savants, die sich in herausragenden Sonderbegabungen und Fähigkeiten in einem bestimmten Bereich zeigen und die bestaunt und bewundert werden, weil sie nahezu unmöglich scheinen. Dazu gehören die am Anfang des Kapitels beschriebenen Fähigkeiten wie das originalgetreue Nachzeichnen einer Szenerie oder eines Gegenstandes nach nur einmaligem Sehen, das auf ein fotografisches Gedächtnis zurückzuführen ist. Damit sind Menschen in der Lage, sagen zu können, auf welcher Seite eines Buches an welcher Stelle was steht. Menschen mit Inselbegabungen sind selten. Etwa 50 Prozent aller Savants sind autistisch, aber nur wenige

Autist*innen – geschätzt werden zehn Prozent – sind Savants.[5] Inselbegabungen sind also mitnichten ein typisches Merkmal autistischer Menschen, auch wenn uns das Filme und Serien wie *Rain Man, The Good Doctor, Ella Schön* oder *Lost in Fuseta* suggerieren mögen. Die herausragenden Fähigkeiten ihrer Protagonist*innen sind der Dramaturgie geschuldet, nicht der Realität.

»Im Leben ankommen und Teil der Welt sein«

Meine große Leidenschaft ist bis heute das Sammeln und Zusammentragen von Antworten auf die philosophischen Fragen des Lebens. Fragen nach dem Selbst, dem anderen und unserem Zusammenleben, nach dem guten Handeln, nach Recht, Staat und Wirtschaft, nach Natur, Kultur und Technik, nach Wahrheit, Wirklichkeit, nach Ursprung, Zukunft und Sinn – kurz: nach dem, was unsere Welt im Innersten zusammenhält. Die Antworten suche ich überall. Mein assoziatives Denken »überschüttet« mich manchmal mit Impulsen und Anregungen, und ich muss dann die Schleifen durchbrechen, um meinem Gehirn ein bisschen Ruhe zu verschaffen. Es fühlt sich teilweise so an, als würde das Innere meines Kopfes explodieren, ich kann dann die Gedanken nicht mehr fassen und würde am liebsten tausend Dinge auf einmal machen können.

Seitdem ich lesen kann, bin ich eine exzessive Leserin. Ich lese Sach- und Fachbücher genauso gerne wie Belletristik, Graphic Novels oder Poesie. In den Büchern fand und finde ich Vorbilder und Muster, um mich in der für mich fremden Welt zurechtfinden zu können. Während alle um mich herum scheinbar mühelos und intuitiv wussten bzw. wissen, wie man sich verhält, was man sagt, wie man reagiert, hatte ich keine Ahnung, wie ich die sozialen Herausforderungen bewältigen sollte, und habe damit noch heute Schwierigkeiten – Autismus wächst sich halt nicht aus. Die Bücher erklären mir die Welt, sie sind meine Sparringspartner.

Ich schaffte es, mein ganzes Studium mit der intensiven Auseinandersetzung mit Frauen in der Geschichte und der französischen Literatur zu gestalten – heute wäre das im leider sehr verschulten Studium nicht mehr möglich. Mein großes Vorbild wurde Isabelle de Charrière, eine Schriftstellerin des 18. Jahrhunderts, die die Gesellschaft der Aufklärung, die Französische Revolution, vor allem aber die Rolle der Frau kritisch reflektierte. Ich war zutiefst beeindruckt. Ich lernte von ihr, selbstständig zu denken, und folgte ihrer Aufforderung, meinen Verstand zu benutzen. Damit reihte sie sich in die aufklärerische Tradition ein, doch aus dem Mund einer Frau waren ihre Worte revolutionär. Mich von den Denkmustern, mit denen ich aufgewachsen war, zu lösen, war nicht weniger revolutionär. Das Denken dieser Autorin beeinflusste mich sehr, Isabelle de Charrière wurde meine Mentorin. Die Beschäftigung mit den Frauen aus den verschiedenen Epochen und ihren Lebensläufen spiegelte meine Suche nach Identifikation und meiner eigenen Identität.

Meine Interessen und die vielen Fragen entspringen meiner Sozialisation, meinem Streben, mich und die anderen verstehen zu wollen, die Menschen und ihre Verhaltensweisen, den Sinn und das System dahinter zu entschlüsseln, um den gesellschaftlichen Code selbst verwenden zu können. Ich wollte im Leben ankommen und Teil der Welt sein. Ich hatte mich ja zeitlebens anders und fremd, nicht dazugehörig gefühlt. Meine Fragen und die Suche nach Antworten waren und sind also von grundlegender, ja existenzieller Natur. Mit der Autismusdiagnose erhielt ich erstmals eine Antwort, die mir wirklich half. Ich stürzte mich auf alles, was es über Autismus zu lesen gibt. Endlich ein Ansatz! So vieles klärte sich, wurde auf einmal verständlich.

Aber es ergaben sich weitere Fragen, denn so viel ich auch las, ich bekam das Thema Autismus lange Zeit nicht gefasst, konnte es nicht konkret werden lassen. Dieses Buch ist mein Bemühen, die Frage danach, was Autismus ist und wie sich autistisches Sein in diese Welt fügt, zu beantworten. Aus der Abgrenzung von autistisch und nicht autistisch wurde das Bemühen, autistisch und nicht autistisch zusammenzuführen.

Spezialinteresse oder gewöhnliches Hobby?

Neben der besonders intensiven zeitlichen wie inhaltlichen Beschäftigung mit den Interessen unterscheidet ein weiterer, bedeutsamer Aspekt, der zugleich auf ihren funktionalen Charakter verweist, Spezialinteressen von gewöhnlichen Hobbys. Eine Studie der Autismus-Forschungs-Kooperation[6] untersucht die Zusammenhänge zwischen einem Flow-Zustand und Spezialinteressen von Autist*innen. In einem Flow befindet man sich, wenn es sozusagen wie von selbst läuft, wenn man bei einer Beschäftigung die Zeit vergisst, keinen Hunger und Durst empfindet und ganz in die Tätigkeiten »versinkt«. Dieses Gefühl ist ein sehr positives, berauschendes. Der Mensch kann sich in einem Flow stundenlang ohne Pause konzentrieren und auf die Sache fokussieren. Ergebnis der Studie ist, dass das Flow-Erleben autistischer Menschen intensiver ist als das nicht autistischer Menschen. Sie fühlen sich zufriedener nach einem Flow-Erleben und weniger erschöpft, gleichzeitig ist ihre Angst größer, keinen Flow mehr zu erleben. Das verweist auf die Bedeutung der Spezialinteressen im Leben autistischer Menschen, die sich auch darin zeigt, dass sie Freund*innen, die Familie und andere wichtige Dinge zugunsten des Flow-Erlebens vernachlässigen. In ihrer Umgebung wird ihr Flow daher negativ beurteilt, während er bei nicht autistischen Menschen von ihrer Umwelt als eher positiv wahrgenommen wird.

Die Bedeutsamkeit von Spezialinteressen besteht vor allem darin, dass die Beschäftigung mit ihnen selbst- und nicht fremdbestimmt ist. Dies betrifft sowohl die Themen als auch die Art der Auseinandersetzung mit ihnen. Im vorherigen Kapitel habe ich beschrieben, wie in Bildungsinstitutionen und in der Arbeitswelt Autist*innen gezwungen werden, die kognitiven Strategien der nicht autistischen Welt zu übernehmen, obwohl sie nicht der neuronalen Struktur ihres Gehirns entsprechen und dadurch verhindern, dass die betreffenden Personen ihr Potenzial voll entfalten können. Zudem erfahren autistische Menschen endlich einmal, dass sie etwas können, dass sie in einem Bereich richtig gut sind oder sogar besser, wo ihnen in ihrem Alltag doch überwiegend gespiegelt wird, dass sie etwas nicht können. Sie können dem Chaos, das sie in ihrer nicht autistischen Umwelt permanent erleben, entfliehen. Sie haben die Kontrolle, sie bestimmen, wie vielen Reizen sie sich aussetzen möchten. Es gibt keinen Druck von außen.

Und vor allem: Die schwierigen sozialen Kontakte und Interaktionen entfallen! Damit verschwindet die Unvorhersehbarkeit, die Menschen in ihrem Verhalten nun einmal bedeuten. Gegenstände, Objekte sind berechenbar. Das beruhigt ungemein! Hier erleben Autist*innen ein Gefühl von Sicherheit, das sie so im »normalen« Leben nicht kennen. Stress und Überforderung fallen ab, stattdessen können sie entspannen und Energie tanken. Na ja, und manchmal sind die Spezialinteressen auch eine gute Möglichkeit, mit anderen überhaupt ins Gespräch zu kommen. Sie bilden dann sozusagen eine Brücke von der autistischen in die nicht autistische Welt. Insgesamt ergeben sich in der Beschäftigung mit Spezialinteressen vor allem positive Gefühle: Glücklichsein, Stolz, Begeisterung und Leidenschaft.

Spezialinteressen zum Beruf machen?

Zu dem Bereich der Spezialinteressen und ihrer Bedeutung im autistischen Sein wird bislang noch wenig geforscht, die vorhandenen Arbeiten beziehen sich hauptsächlich auf Kinder und Jugendliche.[7] Eine erste Studie zu den Spezialinteressen erwachsener hochfunktionaler Autist*innen stammt von den Psychologinnen Isabel Dziobek und Jennifer Kirchner[8], Letztere beschäftigt sich auch in ihrer Dissertation[9] mit diesem Teilbereich von Autismus. Die Ergebnisse ihrer Online-Befragung lassen sich aufgrund der geringen Anzahl der Teilnehmenden nicht generalisieren, geben aber dennoch erste wichtige Aufschlüsse. Dziobek und Kirchner geht es darum, zu untersuchen, inwieweit die Spezialinteressen und die daraus abgeleiteten Fähigkeiten und Stärken autistischer Menschen beruflich nutzbar gemacht werden können, denn ca. ein Drittel der hochfunktionalen Autist*innen sind trotz hoher Qualifizierung arbeitslos,[10] womit sie über dem Durchschnitt der Arbeitslosenquote insgesamt liegen. Neben den gesundheitlichen Folgen – Arbeitslosigkeit ist ein Risikofaktor für psychische Erkrankungen, v. a. Depressionen – sind auch die Kosten bedeutsam, die dadurch entstehen, dass hoch qualifizierte Menschen nicht in die Arbeitswelt eingegliedert werden. Dieser Aspekt gewinnt durch den großen Fachkräftemangel aufseiten der Arbeitgeber*innen weitere Bedeutung. Durch Anpassung der Arbeitsbedingungen könnte es zu für beide Seiten wertvollen Matchings kommen, zu einer klassischen Win-win-Situation.

Die Studie von Kirchner und Dziobek ergibt, dass die Herangehensweise an die Spezialinteressen darin besteht, das Thema zu systematisieren, sich möglichst viel Wissen anzueignen oder sich in kreativer Art mit der Thematik auseinanderzusetzen. Entgegen des landläufigen Klischees, dass Autist*innen ausschließlich IT-Nerds sein könnten, stammen die Interessen zu gleichen Teilen aus den Bereichen Naturwissenschaften/Mathematik/Technik (z. B. Biologie, Physik, Informatik), Geistes- und Sozialwissenschaften (z. B. Geschichte, Philosophie, Politik, Psychologie, Soziologie) sowie aus kreativen Feldern (z. B. Architektur, Fotografie, Musik, Kunst). Die Sonderpädagogin und Schulleiterin Britta Demes stellt in ihrer empirischen Untersuchung zur schulischen Situation autistischer Schüler*innen mit Asperger-Syndrom ebenfalls eine Verteilung der Spezialinteressen auf alle Bereiche fest, allerdings mit einer deutlichen Tendenz zur Naturwissenschaft,[11] was unter Umständen daran liegen könnte, dass nur eine sehr geringe Anzahl von Schülerinnen an der Befragung teilnahm.

Die Studie von Dziobek und Kirchner zeigt auch, dass das Interesse autistischer Menschen oft Objekten, Maschinen, Tieren oder Konzepten gilt, was ebenfalls eher einem systematisierenden Zugang entspricht, und dass sie sich im Schnitt 26 Stunden in der Woche mit ihren Spezialinteressen beschäftigen, unabhängig davon, ob sie berufstätig sind oder nicht.

Das Matching von Interessen und Beruf gelingt bei autistischen Menschen noch zu selten. Dies gilt es auch über die bereits genannten Gründe hinaus zu verbessern, denn in der Beschäftigung mit den Spezialinteressen zeigen Autist*innen Kompetenzen und Fähigkeiten, die für die Arbeitswelt von großer Bedeutung sind und verlangt werden, so z. B. hohe Ausdauer, lange anhaltende Konzentration, Motivation, Sorgfalt, Durchhaltevermögen, Präzision, Detailgenauigkeit, Verantwortungsbewusstsein.[12] Welche*r Arbeitgeber*in wünschte sich nicht Mitarbeiter*innen mit diesen Stärken?

Wie ein gelungenes Matching zugleich zu einem gelasseneren Familienleben beitragen kann, zeigt das Beispiel von Mathias.[13] Mathias ist frühkindlicher Autist und seine ganze Leidenschaft gilt dem Thema Kaffee. Nach dem Abitur, das er dank einer Schulbegleitung und einem angepassten Nachteilsausgleich erwerben konnte, wollten die Behörden, dass er in eine betreute Wohneinrichtung geht und in einer Werkstatt für Menschen mit Behinderung arbeitet. Seine Familie überlegte, wie sich sein Spezialinteresse mit einer beruflichen Perspektive verknüpfen ließe, und so kamen sie auf die Idee, einen alten Postbus zu einem Coffee-Truck umzubauen. Seitdem unterstützt die Familie Mathias und ist zusammen mit ihm und seinem Kaffee-Mobil rund um Heidelberg unterwegs.[14] Es geht ihnen nicht um »Profitmaximierung, sondern um die Schaffung von Lebensinhalten und um Kommunikation«.[15] Es ist neben seiner Leidenschaft für Kaffee die Kommunikation mit den Menschen, die Mathias am Herzen liegt, weil er so über Autismus aufklären kann. Vielleicht auch gerade deshalb, weil er selbst nur eingeschränkt kommunizieren kann.

Natürlich sind solche Projekte nicht immer in den Familien zu leisten. Umso wichtiger ist es, dass die zuständigen Ämter und die Arbeitswelt selbst Projekte ins Leben rufen, um autistischen Menschen zu mehr Lebensqualität zu verhelfen und um ihr großes Potenzial zu nutzen. Die von Hajo Seng entwickelten Workshops »Autistische Fähigkeiten« sind ein solches Projekt, in dem die Kompetenzen und Stärken autistischer Menschen herausgearbeitet werden, indem analysiert wird, wie sie sich mit ihren Spezialinteressen beschäftigen. Oftmals sind sich Autist*innen ihrer Stärken gar nicht bewusst, weil der defizitäre Blick auf Autismus diese überdeckt. Ebenso leiten die Psychotherapeutinnen Isabel Dziobek und Sandra Stoll in ihrem Manual zu dem Erstellen eines Berufsprofils mit individuellen Stärken, Schwächen und Bedürfnissen an.[16] An Ideen und Konzepten mangelt es nicht, sie müssen »nur« ins Bewusstsein der zuständigen Ämter gelangen, umgesetzt und weiterentwickelt werden.

Was tun, wenn Spezialinteressen zu Vernachlässigungen führen?

Auf Außenstehende mag die intensive Beschäftigung mit den Spezialinteressen von Autist*innen wie ein Zwang wirken und Freund*innen sowie Familienangehörige verletzen, wenn sie dadurch vernachlässigt werden, weil beispielsweise Treffen oder gemeinsame Aktivitäten abgesagt werden. Schwierig wird es auch, wenn Aufgaben des Haushalts deswegen liegen bleiben. Die Nahestehenden brauchen viel Geduld und Verständnis – beides ist nicht immer leicht aufzubringen. Wer fühlt sich schon gerne zurückgesetzt? Und für Eltern ist der Umgang mit den Spezialinteressen ihres autistischen Kindes ein echtes Problem, wenn Termine oder Verabredungen anstehen, ihr Kind sich aber nicht »loseisen« kann. Meltdowns, die wie Wutanfälle wirken, können die Folge sein und sind für alle Beteiligten eine Herausforderung.

Herausfordernd ist es zudem, wenn Autist*innen ununterbrochen über ihre Spezialinteressen sprechen und manchmal kein anderes Thema zu kennen scheinen. Das ist anstrengend! Mitunter entsteht das Gefühl, dass der autistische Mensch sich nicht für sein Gegenüber interessiert oder ihm dessen Gefühle und Gedanken egal sind.

Je nach Thema der Spezialinteressen können die Monologe darüber auch Befremden, Ekel oder Angst auslösen. Und manch eine*r fragt sich, warum man sich nicht ganz »normal« mit dem autistischen Menschen unterhalten kann. In der Schule oder auch in der Arbeitswelt geraten Autist*innen dadurch schnell in die Außenseiterposition und werden gemieden oder gemobbt.

Soziale Isolation kann also Folge der intensiven Beschäftigung mit den Spezialinteressen sein. Problematisch wird es zudem, wenn ein Großteil des zur Verfügung stehenden Geldes in die Spezialinteressen fließt, sodass notwendige Ausgaben nicht mehr getätigt werden können und/oder sich Schulden häufen.

Da die Spezialinteressen eine wichtige Bedeutung haben und sehr viel zur Lebensqualität autistischer Menschen beitragen, ist es wichtig, einen gemeinsamen Umgang damit zu finden. So können feste Zeiten vereinbart werden, die für die ungestörte Beschäftigung mit den Spezialinteressen reserviert sind. Genauso können Zeiten für den Austausch darüber festgelegt werden. Wie bereits beschrieben, können die jeweiligen Themen genutzt werden, um miteinander ins Gespräch zu kommen, um einen Zugang zum autistischen Menschen zu finden. Dies ist sowohl im privaten wie im beruflichen Bereich als auch in der Gesundheitsversorgung ein nicht zu vernachlässigender Aspekt. Es ist auf jeden Fall sehr hilfreich, die Spezialinteressen als Motivation zu nutzen, vor allem auch in der Schule. Wenn möglich, sollten Lehrer*innen die Aufgaben mit den bekannten Vorlieben verknüpfen. Manches, was vorher unmöglich schien, ist dann »auf einmal« doch möglich.

7. Motorische (Un)Geschicklichkeiten

Volleyballerin des Jahres – als Autistin???

Sportstunde, Volleyball: Sie wird wieder als Letzte in eine Mannschaft gewählt. Ihre Mitspieler*innen stöhnen auf. Das Spiel beginnt, sie hat Aufschlag. Sie gibt ihr Bestes, wirft mit der linken Hand den Ball etwas in die Höhe und trifft ihn mit der rechten Hand … nicht. Genervte Blicke der Mitspieler*innen. Hilfe, der Ball kommt auf sie zugeflogen. Sie will ihn annehmen, auch wenn es höllisch wehtut. Sie legt ihre Hände übereinander und streckt ihre Arme aus in Richtung des Balles. Sie erwischt ihn nicht. Sie hat keine Ahnung, warum das nicht klappt. Es wird lauter, sie spürt den Unmut und möchte am liebsten davonrennen. Der Ball ist nun einmal nicht ihr Freund! Überhaupt: Warum soll sie Volleyball spielen? Wer braucht das schon? Und im nächsten Halbjahr steht Badminton auf dem Lehrplan. Das ist nicht besser. Sie kann noch so viel üben, sie trifft den Ball einfach nicht.

In dieser Beschreibung finden sich bestimmt viele Autist*innen wieder. Bei mir verhält es sich anders, doch damit scheine ich eher eine Ausnahme zu sein. 1990 wurde ich zur Volleyballerin des Jahres gewählt. Gut, das war nur in einem kleinen Hobbyverein, aber immerhin. Ich liebe alle Arten von Ballspielen, sobald ich einen Ball in der Hand habe, fange ich an zu spielen. Blöd ist nur, dass – mit Ausnahme von Golf vielleicht – weitere Mitspieler*innen benötigt werden. Nicht, weil ich das Spiel gegeneinander nicht lieben würde, sondern weil mir meine Schwierigkeiten in der sozialen Interaktion und Kommunikation das Spielen in Gemeinschaft sehr schwer machen. Ich habe in meiner Badminton-Gruppe fast sechs Jahre gebraucht, um halbwegs entspannt sein zu können.

Ich scheine zu den wenigen Autist*innen zu gehören, auf die das Merkmal »nennenswerte motorische Beeinträchtigungen oder Auffälligkeiten« nicht zutrifft. Der einzige Bereich, in dem meine Motorik »streikt«, ist die Handarbeit. Sticken, Stricken, Häkeln oder Nähen sind mir ein Graus. Belastet hat mich das nur in der Schulzeit – ich hatte noch Handarbeitsunterricht! Weil meine ältere Schwester in dem Bereich sehr gut war, musste ich mir immer anhören: »Aber deine Schwester kann das doch so gut! Was ist denn mit dir los?« Horror! Aber die Zeiten sind Gott sei Dank längst vorbei.

»Streng dich doch mal mehr an! So schwer ist das doch nicht!«

Die Aussage meiner Handarbeitslehrerin unterstellte mir mangelnden Willen und Fleiß. Mein Wille war durchaus vorhanden, der Fleiß schon eher weniger. Wie schlimm muss es sich dann erst für autistische Kinder und Jugendliche anfühlen, die im Sportunterricht aufgrund ihrer motorischen Beeinträchtigungen auffallen. Immer der Loser zu sein, immer ausgelacht zu werden und gar nicht mal so selten von der Lehrkraft vorgeführt zu werden, muss traumatisierend sein. Wie oft habe ich erlebt, dass gerade Sportkolleg*innen sich im Lehrerzimmer über tollpatschige, steife und unbewegliche Schüler*innen amüsiert und sie nachgemacht haben! Ihnen wurde grundsätzlich unterstellt, dass sie sich einfach zu wenig bewegen würden. Sie müssten mehr nach draußen und mehr üben.

Diejenigen, die in einem Sportverein und/oder sportlich begabt waren und glänzen konnten, wurden gelobt und erhielten die guten Noten. Die anderen wurden beschämt. Wie sehr Kinder darunter leiden können, habe ich spüren können. Der Sportunterricht wurde für sie zur Hölle, denn es wurden nicht die klein(st)en Fortschritte und das Bemühen gesehen, sondern nur das Nichtkönnen. Oftmals wurde auch die Autismusdiagnose in Zweifel gezogen, zumindest, dass sie für die motorischen Beeinträchtigungen verantwortlich sei. Sie würde nur als Ausrede bezeichnet.

In vielen Grundschulen gibt es Fahrradprüfungen, bei denen die Schüler*innen auf ihrem Fahrrad zeigen müssen, dass sie über die Grundfertigkeiten verfügen, um am Straßenverkehr teilnehmen zu können. Was machen nun autistische Kinder, die große Schwierigkeiten haben, Fahrradfahren zu lernen? Es kann sehr demütigend sein, vor allem wenn das Verständnis fehlt.

Gerade Menschen, die nicht in ihrer Motorik eingeschränkt sind und jede Form von Bewegung lieben, fällt es sehr schwer, sich vorzustellen, dass ein anderer nicht über die gleichen Begabungen verfügen könnte. Roschinski und Roschinski stellen auf ihrer Webseite www.asperger-wahrnehmung.de in der Rubrik »Sensorik« Übungen vor, die einen Eindruck von den Schwierigkeiten, die eine eingeschränkte Motorik mit sich bringt, vermitteln.

Der auffällige Gang, die Tollpatschigkeit, das ständige Sich-irgendwo-Stoßen, die Tür nicht aufschließen können, den Kaffeebereiter kaputt machen, wenn das Filtersieb mit zu viel Kraft nach unten gedrückt wird, den Mixer nicht ausstellen, wenn er aus dem Teig genommen wird, sodass sich Teigspritzer in der ganzen Küche verteilen, nur Schuhe mit Klettverschlüssen tragen, weil die Schleife nicht gebunden werden kann, das Wasserglas zum wiederholten Male umstoßen – all diesen kleinen oder größeren Ungeschicklichkeiten kann mit Nachsicht begegnet werden, sodass man gemeinsam über sie lachen kann, oder sie werden einem immer wieder vorgeworfen, weil mangelnder Wille dahinter vermutet wird und das Verständnis fehlt: »Jetzt haben wir das schon so oft geübt, warum kannst du das denn immer noch nicht???« Aber der autistische Mensch kann es nicht lernen. Es wäre also besser, nach Lösungen zu suchen, statt sich jedes Mals aufs Neue über die motorischen Ungeschicklichkeiten aufzuregen.

Motorische Ungeschicklichkeit

Die motorischen Auffälligkeiten sind nicht Teil der klinischen Diagnostik, trotzdem fallen sie einem vielleicht am ehesten ein, wenn man an Autismus denkt. In der unsäglichen #autismchallenge auf TikTok wurden sie in sehr verletzender Weise verhöhnt. Viele Autist*innen erleben sie als Behinderung, vielleicht gerade weil die Erfahrungen in der Schule ebenso erniedrigend wie prägend waren.

Das Selbstvertretungsnetzwerk ASAN kritisiert, dass die motorischen Auffälligkeiten nicht ausreichend in den Kriterienkatalog der neuen Auflage des DSM-5 aufgenommen worden sind,[1] wo sie lediglich als stereotype Verhaltensweisen anklingen. Dabei werden sie bereits in den ersten Beschreibungen der Kinder- und Jugendpsychiaterin Grunja Evimovna Sucharewa und später auch von Kanner und Asperger als autistisches Kennzeichen hervorgehoben.[2]

Obwohl die motorischen Besonderheiten keine Seltenheit sind und viele Autist*innen in irgendeiner Form von ihnen berichten können, betreffen sie dennoch nicht alle autistischen Menschen. Auch treten sie nicht nur bei Autismus auf, sondern genauso bei anderen Erkrankungen bzw. Störungen wie beispielsweise Aktivitäts- und Aufmerksamkeitsstörungen.[3] Tony Attwood vermutet, dass nahezu alle Kinder mit dem Asperger-Syndrom irgendeine Form von Bewegungsstörungen aufweisen und dass mindestens 60 Prozent von ihnen größere motorische Probleme haben.[4]

Betroffen sind sowohl die Grob- als auch die Feinmotorik. Zu den Auffälligkeiten[5] gehören vor allem ein unbeholfener, steifer Gang, eigenartiges Rennen, eine steife oder plumpe Körperhaltung, Unbeweglichkeit sowie eine schwach ausgeprägte Mimik und Gestik. Darüber hinaus zählen Schwierigkeiten mit dem Gleichgewicht, beim Hüpfen, Klettern, Schwimmen oder Essen mit dem Besteck dazu. Und nicht selten stehen für die motorischen Beeinträchtigungen als Bild des Horrors schlechthin die Ballspiele, weil der Ball nicht gefangen, geworfen oder geschossen werden kann und so zum Gegner wird. Diese Schwierigkeiten sind Ausdruck von Bewegungs- und Koordinationsproblemen.

Ist die Feinmotorik betroffen, bereitet oftmals das Schreiben mit dem Tintenfüller oder überhaupt mit der Hand Probleme, sodass nur sehr langsam und meist unleserlich geschrieben werden kann. Auch der Gebrauch einer Schere kann eine unüberwindbare Herausforderung darstellen. Andererseits beobachtete Kanner bei autistischen Kindern aber auch in bestimmten Bereichen besonderes Geschick, vor allem in der Feinmotorik.[6]

Für die motorischen Auffälligkeiten werden eine veränderte Kommunikation der Neuronen sowie ein anderes Zusammenspiel der motorischen Systeme im Gehirn vermutet.[7] Da sich gezeigt habe, dass ein Zusammenhang zwischen motorischen Beeinträchtigungen und lebenspraktischen Fertigkeiten sowie einer größeren Ausprägung von Autismus im weiteren Leben bestehe, fordern Isabel Dziobek und Svenja Köhne weitere Studien zu den motorischen Besonderheiten autistischer Menschen, auch wenn sie sehr unterschiedlich sind und nicht alle gleichermaßen betreffen.

Eine weitere Besonderheit kann in der Wahrnehmung des eigenen Körpers bestehen. Wenn der Körper oder einzelne Körperteile nicht wahrgenommen werden oder als etwas, was nicht zu der eigenen Person gehört, spricht man von Depersonalisation,[8] die natürlich erhebliche körperliche Beeinträchtigungen nach sich zieht. Die körperliche Entfremdung scheint eine häufigere Erfahrung von Autist*innen zu sein. Das fehlende Körpergefühl könnte somit auch für viele motorische Auffälligkeiten verantwortlich sein. Die Ursachen für die Depersonalisation sind nicht eindeutig, vermutet werden eine Schädigung des Kleinhirns oder in der Verbindung der Hirnareale, die für motorische, unwillentliche und willentliche Prozesse verantwortlich sind.

8.

Die drei R: Regeln, Rituale und Routinen

Monotonie? Wie angenehm und beruhigend!

Meine Tage und Wochen sind gut durchstrukturiert und wiederholen sich im Idealfall. Werden meine Routinen gestört, kann es sein, dass ich nicht mehr weiterweiß und handlungsunfähig werde. Der Mittwochmorgen beispielsweise ist in regelmäßigem Abstand für die Entspannungstherapie reserviert. Einmal musste der Termin kurzfristig wegen Krankheit abgesagt werden. Das war noch nie zuvor passiert. Eine eigentlich ganz normale Sache, schließlich kann jeder krank werden, und Krankheiten kündigen sich für gewöhnlich nicht an. Nachdem ich die Nachricht erhalten hatte, saß ich auf meinem Stuhl und konnte mich weder bewegen noch nachdenken. Der Mittwoch ist fest strukturiert, was sollte ich denn jetzt machen? Die Absage hatte alles durcheinandergewürfelt, das ging doch nicht!

Es gibt für solche Situationen kein Set-up. Ich wartete den restlichen Tag darauf, dass es Abend wurde, ich zu Bett gehen konnte, um den Donnerstag neu – und wie gewohnt! – beginnen zu können. Sozusagen ein Restart. Ich war also nicht in der Lage gewesen, mit dem plötzlichen Ausfall der Entspannungsstunde umzugehen, ich hätte ja z. B. spazieren gehen können oder etwas erledigen, was schon lange hätte gemacht werden müssen. Auch hätte ich nach der Stunde wieder meine Routine aufnehmen können, aber das ging nicht. Der Zustand war nur sehr schwer zu ertragen und musste von mir irgendwie ausgehalten werden. Ich war den ganzen Tag handlungsunfähig. Ich verbrachte ihn mehr oder weniger wartend, und erst am nächsten Tag war ich in der Lage, wieder in meinen Rhythmus »einzusteigen«. Irgendwie absurd und dämlich. Kennen Sie das auch?

Routinen, klare Regeln und Rituale erleichtern mein Leben ungemein. Ich muss nicht lange überlegen, sondern kann direkt loslegen, handeln. Die Abläufe erfolgen schneller und erfordern weniger Energie. Ich weiß einfach, wie es geht – das gibt mir Sicherheit. Das gilt sicherlich für die meisten, wenn nicht alle Menschen. Jeder Mensch hat seine ganz eigenen Routinen und Rituale, die ihm sein Leben erleichtern. Für Autist*innen haben sie eine deutlich größere Bedeutung als für die meisten Menschen, und sie sind zudem oft noch detaillierter ausgearbeitet.[1] Für sie sind die drei R – Regeln, Rituale und Routinen – eine Stütze, ohne die sie in der für sie chaotischen Welt nicht überleben könnten. Das klingt dramatisch. Es ist auch dramatisch, wenn es zu Veränderungen kommt, wenn sich Abläufe verändern, aus welchem Grund dies auch immer geschehen mag.

Routinen und Rituale dienen Autist*innen als Survival-Kit und umfassen alle Lebensbereiche und Verhaltensweisen, z. B. Ernährung, Kleidung, Einkaufen, Aufgaben im Haushalt, Wege, Ordnungen und so weiter. So kann der Start am Morgen in den immer gleichen Schritten erfolgen, jeden Tag, egal ob Werktag oder Wochenende. Abläufe wie Zähne putzen, Kaffee kochen oder die Kleidung anziehen erfolgen stets in der exakt gleichen Reihenfolge. Wird diese durcheinandergebracht, löst das Stress aus. Viele Autist*innen gehen beim Einkaufen immer den gleichen Weg durch die Regale. Das erleichtert ihnen den Einkauf oder macht ihn sogar erst möglich, denn im Supermarkt warten viele Überraschungen und »Bedrohungen«: zu viele Menschen, zu laute Menschen, Beschallung durch Musik, grelle Lichter, ungewollte Berührungen, der Atem eines Kunden oder einer Kundin im Nacken, wenn man in der Schlange zur Kasse steht – manche Menschen scheinen tatsächlich zu glauben, dass es schneller geht, wenn sie ihrem Vordermann oder ihrer Vorderfrau ganz eng »auf die Pelle rücken« –, angesprochen werden und vieles mehr. Das sind für Sie keine Herausforderungen? Seien Sie froh! Wird die Positionierung der Waren verändert, befinden sich also die Produkte, die man einkaufen möchte, nicht mehr an der Stelle, wo sie immer waren, gerät der Ablauf durcheinander. Dies kann so stressig sein, dass Autist*innen den Einkauf abbrechen müssen oder hinterher so erschöpft sind, dass sie zu nichts mehr in der Lage sind und unter Umständen einige Stunden oder auch Tage benötigen, um sich zu erholen.

Ein anderes Beispiel: Auf der Arbeit trinken Sie Ihren Kaffee immer aus derselben Tasse. Es ist nicht nur Ihre Lieblingstasse, sondern die einzige, aus der Sie überhaupt trinken können. Die anderen Tassen können Sie nicht benutzen, es geht einfach nicht, weil die Form nicht stimmt, die Farbe falsch ist, die Größe nicht passt, die Tassen nicht gut in der Hand liegen oder aus anderen Gründen.

In der Pause sehen Sie, dass die Tasse bereits von einem Kollegen, einer Kollegin benutzt wird. Nicht nur, dass Sie jetzt keinen Kaffee mehr trinken können, Sie können sich auch nicht mehr auf Ihre Arbeit konzentrieren. Es kostet Sie sehr viel Energie, nicht zusammenzubrechen. Sie verlassen die Teeküche, gehen auf die Toilette und versuchen, sich zu beruhigen. Das erscheint Ihnen vielleicht absurd und die Reaktion übertrieben. Die Kolleg*innen wundern sich auf jeden Fall auch.

Noch mehr Befremden löst bei ihnen allerdings aus, dass Sie, um solche Situationen zu vermeiden, Ihre eigene Tasse mitbringen. Das führt zu Ausgrenzungen und Spott, der Sie massiv verunsichert und so sehr stresst, dass Sie keine Pause mehr machen, was Ihnen weitere »Freunde« einbringt. Also hoffen Sie nun jeden Tag, dass Ihre Tasse »frei« ist. Sie können erst ruhig werden, wenn Sie in der Pause den Kaffee aus ebendieser Tasse trinken konnten. Vorher sind Sie damit beschäftigt, zu überlegen, was Sie machen, wenn die Tasse schon in Benutzung ist.

Wahrscheinlich klingt das übertrieben und Sie sind vielleicht geneigt, zu sagen: »Stell dich nicht so an, so schlimm ist das nicht.« Die von mir genannten Beispiele sind schließlich ganz banal und weit davon entfernt, ein Drama auszulösen. Schön, wenn es für alle so wäre. In dem DSM-5 werden die Symptome der drei R wie folgt als Diagnosekriterium charakterisiert:

»Festhalten an Gleichbleibendem, unflexibles Festhalten an Routinen oder an ritualisierten Mustern verbalen oder nonverbalen Verhaltens (z. B. extremes Unbehagen bei kleinen Veränderungen, Schwierigkeiten bei Übergängen, rigide Denkmuster oder Begrüßungsrituale, Bedürfnis, täglich den gleichen Weg zu gehen oder das gleiche Essen zu sich zu nehmen).«[2]

Auch Kanner sah bereits in dem strikten Festhalten an Regeln, Routinen und Ritualen ein zentrales Merkmal von Autismus.[3] Er führt es auf die Detailwahrnehmung autistischer Menschen zurück. Nicht das Ganze, sondern die Details würden gespeichert und bei einer nächsten Begegnung abgerufen und mit den vorliegenden Informationen verglichen. Wenn dabei Veränderungen oder Abweichungen vom gespeicherten Muster sichtbar würden, bedeute dies eine Diskrepanz zwischen Vorbild und Erleben, die zu der beschriebenen Verunsicherung führe. Erst das Wiederherstellen des Ersten, also des Vorbildes, würde die autistischen Menschen wieder beruhigen.

Die Dramatik der ungewollten Veränderungen

Peter Schmidt, Asperger-Autist, spricht von einem »im Autismus begründeten Überlebenstrieb«.[4] Da ist sie wieder, die Dramatik! Regeln, Routinen und Rituale sind allen Menschen vertraut und gesellschaftlich durchaus akzeptiert, allerdings nur in einem gewissen Rahmen, wenn sie nicht das als »normal« erachtete Ausmaß überschreiten. Sie sind funktionale menschliche Bewältigungsstrategien[5]. Autistische Routinen unterscheiden sich jedoch durch ihre Vielzahl sowie absolute Notwendigkeit. Die meisten nicht autistischen Menschen können auch ganz gut damit umgehen, wenn sich einmal etwas verändert in ihren Abläufen, es bricht für sie keine Welt zusammen. Sie sind in der Lage, sich anzupassen, auch wenn es sie vielleicht stört, nervt oder auch aus dem Konzept bringt.

Autistische Menschen halten ihre Routinen und Rituale meist sehr streng ein, von außen wirkt es oft wie Starrsinn oder Sturheit. Doch sie sind für sie mehr als nur eine Erleichterung des Alltags. Die Welt wird als unvorhersehbar und chaotisch wahrgenommen, deshalb sind alle Situationen, Abläufe und Dinge, die gleich bleiben, eine Entlastung. Sie geben Halt, vermitteln Sicherheit, Geborgenheit und lassen autistische Menschen aktiv im Handeln bleiben.

Werden die Dinge gestört oder verändert, erleben Autist*innen dies als nicht von ihnen gewollt, als ein Ausgeliefertsein, das sie zutiefst verunsichern kann. Stress, Ängste, Panik bis hin zum vollständigen Zusammenbruch sind mögliche Folgen. Die Umwelt wird noch chaotischer, die Orientierung geht verloren. Deshalb sind Strukturierungen des Alltags so wichtig, erstellen viele Autist*innen Tages-, Wochen-, Zeit- und/oder Ablaufpläne.[6] Sie ermöglichen Übersicht und Vorhersehbarkeit und beugen somit einem inneren Chaos vor, das zur Handlungsunfähigkeit führen kann. Jede Veränderung wird deshalb erst einmal abgelehnt, löst Angst und Abwehr aus. Insofern ist es nützlich, wenn Autist*innen, gegebenenfalls mit Unterstützung, Notfallpläne – also neben Plan A noch Plan B, C, D, E usw. – erstellen, um auf Veränderungen gut reagieren zu können und keinen Kontrollverlust erleben zu müssen.

Die autistische Biochemikerin Camilla Pang nutzt dafür die Visualisierungsmethode des Entscheidungsbaums. Sie zeichnet einen Baum und trägt in den Ästen die verschiedenen Herausforderungen ein. Die Äste werden weiter verzweigt, indem sie die denkbaren Situationen durchgeht und mögliche Reaktionen darauf notiert. Einen solchen Entscheidungsbaum stellt sie beispielhaft für ihre allmorgendliche Fahrt mit dem Zug nach London vor. Es finden sich Verzweigungen zu den Punkten »Ich muss den Zug vor der Rushhour der Pendler*innen erreichen«, »Der beste Platz im Zug für mich«, »Small Talk mit Mitfahrenden vermeiden« oder »Ich finde keinen Sitzplatz«. Von diesen Zweigen gehen weitere Zweige ab, die die verschiedenen Optionen enthalten. Ich finde, dass dies eine ganz wunderbare gedankliche Vorbereitung ist, die Sicherheit gibt.[7]

Beim Schreiben dieses Kapitels ist mir erst so richtig bewusst geworden, wie routiniert und geregelt mein Tagesablauf ist. Die Tagesstruktur ist immer gleich, sie kann an bestimmten Tagen variieren, aber immer nur an denselben Tagen, die dann wiederum die stets gleiche Struktur haben. Ich schaue jeden Tag mehrmals in meinen Kalender, in dem ich alle Abweichungen vom Üblichen eintrage, um mich zu vergewissern, wie ich durch den Tag kommen werde.

Die Notwendigkeit dieser immer gleichen Abläufe ist mir erst in der Auseinandersetzung mit der Diagnose bewusst geworden. Klar, ich hatte auch vorher versucht, möglichst strukturiert durch den Tag zu kommen. Aber ich hatte nicht den Zusammenhang zwischen durchkreuzten Routinen und hohem Energieverlust erkannt. Jetzt, wo ich das weiß und meine Routinen und Rituale gut pflege, die Sicherheit, die sie mir geben, ganz bewusst genieße, geht es mir bedeutend besser. Dabei kann ich innerhalb der Routinen auch sehr flexibel sein. So kaufe ich immer die Joghurts, die in dem Discounter meiner Wahl gerade im Angebot sind. Dadurch erhalte ich Abwechslung, muss mir aber keine Gedanken machen, ob die »richtigen« Joghurts da sind oder welche ich nehmen möchte. Das spart viel Energie. Die absolute Notwendigkeit der drei R in meinem Leben ist nicht zu unterschätzen oder als Pedanterie abzuwerten, ihre Bedeutung ist groß, sehr groß, riesengroß!

Die zwei Seiten der Medaille

Selbst eigentlich für den/die Autist*in attraktive Reisen oder interessante Aktivitäten werden unter Umständen von ihnen vermieden, wenn nämlich die Einhaltung der Rituale und Routinen, die für sie überlebenswichtig sind, nicht in der gewohnten Art und Weise möglich wäre.[8] Veränderungen werden, wenn überhaupt, nur akzeptiert, wenn sie von ihnen selbst ausgehen. So kann überlegt werden, ob die Routinen und Rituale mit in die veränderte Situation, beispielsweise bei einem Urlaub, gerettet werden können. Was braucht es dafür? Wie muss der Urlaub gestaltet werden? Wie kann ich mich darauf vorbereiten? Was mache ich, wenn dieses oder jenes eintritt? Wichtig ist auf jeden Fall, Veränderungen, die unumgänglich sind, frühzeitig vorher anzukündigen und zu besprechen, sodass autistische Menschen die Gelegenheit haben, sich darauf einzustellen und Rituale und Routinen entsprechend anpassen zu können. Die »Störungen« verlieren dadurch einiges an Schrecken.

Wenn ich meine Tochter in Berlin besuchen möchte, muss ich das gut vorbereiten, weil ein Großteil meiner Routinen nicht mehr funktioniert. Die Sehnsucht nach meiner Tochter ist groß, trotzdem habe ich Reisen auch schon kurzfristig wieder abgesagt, weil ich nicht konnte. Angst und Panik waren zu groß. Doch inzwischen weiß ich, was auf mich zukommt. Ich kenne die Bahnverbindung – ich nehme immer die gleichen Züge –, ich kenne das Viertel meiner Tochter, ich kenne die Unterkunft. Unmerklich haben sich Routinen und Rituale in unsere gemeinsame Zeit eingeschlichen, die natürlich anders sind als bei mir zu Hause, aber die mir die gleiche Sicherheit geben.

Durch unsere gemeinsamen Rituale kann ich inzwischen die Ausflüge in das laute und chaotische Berlin genießen. Meine Tochter gibt sich sehr viel Mühe, mir ihr schönes Berlin zu zeigen, und nimmt dabei Rücksicht auf meine Bedürfnisse. Ich wiederum gehe Kompromisse ein und lasse mich auf das Unbekannte ein, was ich aber nur kann, weil ich meine Tochter an meiner Seite weiß. So haben wir einen gemeinsamen Nenner gefunden. Das dauerte jedoch und brauchte Zeit sowie viel Überwindung meinerseits. Doch die Sehnsucht und Liebe zu meiner Tochter waren größer als meine Ängste. Allerdings sind diese Besuche die einzigen Reisen, die ich unternehme.

Urlaubsreisen mache ich keine mehr. Als meine Tochter noch kleiner war, habe ich mich auf Urlaube mit meiner Familie eingelassen, denn irgendwie gehörte Urlaub zu einem »normalen« Leben dazu, dachte ich zumindest. Ich versuchte allerdings immer, die Dauer auf eine Woche zu reduzieren. Während des Urlaubs selbst zählte ich die Tage und war so froh, wenn es wieder zurückging. Entspannung und Erholung war das nicht. Im Gegenteil, ich brauchte danach mindestens die gleiche Zeit, um mich vom Urlaub erholen zu können – paradox.

Somit haben auch die drei R die berühmten zwei Seiten einer Medaille: Auf der einen Seite bieten sie Sicherheit und Halt, auf der anderen Seite bedeuten sie aber auch eine Einengung. Sehnsüchte und Wünsche können mit den Alltagsroutinen kollidieren und deswegen unerfüllt bleiben. Es stellt sich dann die Frage, ob meine Wünsche stark genug sind, dass ich es wage, für deren Erfüllung Unsicherheit in Kauf zu nehmen. Dabei geht es nicht darum, die Komfortzone zu verlassen. Wie beschrieben riskiere ich mehr. Solche Abenteuer müssen auf jeden Fall gut vorbereitet werden, und es muss notwendige Zeit für die Erholung danach eingeplant werden.

9.

Sprachliche Missverständnisse

Die Schönheit der Sprache

Unsere Welt und Kultur sind ohne Sprache nicht vorstellbar. Sprache ist das primäre – wenn auch beileibe nicht einzige – Kommunikationsmittel, das uns zur Verfügung steht, um mit anderen Menschen in Kontakt zu kommen. Wenn Sie nicht lesen oder schreiben können, nicht mit anderen reden, sich Gehör verschaffen oder etwas zur Sprache bringen können, ist gesellschaftliche Teilhabe nicht möglich, selbst mit Hilfe bleiben Sie stark eingeschränkt. Man könnte sagen: Sprache ist alles, ohne Sprache ist alles nichts. Wenn ich alles Sprachliche aus meinem Leben streichen würde, was bliebe übrig?

Ich liebe den Klang von Sprache. Mir bereitet es Freude, laut zu lesen, nur allein für mich. Sprache kann etwas so Wundervolles sein! Textstellen, die mir besonders gut gefallen, wiederhole ich für mich selbst immer wieder und erfreue mich daran. Ich muss gestehen, dies ist besonders oft bei Texten, die von Autist*innen geschrieben worden sind, der Fall. Ganz besonders sprechen mich die Texte von Birger Sellin[1] an oder die in einer wunderbaren Ausgabe von Ulrike Geist herausgegebenen Texte, wahrscheinlich, weil ich sie fühle:

»AUSSENGEFANGENSCHAFT!/Enges leben/Kleiner raum/Tiefes wesen/Kein vertraun/Laute ohren/Wirres aug/Handverloren/Wortberaubt/Bin stetig/Lebe da/Sehe ewig/Liebe wahr«[2]

Wenn Autist*innen beschreiben wollen, was sie erleben, beobachten oder fühlen, sind sie aufgrund ihrer anderen Wahrnehmung geradezu gezwungen, Neologismen und ungewöhnliche Formulierungen zu benutzen, weil es die passenden Wörter in der nicht autistischen Welt dafür nicht gibt. Da wird die »flüsternd berauschte Ruhe zwischen den Ähren« gesucht, »das sicher Versteckte im Rückzug auf ein Sein als sanftlautgekitzeltes Ohr und geankertes Auge in geordneter Ährenstellung«. Das autistische Leben ist das einer »Sozial-Veganerin« in einer »Umfeld-Diät«, die »einsamkeitswund« im »Sozialtheater« mit »gespendete[r] Redeleistung« die Bühne betritt und es nur als »autopoetische Artistin« in die Runden der »gesellschaftlichen Manege« schafft. Wie schön jedoch ist es in der »ganz eigenen klangvollen Verwundertheit – ohne störenden Applaus«. Die Wörter berühren mich in meinem tiefsten Inneren, ich fühle mich in ihnen zu Hause, angekommen und aufgefangen.[3]

Es kommt auch vor, dass Wörter oder Phrasen nur von der Person, die sie benutzt, verstanden werden können, weil sie eine für die Person ganz eigene Bedeutung haben, die von der üblichen abweicht. Das wird als idiosynkratisch bezeichnet. Dies kann bis hin zu der Entwicklung einer ganz eigenen Sprache führen.[4]

Facetten der Echolalie

Angesichts der immensen Bedeutung von Sprache und der großen Bandbreite an sprachlichen Besonderheiten oder Auffälligkeiten autistischer Menschen überrascht es mich, dass sie im Diagnosekatalog des DSM-5 nur versteckt Eingang findet. Im Kriterium B, das sich den restriktiven Verhaltensweisen, Interessen und Aktivitäten widmet, werden die stereotypen Verhaltensweisen auch auf die sprachliche Ebene bezogen, vor allem in Form von Echolalie.[5]

Echolalie[6] meint das – unter Umständen ständige – Nachsprechen von erklungenen Wörtern oder Satzteilen, oft sogar in der gleichen Sprachmelodie oder der gleichen Stimmlage. Dies kann unmittelbar, aber auch zu einem späteren Zeitpunkt, der nicht mehr mit der ursprünglichen Situation in Verbindung steht, geschehen. Welchen Sinn hat dieses Wiederholen, das die Umgebung oft als ungemein nervig empfindet? Auf Sätze oder Wörter, die einmal gehört wurden, kann in anderen Situationen beispielsweise zurückgegriffen werden, weil sich die autistische Person in dem Moment sprachlich nicht anders zu helfen weiß.[7] Möglich ist ferner, dass Sätze oder Wörter, die von einer Person in einer konkreten Situation benutzt wurden, in einen anderen Kontext übertragen werden.[8] Wenn z. B. eine Mutter ihr Kind für etwas lobt und sagt: »Das hätte ich nicht besser machen können«, kann es sein, dass das Kind auch diesen Ausdruck verwendet, wenn es jemanden loben möchte. In dem anderen Kontext kann es jedoch leicht als Überheblichkeit oder Provokation missverstanden werden. Das Kind bleibt irritiert zurück: Warum ist jetzt falsch, was doch gestern noch in Ordnung war?

Viele Autist*innen benutzen Sätze oder Passagen aus Filmen, Liedern oder aus Gesprächen ihrer Freund*innen oder innerhalb der Familie, um in sozialen Interaktionen und Kommunikationen reagieren zu können. Die gespeicherten Phrasen sind eine Art Hilfsmittel. Oftmals passen aber die Sätze und Situationen nicht zusammen oder die Sprache wirkt nicht altersgemäß, wenn beispielsweise Kinder Sprachbausteine von Erwachsenen übernehmen. Sie werden dann sehr schnell als altklug verurteilt.

Mir war nicht bewusst, was alles unter Echolalie zusammengefasst wird, weil ich immer gedacht hatte, dass dieser Begriff lediglich direktes Nachplappern bezeichnen würde. Doch ich stelle fest: Echolalie ist eine bewusste Strategie meinerseits. Ich »klaue« sozusagen Sätze und Phrasen, die ich in bestimmten Situationen bei anderen beobachte, und übernehme sie wortwörtlich. Das gibt mir in vielen sozialen Situationen Sicherheit. Dabei orientiere ich mich vor allem an meiner Psychotherapeutin, ihren Mitarbeiter*innen in der Praxis, meiner Entspannungspädagogin sowie an meiner Tochter. Als ich noch in der Schule tätig war, hatte ich mir viel von den Kolleg*innen abgeguckt bzw. vielmehr abgehört.

Echolalie kann noch für weitere Missverständnisse sorgen. Fragt eine Person beispielsweise ihre*n Besucher*in: »Möchtest du lieber Kaffee, Tee oder Wasser trinken?«, kann die Antwort »Wasser trinken« lauten, als Echo auf die letztgesprochenen Wörter, obwohl eigentlich Kaffee präferiert wäre.[9] Die kommunikativen Missverständnisse entstehen daraus, dass die Echolalie als solche nicht erkannt wird.

In der kindlichen Sprachentwicklung vom neunten bis zum zwölften Monat dient die Echolalie wahrscheinlich dem Erwerb der Lautsprache. Bei Menschen im Autismus-Spektrum kann sie allerdings bis ins Erwachsenenalter bestehen bleiben, vor allem wenn die Lautsprache wenig entwickelt ist, wenngleich auch autistische Menschen mit unauffälliger Sprachentwicklung dazu neigen können.[10] Der Echolalie wird eine funktionale Bewältigungsstrategie zugeschrieben. Sie kann beispielsweise der Versuch sein, in eine Beziehung mit anderen Menschen treten zu wollen, wenn keine passenderen Worte gefunden werden.[11] Echolalie kann ferner darauf hinweisen, dass Aussagen unverständlich oder unklar sind, weshalb sie wiederholt werden.[12] Darüber hinaus kann sie auch eine Form des Stimmings sein.[13] Oder es werden Wörter und/oder Sätze wiederholt, weil sie einfach schön klingen, witzig sind oder ihr Aussprechen gute Gefühle erzeugt, so wie es bei mir oft der Fall ist.[14]

»Was willst du mir *eigentlich* sagen?«

Es gibt einige »typische« sprachliche Auffälligkeiten, die allen Autist*innen mehr oder weniger stark ausgeprägt gemein sind und zu Schwierigkeiten in der Kommunikation führen. Sie spiegeln unsere andere Wahrnehmungsverarbeitung und anderen Denkstrukturen.[15] Interessanterweise nehmen die sprachlichen Auffälligkeiten nicht ab, wenn sich die sprachlichen Fertigkeiten insgesamt verbessern, sondern weiter zu.[16] Dazu zählen das wörtliche Verstehen von Sprache, Schwierigkeiten, indirekte Sprache zu verstehen, ein überkorrekter Gebrauch von Sprache, Neologismen, das Vertauschen von Pronomina, eine besondere Sprachmelodie (Prosodie), Einschränkungen in den narrativen Fähigkeiten oder auch ein ausuferndes Redebedürfnis.

Am auffälligsten dürften die Schwierigkeiten sein, die aus den Beeinträchtigungen in der Sprachpragmatik resultieren.[17] Sprachpragmatik meint das Verstehen, das über die eigentliche, semantische Bedeutung, also die wortwörtliche hinausgeht, indem der Kontext, in dem Äußerungen gemacht werden, einbezogen wird. In welchem Tonfall wird etwas gesagt? Was sagen Mimik und Gestik des Redners/der Rednerin aus? In welchem Gesamtzusammenhang sind die Äußerungen eingebettet? Ohne diese zusätzlichen Informationen ist das, was gesagt wird oder, besser gesagt, werden soll, kaum zu entschlüsseln. Das wörtliche Verstehen von Sprache, also das Gesagte oder Geschriebene genau so, wie es gesagt wird, zu verstehen, führt dazu, dass Ironie, Witz, Redewendungen oder Metaphern oftmals nicht verstanden werden.[18] Die semantische Ebene wird also nicht verlassen.

Leider – so habe ich den Eindruck – wird selten tatsächlich genau das ausgesprochen, was wirklich gemeint ist. Es wird vielmehr oft das Gegenteil gesagt, es handelt sich dann um einen Witz oder um Ironie. Und wenn wir einmal genau darauf achten, werden wir feststellen, wie bildhaft unsere Sprache ist. Sich mit einem wörtlichen Verständnis in diesem Sprachsystem zurechtzufinden, ist fast unmöglich.

Viele Autist*innen lernen die Bedeutungen von Redewendungen und Sprichwörtern wie fremde Vokabeln auswendig, um beispielsweise nicht überlegen zu müssen, wie, warum und wo bei einem vollständigen Gebiss ein zusätzlicher Zahn implantiert werden muss, wenn es heißt, dass jemand »einen Zahn zulegen« solle. Diese Strategie funktioniert jedoch nicht, wenn es um Metaphern geht, die nur aus dem Kontext zu verstehen sind. Gleiches gilt für Witz und Ironie, die nicht ohne den Gesamtzusammenhang zu erkennen sind. Mimik und Gestik, Tonfall und Tonlage sowie Intentionen des Gegenübers müssen erfasst und entsprechend interpretiert werden.[19] Bei nicht autistischen Menschen geschieht dies intuitiv, autistische Menschen hingegen müssen die Situationen gedanklich analysieren, wie Kriminalist*innen alle einzelnen Informationen zusammensuchen und zu einem Gesamtbild formen. Die Prinzipien von Ironie oder Metaphern werden grundsätzlich sehr wohl verstanden, nur ihre Erfassung im Kontext bzw. die Übertragung des Sprachbildes auf den Gesamtzusammenhang fällt sehr schwer.[20]

»Steffi, das war ein Witz!«, ruft ein Freund mitunter fast verzweifelt aus, wenn ich versuche, die Fragezeichen in meinem Kopf zu beantworten. Oder er fragt nach, ob ich die Anspielung oder den Witz verstanden habe, wenn er vermutet, dass dies nicht der Fall sein könnte.

Aus dem gleichen Grund, dem wortwörtlichen Verständnis, wird auch indirekte Sprache nicht immer auf Anhieb bzw. intuitiv verstanden.[21] Hinter einfachen Aussagesätzen versteckt sich oft eine Botschaft bzw. Aufforderung. Nehmen wir den einfachen Satz »Es zieht«, dessen Aussage richtig ist, weil es tatsächlich zieht. Also nicht der Rede wert. Doch! Denn er kann, je nach Situation, die Aufforderung enthalten, dass das Fenster geschlossen werden soll. Aber warum wird das dann nicht gesagt? Ein anderes Beispiel: Der Vater fragt seine Tochter: »Kannst du, wenn du jetzt runtergehst, den Müll mitnehmen?« Sie antwortet: »Ja«, und verabschiedet sich ohne den Müll. Der Vater tobt, weil er sich veräppelt fühlt. Dabei hat seine Tochter die Frage korrekt beantwortet. Dass sie den Müll auch tatsächlich mit runternehmen soll, hat er nicht gesagt. Deshalb versteht sie nicht, warum er wütend ist, und fühlt sich ungerecht behandelt. So einfach entstehen Missverständnisse.

Wenn mir jemand etwas mitteilen möchte, so sollte er oder sie das direkt an- und aussprechen und nicht durch die Blume sprechen. Letzteres verstehe ich nämlich sehr selten und weiß dann nicht, was von mir erwartet wird. Ein Kollege fragte mich beispielsweise in einer Auseinandersetzung – zu dem Zeitpunkt war ich bereits in der Schulleitung –, ob ich nicht einmal »fünf gerade sein lassen« könne. Ich hatte keine Ahnung, was er mir damit sagen wollte. Fünf gerade sein lassen? Wie geht das denn? Fünf ist eine ungerade Zahl, sie ist nicht gerade. Folglich verneinte ich seine Frage, woraufhin er erwiderte, dass er dann künftig nur noch Dienst nach Vorschrift machen würde. Ja, natürlich nach Vorschrift, wonach denn sonst? Und wieso »nur noch«? Wenn nach Vorschrift gearbeitet wird, ist doch alles gut. Für mich klang das wie eine Verheißung. Ich hatte die Untertöne und den Subtext unseres Gesprächs nicht verstanden. Die wurden mir erst im Nachgang bewusst. Ich recherchierte die Redewendung »fünf gerade sein lassen« und verstand, dass mir mein Kollege hatte sagen wollen, dass ich die Dienstvorschriften zu kleinlich auslegen würde und er deshalb künftig genauso kleinlich sein würde, was seine Leistungsbereitschaft und sein Engagement beeinträchtigen würden. Diese Drohung war mir entgangen. Doch auch wenn ich die Bildhaftigkeit der Aussagen verstanden hätte, hätte ich nicht anders reagiert. Vorschriften sind Vorschriften sind Vorschriften – so einfach ist das für mich.

Klare und eindeutige Aussagen sind also wichtig. Auch Formulierungen wie »Wir sehen uns«, »Gleich geht's weiter« oder »Lass uns mal schreiben« lösen Verwirrung aus: Wann genau sehen wir uns? An welchem Tag, um welche Uhrzeit und wo? Was bedeutet gleich? Eine Minute oder eine Stunde? Und wann sollen wir uns schreiben? Während nicht autistische Menschen darüber wahrscheinlich nicht lange nachdenken müssen, können solch ungenaue Aussagen Autist*innen sehr lange beschäftigen und sie stark verunsichern. Die Welt wird noch ein bisschen chaotischer, als sie es eh schon ist. Ich habe die Erfahrung gemacht, dass ein »Wir hören voneinander« bedeutet, nie wieder etwas von dem oder der anderen zu hören, und dass »Darüber sollten wir mal reden/nachdenken« bedeutet, dass das Thema damit vom Tisch ist. Ich habe lange gebraucht, um das zu durchschauen, und finde derart verkappte Absagen verletzend. Warum dieses »Versteckspiel«?

Mögliche Kommunikationsauffälligkeiten

In Gesprächen mit Autist*innen fällt oft ihre ungewöhnliche Sprachmelodie auf.[22] Sie entspricht nicht dem »normalen« Redefluss: Manchmal ist das Sprechen monoton, also im immer gleichen Ton, wenig lebendig, oder es ist sehr langsam, weil einzelne Wörter in die Länge gezogen werden. Manchmal klingt es wie ein Singsang oder die Stimmlage ist sehr hoch. Autistische Menschen können Schwierigkeiten haben, ihre eigene Stimme zu kontrollieren, sodass sie zu laut oder zu leise, in einer der Situation nicht angemessenen Lautstärke reden. Es erfordert auf jeden Fall Anstrengungen, bewusst die eigene Sprachmelodie zu modulieren und gleichzeitig die inhaltlichen Sprechabsichten in die richtigen Worte zu fassen.[23] Das sind zwei verschiedene Aufgaben, die jeweils Konzentration erfordern, weil sie nicht »von allein« gelöst werden. Und dann soll das auch noch gleichzeitig möglich sein? Puh, das gelingt mir nicht immer. Während ich mich auf den Inhalt des Gesprächs konzentriere, bin ich gleichzeitig damit beschäftigt, wie ich stimmlich z. B. Freude zum Ausdruck bringen kann, um überhaupt eine Emotion zu zeigen. Was wird von mir erwartet?

Bei autistischen Menschen können ihre narrativen Fähigkeiten eingeschränkt sein. Wenn sie über etwas berichten, kann es ihnen schwerfallen, zu entscheiden, welche Informationen wichtig sind und welche weggelassen werden können, um »endlich zum Punkt zu kommen«. Sie können auch Schwierigkeiten haben, sich verständlich auszudrücken, weil sie nicht immer berücksichtigen, was ihr Gegenüber weiß oder eben noch nicht weiß. Oftmals gehen sie davon aus, dass ihr*e Gesprächspartner*in sich auf dem gleichen Kenntnisstand befindet, was jedoch selten der Fall ist. Dieses Unverständnis hat mir gerade in der Schule oft im Weg gestanden. Die Unterrichtsentwicklung war mein Lieblingsthema in der Schule, ich war so sehr in die Materie eingearbeitet, dass ich gar nicht mitbekam, dass meine Kolleg*innen mir nicht folgen konnten und ich über ihre Köpfe hinwegredete. Wenn sie Fragen stellten, fiel es mir unglaublich schwer, zu entscheiden, welche Informationen notwendig und welche unwichtig für sie waren.

Vor allem wenn ihre Sprachentwicklung unauffällig verlaufen ist, können autistische Menschen sich gut und eloquent ausdrücken.[24] Sie benutzen oft eine präzise, grammatikalisch korrekte Ausdrucksweise, die mitunter auch pedantisch oder hochgestochen erscheint.[25] Äußerungen ihrer Mitmenschen werden von ihnen »gerne« auch entsprechend korrigiert,[26] wenn sie grammatikalische Fehler oder unpräzise Begrifflichkeiten enthalten. Es macht eben einen Unterschied, ob ich beispielsweise von Blumen oder Pflanzen spreche, auch wenn in dem Gesamtzusammenhang eindeutig erscheinen mag, was gemeint ist. Diese Eigenschaft haben Autist*innen aber nicht exklusiv gepachtet, auch Lehrer*innen haben einen gewissen Hang zu dieser Pedanterie.

Die Sprechfähigkeiten hängen über die genannten Aspekte hinaus auch von der jeweiligen Tagesform ab.[27] Ist der Stresslevel bereits hoch, führt dies oft zu Verschlechterungen, die so weit gehen können, dass Autist*innen gar nicht mehr reden können.[28] Autistin Annabelle beschreibt es so:

»Im drückenden Sumpf der Sinneseindrücke verschlucken sich meine zu sprechenden Worte. Sie kommen nicht so an, wie ich sie denke. Es ist, als würden sie kleben bleiben, sich verwirbeln, sich umdeuten und verirren auf dem Weg vom modulierten Denken hin zum Gesprochenwerden. Und mein stottrig Gesagtes öffnet mich zur Welt, als sei ich eine Dose mit Billig-Ravioli, in die sie reingabeln. Dann dringt diese laute, verwirrende Flut an Informationen in mich ein, überspült mich und nimmt mir den Atem.«[29]

Wenn sich autistische Menschen sicher fühlen, z. B. in der Familie, können sie sehr viel oder auch ununterbrochen reden, während sie in fremder Umgebung nicht »den Mund aufkriegen« oder deutliche Schwierigkeiten haben, zu kommunizieren. Zudem kommt es auf den Inhalt und die Rollenklarheit an. Als Moderatorin oder Referentin in der Lehrer*innenfortbildung konnte ich eloquent, zugewandt und selbstbewusst auftreten, weil die Kommunikationsstrukturen klar waren. Aber wehe, es ging in die Pausen. Da war es dann vorbei damit, und ich mutierte zu einem stummen Fisch.

Mit oder ohne sprachliche Beeinträchtigung

Die sprachliche Entwicklung ist im DSM-5 ein zusätzliches Merkmal in Ergänzung der Diagnosekriterien »mit oder ohne begleitende sprachliche Beeinträchtigung«.[30] Neurowissenschaftler Laurent Mottron geht aufgrund verschiedener Studien, die spezifische Sprachentwicklungsstörungen autistischer und nicht autistischer Menschen miteinander verglichen, davon aus, dass diese sich unterscheiden.[31] Dabei spielt erneut die andere Verbindung verschiedener Hirnareale eine Rolle. Form, Inhalt und Anwendung von Sprache entwickeln sich bei autistischen Kindern getrennt voneinander.[32]

Nach Mottron bleiben etwa 10 Prozent aller autistischen Menschen nonverbal, d. h. sie sprechen nicht.[33] Nonverbale Autist*innen werden oftmals unterschätzt, weil ihr Nichtsprechen mit verminderter Intelligenz gleichgesetzt wird. Diese Annahme ist falsch. Nur weil Menschen nicht sprechen (können), heißt das nicht, dass sie nichts zu sagen hätten! Birger Sellin, der, bevor er mithilfe von unterstützter Kommunikation Einblicke in sein Inneres gewährte, als vollkommen schwachsinnig eingestuft und entsprechend behandelt worden ist, fasst die erlittenen Demütigungen in eindrückliche Worte, als ein Film über ihn geplant wird:

»ich will dass wir selbst zu wort kommen wie wir es koennen/unsere innere welt soll aufgedeckt werden/damit uns die menschen einfach mittels film geistig erkennen als ihresgleichen/und wir ein wenig achtung von ihnen erhalten wie personen ihresgleichen/ohne irrtum kann niemand ueber uns aussagen machen/ich erinnere mich ungern an ohnegleichen irrsinnige behauptungen in buechern persoenlichen gespraechen/richtig weh tut es mir wenn ich daran denke«[34]

Sellins Wahrnehmung der Welt und sein Gefühl, in sich eingekerkert zu sein, weil er sich nicht mitteilen kann und seine Mitmenschen ihn nicht verstehen, sowie das daraus entstandene Leid kommen in seinen Texten, die die Leser*innen in seinen unterirdischen Kerker mitnehmen, erschreckend klar zum Ausdruck. Die Popgruppe Pur hat zu Sellins Worten das Lied *Ich will raus hier* komponiert.[35] Ich finde, Sellins Gedanken und Empfindungen sind darin beeindruckend gut musikalisch umgesetzt.

Bei 75 Prozent der autistischen Kinder setzt der Sprachbeginn verspätet ein.[36] Beeinträchtigungen der Sprachentwicklung lassen sich bereits im zweiten Lebensjahr feststellen. Zudem gibt es das als »autistische Regression« bezeichnete Phänomen, dass Kinder, die bereits gesprochen haben, plötzlich wieder damit aufhören.[37] Mottron vermutet, dass die Ursache für die Rückentwicklung oder auch das gänzliche Ausbleiben der sprachlichen Fähigkeiten darin liegt, dass das wahrnehmungsbezogene Denken das sprachbezogene dominiert.[38] Die ausbleibende oder verspätet eintretende Sprachentwicklung sei demnach nicht auf eine primäre Dysfunktion des Sprachzentrums im Gehirn zurückzuführen.

Bei verspätet eintretender Sprachentwicklung tritt häufig das Phänomen auf, dass Kinder, wenn sie – »endlich!« – sprechen, sich gleich in korrekten und ganzen Sätzen äußern.[39] Die unauffällige Sprachentwicklung der Autist*innen mit Asperger-Syndrom ist, dem Ansatz Mottrons folgend, das Resultat eines Überfunktionierens des sprachbezogenen Denkens, das sich in Konkurrenz zum wahrnehmungsbezogenen Denken durchsetzt.[40] Dabei sind bereits im Vorschulalter ein im Vergleich zu nicht autistischen Kindern frühzeitigeres Erreichen von sprachlichen Entwicklungsstufen und ein beeindruckend großer Wortschatz zu beobachten.[41]

Trotzdem bleiben Sprache und Sprechen Prozesse, die nicht automatisch oder von selbst vonstattengehen. Der Grund dafür liegt darin, dass viele Autist*innen ihre nicht sprachlichen Gedanken mitunter sehr mühsam erst in Sprache übersetzen müssen.[42] In meinem Kopf kämpfen oft die bildhaften mit den sprachlichen Gedanken.

Meine Sprachentwicklung ist unauffällig verlaufen. Ich glaube auch, dass meine Sprachmelodie keine Auffälligkeiten aufweist, zumindest habe ich bislang dazu keine Rückmeldungen erhalten. Insgesamt dürften meine Sprache keine Besonderheiten kennzeichnen, mit Ausnahme des wörtlichen Verstehens. Da ich jedoch sehr viel lese und natürlich gerade durch meine berufliche Zeit an der Schule sehr vielen Redewendungen und Metaphern begegnet bin, verfüge ich inzwischen über ein wirklich großes Repertoire an bildhafter Sprache, die durch mein bildliches Denken unterstützt wird. Und ich lerne täglich dazu.

Meine Sprechfähigkeiten lassen jedoch rapide nach, wenn ich unter Druck gerate. Das geht hin bis zum Mutismus, sodass ich kein Wort mehr herausbringen kann. Das ist sehr unangenehm und peinigend. Anfangs versuche ich noch, mich verständlich zu machen, um dann doch zu verstummen. Äußerlich erstarre ich. Für meine*n Gesprächspartner*in wirke ich dabei teilnahmslos, wenig empathisch, als ob es mich nicht interessieren würde, was er oder sie mir zu sagen hat. Innerlich befinde ich mich in einer Art Strudel, kann keinen klaren Gedanken mehr fassen und kämpfe darum, nicht unterzugehen. Ich will all das, was ich mir vorher zurechtgelegt hatte, aus mir herausbringen, aber die Worte versinken in den Tiefen des Strudels. Das sind unerträgliche Situationen – ich möchte dann nur noch fliehen. Wie oft bin ich schon nach Treffen oder Veranstaltungen gefragt worden, ob es mir nicht gut gegangen sei, weil ich nichts gesagt hätte. Ich habe stets mit »Nein, nein, es ist alles in Ordnung« geantwortet. Es wäre mir peinlich gewesen, meinen Zustand zuzugeben. Ich schämte mich dafür. Nun, wo ich mein autistisches Sein gut verstehe und mein Verhalten erklären kann, gehe ich offener damit um.

Autistisch sprechen

In den sozialen Medien kursieren häufig Witze über wörtliches Verstehen, wie z. B. folgender Tweet auf Twitter von @_artouche_: »– Wie würden Sie sich beschreiben? / – Verbal. Zur Not habe ich einen Tanz vorbereitet.« Oder auch über direkte Antworten, wie folgendes Beispiel von @geraeuschbar zeigt: »Never forget, wie ich als Studentin die dreijährige Tochter meiner Freundin übers Wochenende bei mir hatte und ihr abends zum Einschlafen was vorsang und sie sehr freundlich sagte: Halt bitte den Mund.« Ja, im digitalen Leben sind es lustige Tweets, die viele Likes einbringen und fleißig geteilt werden, aber im echten, im realen Leben sorgen derartige Reaktionen für Verstimmung und ist die Toleranz nicht gerade groß. Wenn autistische Menschen Aussagen wörtlich nehmen, glauben nicht autistische Menschen vielmehr, dass sich der/die andere über sie lustig macht, denn sie gehen wie selbstverständlich davon aus, dass ihr Gegenüber genau versteht, was sie aussagen möchten. Oder sie glauben, dass der-/diejenige eine psychische Störung hat, nicht »bis drei zählen« kann.

Machen Sie doch einmal das Experiment: Nehmen Sie sich für einen halben oder auch ganzen Tag vor, alles wörtlich zu verstehen und entsprechend zu reagieren. Welche Reaktionen erfahren Sie? Wie fühlen Sie sich dabei? Und wie viel Anstrengung und Konzentration kostet es Sie, alles wörtlich verstehen zu müssen? Durch dieses Experiment bekommen Sie eine Ahnung, wie es autistischen Menschen geht, die bildhafte Sprache bewusst übersetzen müssen, wenn sie sie überhaupt als solche erkennen.

Insgesamt führen die beschriebenen sprachlichen Auffälligkeiten zu vielfältigen Schwierigkeiten in der Kommunikation mit Autist*innen durchschnittlicher und überdurchschnittlicher Intelligenz, und diese Schwierigkeiten verursachen Irritationen und Unverständnis. Irgendwie scheint das nicht zusammenzugehen: Wie kann ein doch eigentlich ganz intelligenter Mensch so viele Probleme auf sprachlicher Ebene haben?

Abhilfe kann das Erlernen von *Autistisch* schaffen. *Autistisch* ist wie eine Fremdsprache, die der Übersetzung bedarf. Wichtige Elemente der *autistischen* Sprache sind:

- Benutzen Sie möglichst wenig bildliche Sprache und vermeiden Sie Ironie oder Sarkasmus. Stellen Sie sicher, dass Ihre sprachlichen Stilmittel verstanden werden, indem Sie nachfragen oder indem Sie erklären, wie Sie es gemeint haben.
- Sprechen Sie möglichst präzise und machen Sie eindeutige Aussagen. Lassen Sie keinen Spielraum zur Interpretation in Ihren Angaben, und vermeiden Sie vage Aussagen wie »bald«, »demnächst«, »gleich« und so weiter.
- Vermeiden Sie indirekte Sprache, da diese meist nicht erkannt wird. Wenn Sie z. B. eine konkrete Handlung wünschen, dann bitten Sie genau darum.
- Denken Sie daran, dass Äußerungen, die ständig wiederholt werden oder nicht zu passen scheinen, der Versuch sein können, mit Ihnen in Kontakt zu treten.
- Behalten Sie im Hinterkopf, dass autistische Menschen Schwierigkeiten haben, Äußerungen im Gesamtzusammenhang zu verstehen. Weisen Sie auf diesen gegebenenfalls explizit hin.
- Überlegen Sie, ob Ihr*e autistische*r Gesprächspartner*in vielleicht die Pronomina vertauscht, wenn Sie ihn/sie nicht verstehen.

10.

Soziale Interaktion und Kommunikation

Wenn »Zwangsveranstaltungen« Panik auslösen

In meine Zeit als Schulleiterin fiel das 50-jährige Jubiläum »meiner« Schule. Die Feierlichkeiten erstreckten sich über eine Woche, an deren Ende eine Kollegiumsfeier, zu der auch die Ehemaligen geladen wurden, stand. Als Leiterin der Einrichtung stand ich bei den Aktionen nicht im Mittelpunkt, aber doch im Fokus. Viele Menschen sprachen mich an, die Presse wollte berichten, Ansprachen mussten gehalten werden. Am Ende der Woche war ich bereits völlig ausgelaugt. Und jetzt also auch noch diese Kollegiumsfeier! Für meine Kolleg*innen war sie ein schöner Abschluss: ganz entspannt miteinander klönen, lecker essen und mit den Ehemaligen in Erinnerungen an die Anfangszeiten schwelgen. Ein Abend, der Energie gibt, der die Möglichkeit bietet, mit den Kolleg*innen auch einmal über Persönliches zu sprechen. Viele kannten sich jahrelang und hatten gemeinsam beruflich wie privat schon einiges durchgestanden. Für mich war diese Feier die schlimmste Veranstaltung der Jubiläumswoche, um nicht zu sagen, der reinste Albtraum!

Die vorangegangenen Veranstaltungen waren zeitlich begrenzt gewesen, ich hatte ein paar Worte sagen müssen und mich dann im Hintergrund halten können. Ich wusste, was von mir erwartet wurde, schließlich waren sie formaler Natur. Die Feier hingegen hatte eher einen informellen, ja privaten Charakter. Ich hatte durchaus eine Ahnung, was von mir erwartet wurde: mit netten Worten einen Rückblick auf die Woche werfen, auf die vorangegangenen schulpolitischen Kämpfe, mich bei den Kolleg*innen für ihr Engagement bedanken, auf die Zukunft anstoßen, anschließend mit möglichst allen sprechen – also Small Talk! –, besonders die Ehemaligen »hofieren« und mit allen gemeinsam essen und trinken. Hilfe! Das konnte ich nicht! Ich war vollends überfordert! Ich hatte doch eh schon keine Energie mehr, die Migräne hatte mich während der Woche pausenlos gequält, ich ging sozusagen bereits »auf dem Zahnfleisch«. Aber fernbleiben konnte ich der Veranstaltung auch nicht, das war mir schon klar.

Also ging ich hin. Ich betrat das Restaurant. Ich war nicht die Erste, aber auch nicht die Letzte. Ich kannte nicht alle Personen. Was sollte ich jetzt machen? Unsicher sagte ich erst einmal etwas lauter: »Guten Abend!« Gut. Aber nun? Zu wem sollte ich mich gesellen? Ich suchte nach Kolleg*innen, mit denen ich halbwegs klarkam und die von sich aus »redselig« waren und nicht verstummten, weil die Schulleiterin neben ihnen stand. Also hin zu einem Stehtisch. Small Talk. Im Kopf ratterten meine Gedanken: Was muss ich jetzt machen? Muss ich herumgehen und andere ansprechen? Wie soll ich sie denn bloß ansprechen? Ich habe nichts zu sagen! Eine Kollegin stellte mich Ehemaligen vor. Mein Stresspegel erreichte Höchststände. »Was soll ich sagen? Sag doch endlich etwas!«, hallte es laut in meinem Kopf. Es war der pure Horror!

Irgendwann ging gar nichts mehr, in meinem Kopf drehte sich alles und ich fühlte, dass ich bald zusammenbrechen würde, die Kopfschmerzen wurden immer noch schlimmer. Und so schlich ich mich davon, als es hieß, wir sollten herüber zum Essen gehen. Ich ging, ohne mich zu verabschieden. Ich war erleichtert, dem Inferno entkommen zu sein, gleichzeitig schämte ich mich. Es fühlte sich wie ein Versagen an und ich machte mir Vorwürfe. Nicht zum ersten und nicht zum letzten Mal zweifelte ich daran, ob ich wirklich für die Schulleitung geeignet war. Es war kein guter Auftritt gewesen, nicht der Situation angemessen. Eine Feier des Kollegiums, von der sich die Leitung als Erste »vom Acker macht«? Ich weiß nicht, wie lange ich durchgehalten habe, vielleicht eine Stunde. Ich habe nicht mit allen Kolleg*innen gesprochen, locker geplaudert, über Witze gelacht, Nähe zugelassen. Von außen habe ich sicherlich emotionslos, kalt, desinteressiert, arrogant gewirkt. Mein innerer Kampf gegen das Ertrinken, mein überhitztes Gehirn, das »durchbrannte«, mein Wanken, meine Angst, zusammenzubrechen – das war nicht sichtbar. Alle hatten Spaß, waren entspannt, genossen das Zusammensein, plauderten ungezwungen miteinander, und ich fühlte mich wie ein verprügelter Hund. Wie gerne wäre ich in dieses Bad der Lockerheit eingetaucht, hätte mich von den warmen Wellen des Miteinanders umspülen lassen. Aber es ging nicht. Ich konnte es auch nicht erklären. Hätte es jemand verstanden? Ich wage, es zu bezweifeln. Wie oft schon ist mir gesagt worden: »Nun sei doch mal locker. Genieß es«, oder: »Mensch, komm mal aus dir raus.« Ich kann ES nicht. ES, das mit den Menschen und so.

Soziale Interaktion ist harte Arbeit

In den letzten Jahren habe ich mir einige soziale Kontakte hart erarbeitet. Das meine ich genau so. Ich gehe regelmäßig zur Entspannungstherapie, zur Psychotherapie, spiele zweimal wöchentlich Badminton, bin im regelmäßigen WhatsApp-Kontakt mit meiner Tochter, wir besuchen uns auch immer mal wieder gegenseitig, und ich treffe mich mit ganz wenigen, ganz lieben Freund*innen in größeren Abständen. Das ist das Maß, das ich bewältigen kann. Das muss für Menschen, die soziale Kontakte lieben und entspannend finden, komisch klingen. Aber es ist so. »Hart erarbeitet« heißt, dass mir die genannten Begegnungen anfangs so viel Energie geraubt haben, dass ich regelmäßig Overloads, Shutdowns und innere Meltdowns erlitt. Aber ich habe nicht aufgegeben, weil ich spürte, dass mir die Begegnungen wichtig sind, mir Freude bereiten, weil es Begegnungen mit Menschen sind, die mich so annehmen, wie ich bin. Das hat durchaus Monate oder auch Jahre gebraucht, an diesen Punkt zu kommen. Es hat sich gelohnt! Und dass die anderen nicht aufgehört haben, mich zu ermuntern, mich zu stärken, zeigt mir, dass auch ihnen der Kontakt mit mir etwas bedeutet.

Diese »Kontakt-Allergie« ist anstrengend. Ich habe gelernt, sie für mich so zu akzeptieren und sie anzunehmen, ohne sie – vor allem negativ – zu bewerten. Ich freue mich über die Zeit mit den anderen Menschen, aber ich genieße es, wenn ich wieder allein – nicht einsam! – bin und mich erholen kann. Nach einer Kaffeerunde sagte einmal eine damalige Freundin wohlwollend: »Erhol dich gut von uns«, worauf eine andere entrüstet antwortete: »Sie muss sich doch nicht von uns erholen! Das war ein so schöner, harmonischer Nachmittag! Den habe ich genossen und zehre davon!« Ich hatte ihn auch genossen, und trotzdem brauchte ich danach mehrere Tage des Alleinseins, um die Energie, die ich für den Nachmittag gebraucht hatte, wieder aufzuladen.

Nicht autistische Menschen scheinen den Herausforderungen zwischenmenschlicher Begegnungen intuitiv gewachsen zu sein. Autistische Menschen hingegen weisen – zumindest wenn sie auf nicht autistische Menschen treffen – »Defizite« in der sozialen Interaktion und Kommunikation auf, die sich laut DSM-5 in der sozial-emotionalen Wechselseitigkeit, in der nonverbalen Kommunikation sowie in den Schwierigkeiten, Freundschaften zu entwickeln, gestalten und aufrechtzuerhalten, zeigen.[1]

Über welche Fähigkeiten bzw. Kompetenzen also muss ich nun verfügen, um soziale Interaktionen und Kommunikation erfolgreich gestalten zu können? Es handelt sich auf jeden Fall um eine sehr komplexe Angelegenheit,[2] deren Mechanismen für diejenigen, die sie nicht beherrschen, nicht »mal eben so« zu verstehen oder gar zu erlernen sind. Um die Aussagen und das Verhalten einer Person richtig verstehen zu können, müssen wir uns in sie hineinversetzen können, uns vorstellen, was sie denken oder fühlen mag und welches Verhalten sich daraus ableiten lassen kann. Die Sprache allein reicht dafür nicht aus, sie ist nur klar und eindeutig, solange sie ohne Kontext und wortwörtlich verstanden werden kann. Das ist in zwischenmenschlichen Begegnungen so gut wie nie der Fall. Wir müssen – gleichzeitig! – auf viele Dinge achten, sie miteinander verbinden und ihre Essenz herausfiltern: wie etwas gesagt wird, also in welchem Tonfall, mit welcher Betonung etc.; die Augen unseres Gegenübers im Blick behalten, weil sie seine/ihre Gefühle verraten; seinen/ihren Gesichtsausdruck insgesamt deuten, ob er/sie lächelt oder die Mundwinkel hängen lässt; die Körperhaltung der Person, die uns darüber hinaus noch mehr verrät, mit in unsere Überlegungen einbeziehen; unser Vorwissen über die beteiligten Personen aktivieren und im Hinterkopf bereithalten und schließlich die Situation und den Kontext, in dem etwas gesagt wird, betrachten, weil das Gesagte je nachdem ganz Unterschiedliches beinhalten kann.

All diese Aspekte müssen wie ein Puzzle zusammengesetzt werden, um mein*e Gesprächspartner*in verstehen zu können, und das in Sekundenschnelle. Mit einem rein organischen Hören und semantischen Auffassen der Worte ist das unmöglich, sodass die Botschaft mit sehr großer Wahrscheinlichkeit nicht ankommen wird und die Reaktionen darauf nicht »passen« werden. Den/die andere*n mit seinem/ihrem Verhalten und in seinen/ihren Aussagen zu verstehen, setzt eine Sprachpragmatik voraus, die autistische Menschen anscheinend nicht ausreichend beherrschen.

Wie schaffen das nicht autistische Menschen? Sie verfügen über ein Hilfsmittel, das autistischen Menschen fehlt: eine Art »sozialer Autopilot«[3], der sie unbemerkt im Hintergrund durch das soziale Dickicht navigiert. Der soziale Autopilot ist ein Konstrukt, das benutzt wird, um diese Intuition für soziale Situationen beschreiben zu können. Tatsächlich aber hat die Autismusforschung inzwischen herausfinden können, dass sich die Hirnregionen, die für das Sozialverhalten verantwortlich sind, bei Autist*innen anders entwickeln.[4] Nichtautist*innen sind somit in der Lage, Situationen intuitiv, also ohne bewusst darüber nachdenken zu müssen, zu erfassen und zu verstehen, sie wissen, »was das Gegenüber will, ohne dass dies explizit ausgesprochen wird. […] Ihre Intuition erlaubt es ihnen vielmehr, subtile Unterschiede dort zu erkennen, wo logisch gar keine zu erkennen sind«[5]. Die vielen verschiedenen Signale werden von ihnen sekundenschnell verarbeitet und zu einem Gesamtbild zusammengefügt.[6] Mangels eines solchen sozialen Autopiloten müssen autistische Menschen die verschiedenen Ebenen und Zeichen der sozialen Interaktionen und Kommunikation bewusst, also kognitiv analysieren, gleichzeitig müssen sie aber auch ihre eigenen Gedanken sortieren, in Worte fassen und eine aus nicht autistischer Sicht möglichst angemessene Reaktion zeigen.

Dies ist synchron nicht möglich. Dadurch wirken autistische Menschen in sozialen Situationen oft komisch, unbeholfen, unempathisch, gefühllos, arrogant, abwesend. Ihr Verhalten wird schnell verurteilt – mir wurde von meiner eigenen Familie oft vorgeworfen, dass so wie ich kein »normaler« Mensch reagieren bzw. handeln würde. Gespräche und Situationen muss ich im Nachgang weiter analysieren, stunden-, ja tagelang grüble ich über das Gesagte und Erlebte und versuche, es zu verstehen. Das ist wahnsinnig anstrengend und frustrierend, weil ich so viel Energie aufbringen muss, um schließlich doch – wieder einmal – missverstanden und abgelehnt zu werden. Wenn nonverbale Zeichen nahezu zwei Drittel[7] unserer Kommunikation umfassen, bleibt gerade einmal ein Anteil von einem Drittel für die Sprache, die ihrerseits nur selten wörtlich zu verstehen ist. Wie soll ein autistischer Mensch unter derartigen Umständen die sozialen Interaktionen und die Kommunikation, »das mit den Menschen und so« hinkriegen?

Lösung: Drehbücher für die sozialen »Rollenspiele«

Viele Autist*innen erstellen Drehbücher für soziale Situationen, die sie auf der Grundlage sehr genau beobachteter und analysierter Interaktion und Kommunikation anderer Menschen schreiben. Damit versuchen sie, die Klippen der sozialen Interaktion und Kommunikation zu umschiffen,[8] sodass ihnen äußerlich ihre Probleme nicht anzumerken sind, auch weil sie sich darüber hinaus oft sehr gut ausdrücken können. Die »Drehbücher« sind besonders hilfreich in sogenannten formellen Situationen, die meist nach dem gleichen Muster ablaufen, z. B. ein Verkaufsgespräch beim Brötchenholen vom Bäcker oder in beruflichen Kontexten. Die Rollen sind klar und die einstudierten Sätze passen.

Deutlich schwieriger ist das in informellen Situationen, bei privaten Begegnungen, etwa in Kaffeepausen, beim zufälligen Begegnen auf der Straße. Hierfür gibt es keine Anleitung, wer wann was zu sagen hat. Oft sind mehrere Personen beteiligt und damit zu viele Informationen zu verarbeiten, die Themen sind willkürlich und wechseln sprunghaft. Abgespeicherte Floskeln können helfen, auch ein Repertoire an Themen – beliebte Themen sind beispielsweise das

Wetter, wie der Weg zu der Veranstaltung war oder wie es den Kindern geht – sollte gedanklich durchgespielt werden und im Ernstfall abrufbar sein. Damit kann man im Small Talk halbwegs bestehen. Diese Tricks lösen aber nicht das Problem, dass es keine festgelegte Reihenfolge der Redenden gibt: Wann muss ich etwas sagen? Wann darf ich etwas sagen? Wie erkenne ich das?

Je komplexer die – sowohl formellen als auch informellen – Situationen werden, desto mehr kommen die Drehbücher an ihre Grenzen, desto weniger wird es autistischen Menschen gelingen, ihre Schwierigkeiten zu »überspielen«,[9] bzw. desto mehr Anstrengung kostet es sie.

Menschen »lauern« überall

Um Menschen kommt man nicht herum, sie lauern überall. Sie stellen eine permanente Gefahr für mich dar. Wenn ich meine Wohnung verlassen möchte, um z. B. die Wäsche im Keller aufzuhängen, lausche ich erst einmal an der Wohnungstür, ob sich Bewohner*innen der anderen Mietparteien im Flur befinden. Wenn ich keine Stimmen oder verdächtigen Geräusche höre, wage ich mich hinaus. Welch ein Schrecken, wenn doch wider Erwarten jemand im Wäschekeller ist! Ich kann dann nicht sprechen, schaffe es gerade noch, »Guten Morgen« oder »Hallo« zu sagen. Aufgrund meiner Einsilbigkeit gibt es Gott sei Dank nur noch wenige Versuche, mich in ein Gespräch zu verwickeln.

Trotzdem fühle ich mich irgendwie schlecht, wenn ich sehe und höre, wie sich meine Nachbar*innen angeregt unterhalten, und ich an ihnen, den Blick nach unten gerichtet, nur kurz grüßend vorbeigehe. Ich würde das auch so gerne können. Andererseits finde ich das ständige »Guten Tag!«-Zurufen beispielsweise im Wald ganz fürchterlich. Jedes Mal werde ich dadurch aus meinen Gedanken gerissen, aus meinem In-mich-gekehrt-Sein, aus meiner Welt. Ich will dann keinen Kontakt, ich will nicht gestört, genervt werden.

Und dann kam Corona. Den ersten Corona-Lockdown 2020 habe ich als Erleichterung empfunden. Endlich fiel der soziale Druck weg! Während mein Umfeld klagte – für die meisten nicht autistischen Menschen bedeutete der Lockdown, sozial dehydriert zu sein –, fühlte es sich für mich an, als würde ich gedüngt, ich blühte regelrecht auf. Es gab keine Termine mehr, ich musste nicht mehr überlegen, ob ich eine Einladung, einen Termin wahrnehmen und diesen dann mit Migräne »bezahlen« sollte oder ob ich ihn absagte, mit der Gefahr, den anderen zu »verprellen«. Es war auf einmal vorbildlich, auf soziale Kontakte zu verzichten. Mir ging es in der Zeit so gut wie lange zuvor nicht. Ich erkannte, dass das mein Leben war, dass ich meine sozialen Kontakte auch zukünftig reduzieren musste. Als ich im Radio hörte, wie jemand das Ende des Lockdowns herbeisehnte – weil sie »endlich wieder normal leben« wollte –, erkannte ich schlagartig, dass dieses abgeschottete Leben mein »Normal« war, das ich in die Zeit danach retten musste!

Störmeldung

»Nichts ist erstaunlicher, zuweilen unangenehmer, schwieriger zu fassen als die Differenz des Anderen.«[10] Diese Grundannahme des französischen Philosophen Charles Pépins bezieht sich auf nicht autistische Menschen. Wenn es aber bereits innerhalb dieser Gruppe zu Schwierigkeiten im gegenseitigen Verständnis kommt, wie viel größer müssen diese erst sein, wenn nicht autistische und autistische Menschen aufeinandertreffen? Für Pépin ist der entscheidende Punkt im Miteinander die Dezentrierung, womit er meint, dass wir den Blick von uns weg, ja sogar gegen uns, auf den Blickwinkel des/der anderen lenken müssen, um die Welt mit und durch seine/ihre Augen sehen zu können.[11] Die Menschen seien dazu in der Lage. Wenn die Dinge nicht mehr allein aus der eigenen Identität gesehen würden, sondern auch vom Gesichtspunkt des/der anderen, käme es zum Dialog.

Es ist genau diese Stelle, die die soziale Interaktion und Kommunikation zu einer wahren Challenge werden lässt. Sie zu meistern, ist keine einseitige Herausforderung. Für das gegenseitige Verstehen wie auch das gegenseitige Nichtverstehen sind alle Beteiligten verantwortlich. Den meisten nicht autistischen Menschen fehlen – genauso wie den meisten autistischen Menschen – die »Augen« des/der anderen. Nicht autistischen Menschen fällt es sehr schwer, autistische Menschen in sozialen Interaktionen und Kommunikation zu verstehen. Sie haben ebenso »Defizite«, nur fallen sie nicht auf, weil 98 bis 99 Prozent aller Menschen nicht autistisch sind. Wenn also Autist*innen fehlendes Einfühlungsvermögen nachgesagt oder vorgeworfen wird, trifft dies umgekehrt in gleicher Weise auf nicht autistische Menschen zu. Sie können sich nicht in autistische Menschen einfühlen, weil sie nicht wissen, wie sie »ticken«.

Der »soziale Autopilot« nicht autistischer Menschen ist darauf angewiesen, nonverbale Zeichen zu erhalten.[12] Autist*innen senden diese aber höchstens spärlich, sodass es nichts zu dekodieren gibt. Und jetzt? Werden Vermutungen angestellt, wird zwischen den Zeilen vergebens nach Hinweisen gesucht, die es nicht gibt und die deshalb der autistischen Person angedichtet werden, wird etwas in ihre Aussagen hineininterpretiert, werden ihnen Absichten unterstellt, die sie nicht haben, statt einfach wörtlich zu nehmen, was sie tatsächlich gesagt haben. Brit Wilczek, psychologische Psychotherapeutin, berichtet von einem Experiment, in dem die Student*innen bei einer Vorlesung keinerlei Regung zeigten. Sie ließen weder Freude noch Ärger erkennen, ihr Gesichtsausdruck blieb einfach unverändert neutral. Dies verunsicherte den Professor so sehr, dass er seinen Vortrag unterbrach und fragte, ob etwas nicht stimmen würde. Keine Signale zu erhalten, löst beim »sozialen Autopiloten« nicht autistischer Menschen Stress aus, alarmiert sie regelrecht. Sie sind sich dessen nur selbst meist nicht bewusst.[13]

Durch ihren »sozialen Autopiloten« sind sie darauf gepolt, in Gesprächen mehr auf das »Wie« des Gesagten zu achten als auf den tatsächlichen Inhalt. Es scheint fast so, dass dies wichtiger sei. Aber warum sprechen wir dann überhaupt miteinander, wenn der Inhalt unwesentlich ist? Soziale Interaktionen und Kommunikation haben für autistische Menschen überwiegend den Zweck, Informationen weiterzugeben und zu erhalten. Es geht ihnen um einen sachorientierten Dialog. Ob das Wetter schön ist oder ob es regnet, ist nicht von Belang, es sei denn, man will vielleicht eine Wanderung unternehmen. Sprache ist das Instrument, um dem Informationsbedürfnis nachzukommen. Für nicht autistische Menschen hat Sprache eine weitere, ganz wichtige Funktion sozialer Natur, nämlich Kontakte herzustellen, Gemeinschaft zu schaffen.

Es gibt noch weitere Risiken in der sozialen Beziehung zwischen nicht autistischen und autistischen Menschen, die den »sozialen Autopiloten« in Alarmbereitschaft versetzen, z. B. die »berühmt-berüchtigte« Ehrlichkeit autistischer Menschen. Diese führt oftmals dazu, dass ihre Kommunikation sehr direkt ist, was sich auch in ihrer Sprache widerspiegelt. Aussagen, die inhaltlich genau so gemeint sind, werden ohne abmildernde Phrasen getätigt und auch nicht in umschreibende nette Worte »verpackt«, sodass sie den/die Gesprächspartner*in verletzen. Wer möchte schon gerne hören, dass die neue Frisur scheußlich ist und das aufgelegte Parfüm stinkt? Soziale Notlügen werden in diesen Fällen nicht in Betracht gezogen.

Warum ist denn jetzt der/die andere sauer, ich habe doch nur die Wahrheit gesagt? Die Journalistin Johanna Adorján beschreibt in einem Buch, wie Ehrlichkeit ankommen kann:

»Ich frage mich immer, was es mit dieser Sitte auf sich hat, einfach alles, was man denkt, ungefiltert weiterzugeben. Ist das Stumpfheit oder wird das von ihnen selbst als unheimlich aufrichtig empfunden? Glauben sie, man werde ihnen für ihre Ehrlichkeit dankbar sein? Oder soll es sein, wonach es klingt, eine hübsche kleine Beleidigung, passiv-aggressiv als Anteilnahme getarnt? Und was soll man eigentlich darauf antworten? […] Wäre es nicht viel netter, etwas Nettes zu sagen? Irgendetwas wird sich schon finden lassen, wenn man nur danach sucht. Und wenn nicht, wie schlimm wäre Schweigen?«[14]

So, und woher weiß ich nun, wann es angebracht ist, nicht ehrlich zu sein, sondern etwas Nettes zu sagen oder zu schweigen? Das hängt von der Situation ab, vom Kontext – ah ja, schon klar.

In Gesprächen bin ich grundsätzlich ehrlich, ich kann gar nicht anders, während viele Kolleg*innen nicht immer das sagten, was sie dachten oder zuvor in einem anderen Kreis preisgegeben hatten. Um die eigene Stellung im Kollegium nicht zu gefährden, wurde vieles nicht ausgesprochen, wurde manches gemacht, was eigentlich nicht dem eigenen Willen entsprach. Wenn nun autistische Menschen ihrerseits ehrlich sind, fühlt sich das nicht einfach nur ungewohnt an, sondern wirkt wie ein Angriff, eine Bedrohung des sozialen Gefüges. Es beruhigt mich, wenn Autismusforscher*innen konstatieren: »[…] auch die Fähigkeit, zu lügen, zu manipulieren und zu übertreiben, ist deutlich reduziert […].«[15] Dieser fehlenden Kompetenz trauere ich nicht nach, auch wenn sie mir in meinem Berufsleben Nachteile eingebracht hat, weil ich nicht strategisch Mehrheiten aufbauen konnte.

Auch der oftmals fehlende Augenkontakt bei autistischen Menschen ist so eine Sache, die nicht autistische Menschen sehr zu verunsichern scheint. Die Sonderpädagogin meiner Schule sagte mir nach meinem Outing als Asperger-Autistin, dass ich der erste Autist bzw. die erste Autistin sei, die ihr in die Augen schauen würde. Natürlich, das kann ich, weil ich darauf in meiner Kindheit durch meine Mutter regelrecht gedrillt worden bin. Nur bekomme ich dabei vom Gesprächsinhalt nicht mehr viel mit und kann mich kaum noch konzentrieren. Der Kommentar meiner Kollegin drückte Erstaunen aus, gefärbt mit einem Touch Ungläubigkeit. Autist*innen können anderen doch gar nicht in die Augen schauen, ergo kannst du eigentlich nicht autistisch sein. Das ist ein Vorurteil. Viele Autist*innen haben den Blickkontakt lernen müssen, die meisten schauen aber dem/der anderen gar nicht in die Augen, sondern auf einen Punkt zwischen den Augen. Seitdem ich das erste Mal von diesem Trick las, versuche ich, ihn auch anzuwenden. Mein Blickkontakt gerät nämlich schnell zu einem unangenehmen Starren.

Blickkontakt herstellen zu können, ist eine wichtige Kompetenz im sozialen Miteinander. Laut Studien wirken Menschen umso sympathischer, je länger sie andere anschauen.[16] Der gleiche Effekt tritt ein, wenn wir dem Blick anderer folgen. Bildgebungsverfahren zeigen, dass dabei Areale im Gehirn aktiviert werden, die für das Belohnungssystem zuständig sind. Deshalb werden soziale Interaktionen und Kommunikation als Belohnung empfunden und lösen angenehme Gefühle aus. Die Studienergebnisse erklären, warum autistische Menschen meist nicht als sympathisch empfunden werden. Sie empfinden soziale Kontakte sehr selten als Belohnung, im Gegenteil, für sie stellen sie eine potenzielle Bedrohung dar, weil ihre Amygdala übersensibel auf Blickkontakt reagiert und so Angst auslöst.[17] Autistin Rebecca Klein beschreibt in einem sehr eindringlichen Text, warum sie nicht nur dem Blick ausweicht, sondern sogar ihre Augen schließen muss:

»meine augen sind oft zu übervoll durch alles was ich sehe. Ich kann kaum dinge damit fixieren. es ist dann so, als ob alles ineinander verschwimmt. es wird dann so interpretiert, als ob ich meine mitmenschen ignoriere. ich fasse alles gleichzeitig mit den augen auf, und ordne es erst anschließend im kopf. Ich bade innen dann in Bildern, dazu muss ich meine augen schließen. [...] augenkontakte zu anderen menschen sind mir total zuviel. ich kann dann in die seele blicken. eisige blicke könnten mich töten und liebevolle blicke könnten lausig angst machen. die grenzen verwischen sich dann. ich höre manchmal die gedanken meiner mitmenschen sehr deutlich mit. das graue gedankengut tut weh und macht mir angst. Das gute entspannt mich innerlich.«[18]

Unterschiedliche »soziale Wirklichkeiten«

Rebecca Klein arbeitet einen weiteren wichtigen Aspekt heraus, der erst seit der »Theorie der intensiven Welt« von Henry Markram Beachtung findet. Im Gegensatz zu der geringen Fähigkeit, die vielen nonverbalen Signale zu entschlüsseln, steht das intensive Fühlen vieler Autist*innen. Sie spüren die Gefühle ihres Gegenübers in ihrem eigenen Körper. Sie sind allerdings nicht immer in der Lage, die fremden Gefühle von ihren eigenen zu unterscheiden, sie richtig zuzuordnen, sie zu verstehen und vor allem sich von ihnen abzugrenzen. Die Abgrenzung von fremden Gefühlen kann nur dann gelingen, wenn ich mir meiner eigenen Gefühle sicher bin, wenn ich einen Zugang zu ihnen habe. Dafür muss ich sie erst einmal zulassen und aushalten können, was für sich schon – auch für nicht autistische Menschen – schwierig genug ist. Ich habe in der Psychotherapie Jahre gebraucht, meine Gefühle erkennen und annehmen zu können. Kommen noch die Gefühle der anderen Menschen hinzu, verunsichert das sehr, ist Chaos vorprogrammiert. Das macht soziale Interaktionen und Kommunikation oft so extrem anstrengend.

Wenn ich einen Raum betrete, spüre ich die Stimmung sofort. Ich brauche Zeit, um die Gefühle zu ordnen. Glücklicherweise kann ich das inzwischen. Aber ich kann Ihnen sagen, dass es wahnsinnig anstrengend ist, die vielen unterschiedlichen Gefühle zu spüren und die eigenen herauszufiltern. Oft gelingt mir das erst nach den sozialen Kontakten. Die autistische Künstlerin und Autorin Gee Vero benutzt für das Spüren bzw. Erfühlen des inneren Zustandes anderer Menschen den Begriff *sensing*.[19] Meine Psychotherapeutin teilt mir aus diesem Grund gleich zu Beginn einer Sitzung mit, wenn sie etwas belastet oder sie erkrankt ist, damit ich nicht bis zur nächsten Sitzung über die erspürten Gefühle und ihre Zuordnung grübeln muss. Das kommt nur selten vor, entlastet mich aber sehr.

Menschen mit der gleichen Wahrnehmung erleben eine gemeinsame »soziale Wirklichkeit«, sodass sie im Miteinander ein Mitschwingen erleben. Diese Resonanz erfahren autistische Menschen in der nicht autistischen »sozialen Wirklichkeit« nicht. Da die Welt fast ausschließlich nicht autistisch ist, machen sie die Erfahrung eines gemeinsamen Schwingens unter Umständen nie. Sie erleben die nicht autistische »soziale Wirklichkeit« vielmehr als »ganz und gar unwirklich«.[20]

Die sozialen Regeln werden dort nicht explizit formuliert, ihre Einhaltung aber wird erwartet. Werden die unausgesprochenen Erwartungen und Absichten nicht verstanden, ist ein gemeinsames Erleben der nicht autistischen »sozialen Wirklichkeit« nicht möglich. Autistische Menschen verstehen die stets mitschwingenden Subtexte meist nicht – würden sie klar formuliert, wäre dieses Problem gelöst. Explizite Sprache und deutliche Kommunikation gehören jedoch nicht zum Standardrepertoire der nicht autistischen Welt.

Die unterschiedlichen »sozialen Wirklichkeiten« vermitteln autistischen Menschen das Gefühl, nicht verstanden zu werden, anders, fremd, fehlplatziert zu sein, auf dem falschen Planeten zu leben. Ihre »soziale Wirklichkeit« beruht vor allem auf visuellen Wahrnehmungen. Autist*innen nehmen sich nicht als ein »soziales Ich« wahr, das um seiner Existenz willen die sozialen Spielregeln und Normen erfüllt.[21] Dafür erfassen sie die Objektwelt intuitiv, was nicht-autistischen Menschen größere Schwierigkeiten bereitet. Die unterschiedlichen »sozialen Wirklichkeiten« bedingen also das fehlende Matching zwischen autistischen und nicht autistischen Menschen: Autistische Menschen reagieren in sozialen Situationen nicht so, wie es nicht autistische Menschen erwarten, während sie wiederum sich nicht so verhalten, wie es autistische Menschen erwarten – ein Kreislauf gegenseitiger Missverständnisse.

Anders verhält es sich, wenn autistische Menschen untereinander kommunizieren. Das kann aufgrund der gemeinsamen »sozialen Wirklichkeit« funktionieren. Frei von sozialen Normen und verborgenen Subtexten können sich Gespräche entwickeln, in denen die Aussagen aufeinander aufbauen. Das assoziative Denken kann zu einer Art »Tanz« werden, frei, harmonisch und fließend. Ziel der Gespräche ist ein gemeinsames Verständnis, das unvoreingenommene Akzeptieren des/r anderen und seiner/ihrer Ansichten. Die Sprache fokussiert den Inhalt, die Aussagen müssen, nein dürfen nicht interpretiert werden, sie sind wörtlich zu verstehen. Der soziale Kontext ist »kein Filter, durch den wir [Autist*innen] die Welt sehen und das Gesagte beurteilen«.[22]

Der niederländische Autismusforscher Peter Vermeulen bezeichnet die Schwierigkeiten, den sozialen Kontext zu erfassen, als »Kontextblindheit«.[23] Analog dazu sind somit die Defizite nicht autistischer Menschen, den sozialen Filter auszublenden und sich rein auf den Inhalt zu konzentrieren, eine »Inhaltsblindheit«.[24]

Die Kommunikation autistischer Menschen kann in der beschriebenen Art geschehen. Aber ich habe es auch schon ganz anders erlebt, und in Autismusforen wird ebenso berichtet, dass die Kommunikation unter Autist*innen oftmals nicht funktioniert. Es dürfte sich hier so verhalten wie bei nicht autistischen Menschen, die untereinander auch nicht automatisch gut miteinander kommunizieren. Autismus oder Nichtautismus ist nicht das alleinige Kriterium für gelingende Kommunikation.

Im Kapitel zum sprachlichen Verständnis fordere ich Sie auf, für eine gewisse Zeit einmal alles wörtlich zu verstehen. Ich möchte dieses Experiment erweitern. Versuchen Sie nun, Ihren »sozialen Filter« auszuschalten. Konzentrieren Sie sich nur auf das Gesagte, legen Sie Ihren Fokus ganz auf den Inhalt, ungeachtet aller sozialen Regeln und unabhängig davon, welche soziale Stellung Ihr Gegenüber hat. Machen Sie sich frei von Ihren (Vor)Urteilen, lösen Sie das Gespräch aus dem sozialen Kontext heraus. Ich weiß nicht, ob das wirklich möglich ist. Aber versuchen Sie es. Versuchen Sie, die »soziale Wirklichkeit« autistischer Menschen nachzuempfinden. Denken Sie daran, dass es für Autist*innen ähnlich herausfordernd und anstrengend ist, wenn sie in der nicht autistischen »sozialen Wirklichkeit« zurechtkommen müssen, weil dies von ihnen selbstverständlich und ohne hinterfragt zu werden erwartet wird.

Andere Formen der Kommunikation

Eine sehr wertvolle Erfahrung war für mich das »Parallel-Dasein«[25], womit das rein physische Beisammensein gemeint ist. Ich habe in meiner Zeit in der psychiatrischen Tagesklinik diese Momente genossen. In der Ergotherapie war ich manchmal mit einem Mitpatienten allein im Werkraum. Wir waren in unsere Arbeiten vertieft, ohne miteinander zu sprechen, fühlten uns aber dennoch miteinander verbunden. Das waren die schönsten Momente. Ich musste nichts sagen, mich nicht verstellen, wurde nicht bewertet, falsch gedeutet. Gemeinsam schweigen, in der Stille intensiv die Umgebung wahrnehmen und uns darüber miteinander verbinden – das ist für mich die schönste Form der sozialen Interaktion und Kommunikation. Diese Momente sind selten, aber es gibt sie. Schweigen als Form der Kommunikation – das mag paradox anmuten. Doch Kommunikation erfolgt nicht nur über Sprache. Ein Beispiel, das zutiefst beeindruckt und herausfordert, ist das selbst gedrehte Video *In My Language* der nonverbalen Autistin Amanda Baggs.[26] Sie teilt sich über einen Sprachcomputer mit und vermittelt in eindringlicher Weise, wie sie ohne Sprache mit ihrer Umwelt kommuniziert. Im zweiten Teil ihres Videos ist die Stimme des Sprachcomputers zu hören, die Sätze werden eingeblendet. Baggs hat ihre sinnliche Form der Kommunikation übersetzt:

»Meine Sprache besteht nicht aus Wörtern, nicht einmal aus visuellen Symbolen, die von euch interpretiert werden müssen. Ich befinde mich in einem konstanten Austausch mit jeder Faser meiner Umwelt. Ich reagiere physisch auf jedes Teil meiner Umgebung. […] Es ist Ironie, dass ihr meine Art, auf alles um mich herum zu antworten, als ein ›Sein in meiner eigenen Welt‹ bezeichnet, wohingegen ihr behauptet, ich würde mich für eine wirkliche Interaktion mit der Welt öffnen, wenn ich mit einem viel begrenzteren Set an Antworten interagiere und nur auf einen viel begrenzteren Teil der Welt reagiere. […] Ihr richtet über meine Existenz, mein Bewusstsein und meine Persönlichkeit, weil es scheint, als ob ich nur auf einen kleinen und begrenzten Teil der Welt reagierte. […] Nur wenn ich etwas in eurer Spra-

che tippe, kommuniziere ich eurer Ansicht nach. [...] [Ihr] sprecht [...] mir ab, ein denkendes Lebewesen zu sein, und da eure Definition von Denken eure Definition von Persönlichkeit so unsinnig stark bestimmt, zweifelt ihr an, dass ich genauso wie ihr eine richtige Person bin. Ich wüsste wirklich zu gern, wie viele Menschen [...] glauben würden, dass ich dies geschrieben habe.« (Ü. d. A.)[27]

Baggs hat ihre Texte ohne weitere menschliche Hilfe getippt. Es ist aber möglich, dass die autistische Person ihre Hand nicht ausreichend spürt, Schwierigkeiten hat, die Reize zu filtern und damit sich zu fokussieren, so dass sie durch eine weitere Person gestützt wird, die sie berührt und durch Druck bzw. Gegendruck hilft, die Bewegungen zu steuern.[28] Der Methode haftet der Vorwurf an, dass die unterstützende Person die schreibende Person manipulieren oder beeinflussen würde. Es gibt Studien, die dies bekräftigen, wenngleich sie von einer unbewussten Beeinflussung ausgehen, aber auch Untersuchungen, die dies widerlegen.[29] Autistische Menschen, die zuvor als intelligenzgemindert und analphabetisch diagnostiziert wurden, können sich mithilfe der mehr oder weniger gestützten Kommunikation mitteilen und legen offen, dass die rein sprachliche Welt zu viele Menschen unterschätzt und ausschließt. Weitere unterstützende Methoden sind der Einsatz von Gebärdensprache, die Kommunikation über Bilder und Symbole oder elektronische Kommunikationshilfen, die z. B. durch das Berühren von Bildern eine Sprachausgabe produzieren.[30]

Trotz alledem: Wunsch nach sozialen Kontakten

Ein Leben allein, ohne in Kontakt zu anderen Menschen treten zu müssen, ist nicht möglich. Gemeinschaft ist vielmehr ein psychisches Grundbedürfnis, Kontakt ist »Nahrung«, ohne die wir nicht überleben können.[31] Zwischenmenschliche Kontakte zu knüpfen und aufrechtzuerhalten, ist autistischen Menschen aber nicht in die Wiege gelegt worden. Ihre Schwierigkeiten in der sozialen Interaktion und Kommunikation sind das Kernmerkmal von Autismus. Sie brauchen eine »Kontaktdiät«. Das heißt aber nicht, dass autistische Menschen sich nicht nach sozialen Kontakten sehnten und das Alleinsein grundsätzlich bevorzugten. Dies wird ihnen oft unterstellt, weil es so wirken muss. Aber es stimmt nicht. Viele Autist*innen wünschen sich Kontakte und Freundschaften[32] und leiden darunter, dass diese nicht gelingen.

Ich selbst bezeichne meine Schwierigkeiten mit anderen Menschen gerne als Kontakt-Unverträglichkeit mit allergischen Reaktionen bis hin zu einem allergischen Schock. Das nimmt Druck von mir und entkräftet meine Selbstvorwürfe. Die allergischen Reaktionen sind vor allem Migräne und große Erschöpfung, der allergische Schock zeigt sich als Zusammenbruch in Form eines Shutdowns oder ganz selten eines Meltdowns. Gut dosiert und mit Zeiten des Alleinseins vorher und nachher kann ich soziale Kontakte genießen. Es ist ein ständiger Spagat zwischen der Sehnsucht nach zwischenmenschlichen Begegnungen einerseits und der viel zu schnellen Überforderung durch sie andererseits. Für mich ist Autismus gerade aus diesem Grund eine Behinderung, da er gesellschaftliche Teilnahme verhindert oder zumindest sehr stark eingrenzt.

Meine Schwierigkeiten in der sozialen Interaktion und Kommunikation sind der Punkt, unter dem ich am meisten leide. Der Mensch kann nicht allein leben. Die soziale Gemeinschaft ist ein wesentlicher Teil dessen, was Menschen auszeichnet, was ihr Leben lebenswert macht. Sie ist existenziell. Es hat sehr lange gebraucht, bis ich akzeptieren konnte, dass ich »das mit den Menschen und so« nicht kann bzw. es mir wahnsinnig schwerfällt, mich stark verunsichert und oft eben destabilisiert. Bis dahin hatte ich immer wieder aufs Neue soziale Kontakte gesucht, hatte sie aber nicht halten können. Das fühlte sich jedes Mal wie ein Versagen an, für das ich mich verurteilte. Eine schlechte Erfahrung reihte sich an die nächste. Die Depression war seit meiner Jugend meine Begleiterin, meine Verzweiflung führte mich zu einer Brücke, von der ich springen wollte, oder ließ mich Tabletten sammeln. Ein Leben ohne soziale Kontakte erschien mir nicht lebenswert. Meine Ursprungsfamilie verstand mich nicht, ich hatte Angst, auch den Kontakt zu meiner Tochter zu verlieren. Ich fühlte mich wie ein sogenanntes »Montagsauto«, das lauter Fehler hat, die nicht gefunden und korrigiert werden können, und somit nicht fahrtüchtig ist. Was sollte ich auf dieser Welt?

Ich habe oft das Gefühl, den anderen Menschen beim Leben zuzuschauen und selbst nicht richtig zu leben. Als ob ich durch das Fenster sehnsuchtsvoll in ein Café schaue, das Café *La vie* (das Leben). Dort sehe ich Menschen, die eng zusammensitzen, erzählen, sich freuen, lachen, einander zuhören, das Zusammensein genießen. Sie schmieden vielleicht Pläne, noch gemeinsam ins Kino oder auf eine Feier zu gehen, eine Veranstaltung zu besuchen, sich mit Freund*innen zu verabreden. Möglicherweise planen sie auch einen gemeinsamen Ausflug oder eine gemeinsame Urlaubsfahrt. Ich betrete dieses Café nicht, weil ich es mir nicht leisten kann. Die Preise sind zu hoch: Die genannten Interaktionen und die vielen Gespräche kosten mich zu viel Anstrengung, ich habe keine Energie dafür. Ich bedaure das sehr, aber ich habe mich damit abgefunden. Wenn ich auch Zuschauerin des Lebens der Menschen in meiner Umgebung bin, bin ich aber nicht – mehr, muss ich hinzufügen – Zuschauerin meines eigenen Lebens. Ich gehe halt ins *Café Parfois* (manchmal), wenn ich genügend Energie gespart habe. Das Beispiel des Cafés habe ich nicht zufällig gewählt. Ich verabrede mich am liebsten auf einen Kaffee in einer Lokalität mit anderen Menschen. Dadurch ist die Dauer begrenzt, ein gemeinsamer Kaffee oder Tee bedeuten ein bis zwei Stunden. Für solche Begegnungen reicht meine Energie, sodass ich die gemeinsamen Momente genießen kann. Ich verlasse anschließend das Café müde, aber glücklich.

Erklärungsansätze für die »Kontakt-Unverträglichkeit«

Dass die Sache »mit den Menschen und so« fast unmöglich ist, hat unterschiedliche Ursachen. Da sind zum einen die intensiven sensorischen Reizwahrnehmungen, die Kontakte mit anderen Menschen zu einem Stresstest geraten lassen können, dazu das intensive Fühlen der Schwingungen, die Anfälligkeit für sprachliche Missverständnisse, auch das Stimming erleichtert die sozialen Interaktionen und Kommunikation nicht unbedingt, genauso wenig wie das rigide Festhalten an Routinen und Ritualen oder die mitunter eingeschränkten Interessen. Der entscheidende Punkt aber bleibt die grundsätzlich andere Wahrnehmung, die andere »soziale Wirklichkeit«. Alle Punkte zusammen ergeben, dass das »Socializing« autistischer Menschen anders ist, oder anders ausgedrückt: das nicht autistische »Socializing« matcht nicht mit dem autistischen.

Für die »Kontakt-Unverträglichkeit« gibt es in der Autismusforschung verschiedene Erklärungsansätze. Häufig wird die »Theory of Mind« (ToM) bzw. ihre mangelnde Ausbildung bei autistischen Menschen herangezogen, um ihre Schwierigkeiten, sich in andere hineinzuversetzen, zu begründen.[33] Das wohl bekannteste Experiment dazu ist der Sally-Anne-Test, in dem es darum geht, inwieweit Kinder in der Lage sind, eine andere Perspektive einzunehmen.[34] Ihnen wird folgende Szene gezeigt: Sally hat einen Korb, in den sie einen

Ball legt. Als sie geht, nimmt Anne den Ball aus Sallys Korb und legt ihn in ihren Karton. Nun kommt Sally zurück. Wo wird sie ihren Ball suchen: in ihrem Korb oder in Annes Karton? Die autistischen Kinder gaben in dem Experiment zu 80 Prozent an, dass Sally in dem Karton suchen würde, weil sie ja gesehen hatten, dass der Ball umgelegt wurde, während die nicht autistischen Kinder zu 85 Prozent richtig voraussagten, dass Sally in ihrem Korb nachschauen würde, da sie nicht wissen kann, dass der Ball sich dort nicht mehr befindet. Kinder erlangen die Fähigkeiten der Theory of Mind, die oft auch mit Mentalisieren übersetzt wird, im Alter von drei bis vier Jahren.[35] Nicht alle Autist*innen haben Mentalisierungsprobleme in der beschriebenen Art.[36] Sie können Aufgaben mit False-Belief-Mustern wie im Sally-Anne-Test durch logisches und analytisches Denken gut lösen. Es bleibt aber ein bewusster gedanklicher Vorgang, es ist kein intuitives Verstehen. In realen sozialen Situationen gelingt dies weniger gut, denn sie gestalten sich deutlich komplexer als in der Versuchsanordnung, in der die Umwelt ausgeblendet wird.

Das intuitive Hineinversetzen in andere Personen und die Übernahme ihrer Perspektive wird als kognitive Empathie bezeichnet. Unter Empathie verstehen wir gemeinhin diese Form der Empathie, weshalb Autist*innen oft als empathielos empfunden werden. Was sie aber keineswegs sind. Es gibt neben der kognitiven Empathie noch die affektive Empathie. Erst beide Formen zusammen machen Empathie aus. Die affektive Empathie meint das von Gee Vero als *sensing* bezeichnete intensive Erleben der Gefühle anderer Menschen. Das Ungleichgewicht der kognitiven und affektiven Empathie autistischer Menschen fasst A. Smith in seiner »Hypothese der unausgewogenen Empathie«[37] zusammen, die durch empirische Studien belegt wird. Sowohl die schwächer ausgeprägte kognitive Empathie als auch die größere affektive Empathie vieler Autist*innen führen zu Problemen im Zwischenmenschlichen.

Der Psychiater und Hirnforscher Eric Kandel beschreibt unser für die zwischenmenschlichen Begegnungen zuständiges »soziales Gehirn« als aus miteinander verknüpften Gehirnarealen bestehend, die die Verarbeitung von sozialen Informationen regeln und so unsere Mentalisierungsfähigkeiten entwickeln. Allerdings gibt es noch keine Erkenntnisse darüber, wie die Areale miteinander verknüpft sind, wie die Informationsverarbeitung genau vonstattengeht und wie das »soziale Gehirn« letztlich unser Verhalten steuert. Was jedoch durch bildgebende Verfahren gezeigt werden konnte: Der soziale Neuronenschaltkreis ist bei autistischen Menschen im Vergleich zu nicht autistischen Menschen anders strukturiert. Die Kommunikation der Neuronen untereinander ist bei ihnen in drei Regionen unterbrochen, und zwar in jenen, »die an den emotionalen Aspekten des Sozialverhaltens, an Sprache und Kommunikation sowie am Wechselspiel zwischen visueller Wahrnehmung und Bewegung mitwirken«[38]. Somit kommt es zu Beeinträchtigungen in der sozialen Interaktion und Kommunikation. Kandel hegt die Hoffnung, dass es Forscher*innen eines Tages gelingen wird, Medikamente zu entwickeln, die die fehlerhaften Synapsen reparieren.[39]

Hm. Ich habe zwar geschrieben, dass mich die Schwierigkeiten im zwischenmenschlichen Bereich behindern und ich unter ihnen leide, aber wenn ich mir vorstelle, ich könnte Medikamente einnehmen, die diese beseitigen, löst das keine Jubelstürme in mir aus. Ganz im Gegenteil. Ich bekomme Angst. Wieso? Warum kann ich mich über diese Aussicht nicht freuen und auf entsprechende Erfolge hoffen? Ich kann doch nicht auf der einen Seite jammern und mich auf der anderen Seite einer Heilung erwehren!

Das Gehirn ist ein faszinierendes Gebilde, das unser Ich ausbildet. Mit großer Neugier und Begeisterung arbeite ich mich durch Forschungsberichte über unser Gehirn. Dabei entkopple ich mich selbst. Das Gehirn wird zu einem Gegenstand, den ich untersuche. Geht es aber darum, in die neuronalen Prozesse meines Gehirns einzugreifen, um Symptome meines Autismus zu beseitigen oder zu lindern, geht es ans »Eingemachte«. Bei mir stellt sich das Gefühl ein, dann nicht mehr ich selbst zu sein, mich zu manipulieren. Das möchte ich nicht. Genau aus diesem Grund habe ich mich lange geweigert, Antidepressiva einzunehmen. Inzwischen geht es mir gut mit ihnen, sie helfen, meine Depressionen »in den Griff« zu bekommen.

Aber Autismus und Depression sind doch zwei sehr unterschiedliche »Paar Schuhe«. Die Depressionen will ich loswerden, ganz klar. Meinen Autismus – bemerken Sie den Unterschied: die Depressionen, aber mein Autismus – möchte ich nicht ablegen. Das bin ich! Ich möchte nicht neu »designt« werden! Ich will verstehen, was in meinem Gehirn anders läuft, doch ich möchte nicht, dass in diese Prozesse eingegriffen wird. Abgesehen davon glaube ich, dass das menschliche Gehirn zu komplex ist, als dass es wirklich jemals vollständig verstanden werden kann, und jegliche Versuche, in die neuronalen Schaltkreise einzugreifen, nur mit größter Vorsicht geschehen sollten. Und auch erst nach einer intensiven ethischen Abwägung.

Überraschende Erkenntnisse hinsichtlich unseres sozialen Gehirns liefert noch ein anderer Prozess: das Sehen.[40] Wenn wir sehen, werden die Signale von den Augen über den Thalamus an den visuellen Cortex, die Sehrinde, weitergeleitet, der sich erstaunlicherweise am Hinterkopf befindet. Der visuelle Pfad verläuft subkortikal, unter der Großhirnrinde. Wenn Gefahr droht, muss unser Körper sehr schnell reagieren, um sie abwenden zu können. Dafür ist der Thalamus als Schaltzentrale für die sensorischen Systeme zuständig. Er ist eine Art Durchgangstor für die Signale der Augen. Erkennt er (Lebens)Gefahr, werden die Signale nicht mehr an die Sehrinde weitergeleitet, sondern direkt an die Amygdala (Mandelkern), die drei Reaktionen auf Gefahren kennt: Angriff, Flucht oder Starre (Sich-tot-Stellen). Die Signale nehmen also eine Abkürzung, sodass wir beispielsweise einem von der Seite auf uns zukommenden Fahrrad ausweichen können, ohne es gesehen zu haben, denn die Signale erreichen ja nicht den visuellen Cortex, der uns visuelle Reize bewusst wahrnehmen lässt.

Das visuelle Alarmsystem scheint eine entscheidende Rolle zu spielen. Für den Neurowissenschaftler Mark Johnson haben Störungen des visuellen Alarmsystems fatale Auswirkungen auf die Ausbildung unseres »sozialen Gehirns«, weil die subkortikalen visuellen Pfade seiner Meinung nach mit dafür verantwortlich sind, welche Hirnareale für die Verarbeitung sozialer Signale zuständig sein werden. Deshalb werden Störungen des visuellen Alarmsystems als mögliche Gründe für Autismus in Betracht gezogen.[41]

Die Forschungen zu den Prozessen im Gehirn und die andere Funktionsweise des autistischen Gehirns im Vergleich zum nicht autistischen stehen noch am Anfang. Sie bringen durchaus gesicherte Erkenntnisse, basieren aber auch vielfach auf Hypothesen. Ob die Hirnforschung das Phänomen Autismus wirklich einmal in seiner ganzen Komplexität erfassen können wird, bleibt abzuwarten. Viel spannender ist aus meiner Sicht die Frage, was wir mit den Ergebnissen dann anfangen werden. Werden Forscher*innen das Gehirn irgendwann einmal nach ihren Vorstellungen designen können? Wird vielleicht sogar eine pränatale Diagnostik des Autismus möglich werden? Wollen wir das überhaupt? So faszinierend ich die Hirnforschung finde, als so beängstigend empfinde ich ihre Ergebnisse. Trotz aller Bedenken bin ich aber froh um die Forschungen, denn sie entlasten mich. Es gibt Ursachen für mein Verhalten, es ist nicht einfach nur »Anstellerei«, ein schlechter Charakter oder egoistisches Verhalten. Nach 47 Jahren, in denen mir genau diese Vorwürfe immer wieder gemacht worden sind, kann ich aufatmen. Jetzt muss ich mich »nur« noch von den so lange internalisierten Charakterzuschreibungen trennen.

11.

Exekutive Funktionen

Minutiöser Planungszwang, auch im Alltag

»Ich ziehe jetzt die weißen Turnschuhe und dann meine blaue Sweatshirtjacke an, nehme den kleinen Schlüsselbund, an dem nur Haus- und Wohnungstürschlüssel hängen, schließe die Wohnungstür von außen ab, verlasse das Haus, gehe rechts die Straße runter, am Bahnhof entlang, die Treppe runter, die Straße geradeaus, über die Fußgängerampel, weiter geradeaus und dann rechts von hinten zur Post. Danach gehe ich über die große Kreuzung rechts zurück, gehe an der Obersten Stadtkirche entlang, die Treppe zum Park hinunter, überquere den Zebrastreifen nach der Bauernkirche, gehe die Wiemer hoch und dann links die Straße nach Hause zurück.« Jetzt endlich kann ich losgehen und den Brief zur Post bringen. Nicht, dass ich mir diesen Weg zum ersten Mal überlegt hätte, aber ich muss ihn mir jedes Mal wieder ganz bewusst machen und vorsagen, bevor ich aufbrechen kann, auch wenn man meinen sollte, dass ich ihn längst »im Schlaf gehen« können müsste. Schönen Gruß auch an meine exekutiven Funktionen.

Unter »exekutiven Funktionen« versteht man die kognitiven Fähigkeiten, die nötig sind, um Handlungen zu planen, sie ggf. flexibel an veränderte Situationen anzupassen und so umsetzen zu können.[1] Mein Alltag ist deutlich durch Beeinträchtigungen dieser Fähigkeiten geprägt. Ich muss jeden einzelnen Schritt vorher gedanklich durchgehen, nicht nur den gelegentlichen Gang zur Post. Wenn ich morgens wach werde, sei es von allein oder durch den Wecker, muss ich mir genau vorsagen, wie ich in den Tag starten werde, und zwar sehr kleinschrittig. Es geht nicht darum, ob ich vielleicht im Wald spazieren gehen werde oder doch mal die Küchenschränke auswasche, nein, ich muss mein Aufstehen planen. Also, dass ich zuerst ins Bad gehen werde, wie ich mir die Zähne putzen werde, wie ich duschen werde und so weiter. Wirklich jeder einzelne Schritt der genannten Tätigkeiten muss vorher von mir durchdacht werden. Natürlich helfen mir die entwickelten Routinen dabei, trotzdem muss ich mir die Einzelschritte jeden Tag aufs Neue vorsagen. Und so geht es den ganzen Tag weiter.

Das nervt mich selbst total, denn es ist anstrengend. Zumal es mir nicht immer gelingt, meine Planungen tatsächlich umzusetzen. Manchmal geht das einfach nicht. Ich kriege es dann nicht hin, ganz einfache Handlungen auszuführen. Irgendetwas hakt zwischen meinen Gedanken und der motorischen Umsetzung, irgendwo auf dem Weg dazwischen scheinen Informationen verloren zu gehen oder blockiert zu werden. Ich kann das nicht erklären. Ich habe das auch noch nie jemandem in meinem Umfeld erzählt, das würde mir doch keiner glauben!

In der Auseinandersetzung mit Autismus bin ich beim Thema exekutive Funktionen erstmals auf einen Erklärungsansatz dieses Phänomens gestoßen. Das war eine riesige Erleichterung für mich, wurde ich doch so oft in meiner Familie als »faul«, »phlegmatisch« oder »unwillig« beschrieben. Man unterstellte mir, dass ich einfach »keinen Bock haben« würde. Doch das war es ja nicht! Ich war alles andere als faul, ich strengte mich unendlich an – mit bescheidenem Erfolg. Größere Planungen wie Reisen zu meiner Tochter nach Berlin sind für mich wahnsinnig anstrengend. Sie überfordern mich völlig! Die Angst, es nicht zu schaffen, ist riesengroß und lähmt mich zusätzlich. Ich traue mir da wenig zu. Genauso ergeht es mir mit anderen Unternehmungen, weshalb ich oft Aktivitäten wie z. B. einen Museumsbesuch wieder verwerfe. Nur in Begleitung von anderen Menschen, die mich »führen«, gelingt mir das.

Im WDR2, meinem Lieblingsradiosender, führte in der Reihe »Alltagswahnsinn« eine Familientherapeutin einmal aus, wie wichtig es sei, Entscheidungen treffen zu können, ohne überlegen zu müssen: Das wäre ja sonst »wahnsinnig anstrengend«. Ja, genau, so ist es. So empfinde ich es. Und es ist einschränkend, weil bewusst überlegt werden muss, weil es Zeit kostet. Abgemildert werden Schwierigkeiten durch Routinen und selbst erstellte Regeln. Diese ersetzen nicht die planerischen Gedanken, aber die Einzelschritte sind festgelegt und müssen nicht neu »diskutiert« werden. Ich habe für mich inzwischen die Beeinträchtigungen meiner exekutiven Funktionen akzeptiert. Das steigert zwar nicht gerade mein Selbstwertgefühl, aber ich verurteile mich nicht mehr selbst für die daraus resultierenden Schwierigkeiten.

Die »dysexekutive Hypothese«

Die Probleme mit exekutiven Funktionen sind kein explizites Diagnosekriterium für das Autismus-Spektrum. In der Fachliteratur werden sie meist auch nur kurz erwähnt. Sie finden also wenig Beachtung, obwohl einige Autist*innen, vor allem Jugendliche und Erwachsene, beeinträchtigte exekutive Funktionen zeigen und diese auch mitverantwortlich sind für Schwierigkeiten z. B. beim Umgang mit unvorhergesehenen Änderungen, beim Festhalten an einmal gewählten Strategien oder auch mit der Impulskontrolle.[2] Der Zusammenhang von exekutiven Funktionen und Autismus muss noch weiter erforscht werden. Für das Verstehen von Autismus sind die Probleme mit exekutiven Funktionen auf jeden Fall wichtig.[3]

Ludger Tebartz van Elst spricht von der »dysexekutiven Hypothese«, wenn er die Schwierigkeiten autistischer Menschen im Bereich der exekutiven Funktionen beschreibt. Das Modell sei noch wenig differenziert und versuche, »Schwierigkeiten, komplexe Verhaltenssequenzen situationsangemessen zu planen und solche Pläne dann in strukturiertes Verhalten umzusetzen«, zu erklären.[4]

Das bedeutet, dass ich mir überlegen muss, was genau ich erreichen will, wie ich meine Pläne umsetzen kann und was ich daraus folgend dafür tun muss. Bei der Umsetzung sollte ich in der Lage sein, meine Impulse zu kontrollieren sowie auf Veränderungen angemessen zu reagieren, um die Ausführung meines Vorhabens nicht zu gefährden. Dafür brauche ich Strategien, die ich mir vorher überlegt habe, die aber unter Umständen flexibel angepasst werden müssen. Die aufgelisteten Überlegungen und Fähigkeiten sind Teile der exekutiven Funktionen. Für die meisten klingt das wahrscheinlich selbstverständlich und ist nicht der Rede wert. Sie handeln intuitiv entsprechend, wenn sie beispielsweise den Bau eines Gartenhäuschens planen, und ihnen ist gar nicht bewusst, dass diese Funktionen zum Einsatz kommen, wenn sie einfache Handlungen wie z. B. Kaffee kochen ausführen.

Die exekutiven Funktionen sind sehr wichtig in unserem Alltag und im Beruf, in der Schule sind sie entscheidend für einen erfolgreichen Lernweg. Wenn ganz natürliche Selbstverständlichkeiten, wie z. B. einen Haushalt eigenständig zu führen, nicht funktionieren oder banale Dinge wie Zähneputzen jeden Tag neu durchdacht werden müssen, kratzt das ganz ordentlich am Selbstwertgefühl und Selbstbewusstsein.[5] Ich weiß, wovon ich spreche. Erstaunlich ist nun aber, dass meine Fähigkeiten hinsichtlich der exekutiven Funktionen unterschiedlich eingeschränkt sind. In den alltäglichen Dingen habe ich größere Schwierigkeiten, aber ich bin durchaus in der Lage, z. B. ein Buch wie dieses über Autismus zu schreiben. Wären meine exekutiven Funktionen grundsätzlich eingeschränkt, ginge das nicht. Das deckt sich mit den in der Fachwissenschaft gemachten Beobachtungen.[6] Geht es um Spezialinteressen, die mit großer Leidenschaft verfolgt werden, scheinen die exekutiven Funktionen »abrufbar« zu sein. Deshalb kann auch nicht von einer verallgemeinerten Beeinträchtigung der exekutiven Funktionen bei autistischen Menschen die Rede sein. Wahrscheinlich ist sie auch deswegen kein Diagnosekriterium, wenngleich sie sich auf den Alltag vieler Autist*innen auswirkt.

Zuständig für die exekutiven Funktionen ist der Frontallappen unseres Gehirns,[7] Verletzungen in diesem Bereich können zu Störungen der exekutiven Funktionen führen.[8] Bei Tests, die die exekutiven Funktionen überprüfen, stellte sich heraus, dass autistische Menschen im Vergleich zu Menschen mit anderen Entwicklungsstörungen »deutliche Beeinträchtigungen« zeigten.[9] Auch Autist*innen mit durchschnittlicher Intelligenz weisen im Vergleich zu »ungestörten Personen«[10] signifikante Beeinträchtigungen ihrer exekutiven Funktionen auf, die wiederum in Beziehung zu ihren Schwierigkeiten im Alltag stehen, d. h., je größer die Beeinträchtigungen, desto größer auch die Probleme im Alltag. Die Beeinträchtigungen der exekutiven Funktionen hängen dagegen nicht vom Intelligenzniveau ab.[11] Untersuchungen lassen vermuten, dass die Beeinträchtigungen erst in der späteren Kindheit auftreten, andere Studien zeigen zudem, dass die Schwierigkeiten durch den Erwerb entsprechender Strategien kompensiert werden können.[12]

Die »dysexekutive Hypothese« ist eine von vielen Theorien in der Autismusforschung. Keine der einzelnen Theorien vermag bislang Autismus in Gänze zu beschreiben und *die* eine Erklärung zu liefern.[13] Insbesondere die »dysexekutive Hypothese« trägt aber dazu bei, wichtige – weil sowohl den Lebensalltag als auch die schulische bzw. berufliche Welt betreffende – Aspekte des autistischen Seins besser zu verstehen.

Wie ist das bei Ihnen?

Das Wollen-aber-nicht-Können, das aus einer Beeinträchtigung der exekutiven Funktionen resultiert, kann sehr viel Unverständnis hervorrufen. Es erscheint nicht einleuchtend, warum jemand einfache tägliche Handlungen umständlich und langsam erledigt oder sie sogar überhaupt nicht ausführen kann, während er/sie andererseits komplexe Zusammenhänge leicht erfasst. Deswegen werden Schwierigkeiten in der Bewältigung des Alltags schnell als Faulheit, Unwille oder Trödeln etikettiert. Probleme im Bereich der Impulskontrolle führen leicht zu Vorwürfen wie »Reiß dich doch mal zusammen!« oder »Jetzt konzentrier dich doch endlich!«. Genervte Ungeduld – »Mach hinne!« – erschwert die Kommunikation. Kritisch kann es werden, wenn eine Aufgabe beendet und eine neue begonnen werden soll. Beeinträchtigungen der exekutiven Funktionen können diesen Aufmerksamkeitswechsel enorm erschweren. Konflikte sind da vorprogrammiert, Geduld und Unterstützung gefragt.

Um einen Eindruck von möglichen Beeinträchtigungen der exekutiven Funktionen zu bekommen, möchte ich Ihnen einige Übungen vorschlagen. Planen Sie einmal jede Handlung gedanklich durch. Gehen Sie dabei möglichst kleinschrittig vor. Also bevor Sie handeln, denken Sie bitte immer zuerst darüber nach, wie und in welchen Schritten genau Sie die Handlung ausführen werden. Wie geht es Ihnen mit diesen gedanklichen Vorarbeiten? Nun stellen Sie sich vor, Sie könnten, obwohl Sie wollen, einige ganz alltägliche, ja banale Aufgaben nicht bewältigen. Wie würde sich das für Sie anfühlen?

Eine weitere Übung besteht darin, angefangene Aufgaben oder Aktivitäten stets zu beenden, bevor Sie eine andere übernehmen. Welche Auswirkungen hat ein solches Vorgehen?

Und schließlich: Beobachten Sie sich selbst. In welchen Momenten müssen Sie Impulse unterdrücken? Was würde passieren, wenn Sie sie nicht unterdrückten und ihnen stattdessen nachgeben würden?

12.

Die Sache mit der Empathie

Ein glücklicher Zufall

Die »revolutionäre« Erkenntnis, dass Autist*innen nicht zu wenig, sondern zu viel fühlen (könnten), verdanken wir wohl in erster Linie dem Zufall, dass ein bereits renommierter Hirnforscher Vater eines autistischen Kindes wurde. Somit gingen Wissenschaft und autistischer Lebensalltag eine Symbiose ein, die zu – durchaus auch umstrittenen – Erkenntnissen führte, die allerdings im Blick auf Autismus eine neue Richtung einschlugen und wegweisend wurden. Das Beispiel Henry Markram verdeutlicht exemplarisch, wie wichtig es ist, dass die Forschungen mit den Innensichten von autistischen Menschen abgeglichen werden und Hand in Hand gehen müssen, um die Lebenswirklichkeit von Autist*innen zu erfassen und kein falsches Bild von Autismus zu zeichnen, oder wie Markram es formuliert: »Wir Forscher hatten keinen Einfluss, zwischen Forschung und Patient war eine Mauer.«[1]

Der Journalist Lorenz Wagner, der die Familie Markram über Monate begleitete, zeichnet in seinem Buch *Der Junge, der zu viel fühlte*[2] den Weg nach, den der Vater Henry, seine zweite Ehefrau Kamila und sein Sohn Kai gegangen sind und an dessen Ende die »Theorie der intensiven Welt« stehen sollte. Henry Markram stürzte sich in die Autismusforschung, nachdem sein Sohn als Autist diagnostiziert worden war. Er hatte natürlich die wissenschaftliche Literatur zu Autismus durchgearbeitet, konnte aber seinen Sohn in den Beschreibungen und Erklärungen nicht wiederfinden. Kai war irgendwie anders. Das Autismusbild, auf das Henry Markram traf, setzte sich Ende des 20. Jahrhunderts aus den leider immer noch bekannten Vorurteilen zusammen: dass Autist*innen keine sozialen Wesen seien, sich nicht in andere Menschen hineinversetzen könnten, sich für andere nicht interessierten oder Zwängen unterlägen. Die Vorurteile waren Interpretationen von autistischem Verhalten, das Forscher*innen beobachteten, wie beispielsweise, dass Autist*innen den Blickkontakt mieden, sich zurückzogen, Gegenstände aneinanderreihten, Sätze wiederholten, hin- und herschaukelten und Veränderungen hassten.[3] Markrams Sohn Kai jedoch suchte den Kontakt zu anderen Menschen, war ein fröhliches Kind, das mit anderen Kindern mitlitt, wenn sie beispielsweise weinten.[4]

Allerdings veränderte sich sein Sohn. Er bekam immer mehr Angst, die Lust auf neue Entdeckungen verschwand, er hielt sich die Ohren zu, wollte nicht mehr ins Kino gehen und war motorisch unbeholfen. Markram musste hilflos dabei zusehen, »wie er sich von der Welt abwandte, wie er sich von ihnen [seiner Familie] abwandte«[5]. Henry Markram fühlte sich als Versager, als Wissenschaftler genauso wie als Vater, weil er seinem Sohn nicht helfen konnte. Von außen betrachtet entsprach sein Sohn dem Bild, das man sich seinerzeit von Autismus machte. Dennoch war es nicht stimmig. Die in der Wissenschaft unangefochtene These, dass Autist*innen keine Gefühle, keine Empathie besäßen, traf auf Kai nicht zu. Sein Vater beschreibt es vielmehr so: »Jeder dachte, dass diese Menschen keine Emotionen haben. Aber Kai, so merkwürdig es klingen mag, konnte wirklich in dich hineinschauen, sogar viel tiefer als andere.«[6] Autistin Rudy Simone hat dafür das Wort »hellfühlig«[7] gefunden und meint damit eine instinktive Wahrnehmung, die der von Tieren ähnele. Ich empfinde diesen Begriff als sehr passend.

Henry Markram machte sich nun in der Folgezeit daran, die Autismusforschung selbst voranzutreiben. Bislang hatte er daran geforscht, die Kommunikation der Hirnzellen untereinander zu entschlüsseln.[8] Nun wollte er herausfinden, wie die Neuronen im autistischen Gehirn miteinander in Verbindung treten, was hier anders war. Dabei stützte er sich auf die Theorie seines Kollegen Michael Merzenich, der die Ursache für Autismus in einem Ungleichgewicht zwischen erregenden und hemmenden Neuronen, deren Balance für die Verarbeitungsleistung des Gehirns wichtig ist, sah.[9] Sie erinnern sich an Kapitel 2, in dem es um die intensive Reizwahrnehmung ging? Markram wollte die hemmenden Neuronen im Neocortex untersuchen, weil dieser Bereich, der der größte Teil der Gehirnrinde ist, für Gedächtnis, Wahrnehmung und Gefühle zuständig ist.[10] Er vermutete, dass hier eine Störung vorliegen müsse.

Markram setzte seine Doktorandin Tania Rinaldi Barkat auf die Forschung an. Um die Aktivitäten der hemmenden Neuronen erforschen zu können, brauchte es ein Tiermodell. Es gelang Barkat, »autistische« Ratten zu züchten, indem sie ihnen vor der Geburt das Epilepsiemittel Valproinsäure (VPS) verabreichte. Die sogenannten VPS-Ratten zeigten anschließend typisch autistische Verhaltensweisen wie ein verändertes Sozialverhalten oder die ständige Wiederholung von Handlungen. Barkat untersuchte nun die hemmenden Neuronen dieser Ratten, sie konnte jedoch keinen Unterschied im Vergleich zu den unbehandelten Ratten ausmachen. Die Ausgangshypothese, dass die hemmenden Neuronen weniger aktiv seien, ließ sich also nicht bestätigen. Bei weiteren Untersuchungen stellte sich heraus, dass es die erregenden Neuronen waren, die sich bei den »autistischen« Ratten anders als jene der »normalen« Ratten verhielten. Sie reagierten auf Reize doppelt so intensiv und kommunizierten untereinander stärker. Sie waren hyperaktive »Wunderzellen«, die ein »Signal-Feuerwerk« entfachten.[11]

Nach diesem Ergebnis untersuchten sie auch deren Amygdala, den sogenannten Mandelkern – dies war das Forschungsgebiet von Kamila Markram. Sie konnte ihre Vermutung, dass die Hyperreaktivität auch auf die Amygdala zutreffen könnte, bestätigen. Durch die hyperreaktive Amygdala entstehen Stress und Angst, ein emotionaler Overload, eine affektive Überflutung sind die Folge. Das Fundament der »Theorie der intensiven Welt« war damit gegossen.

Die »Theorie der intensiven Welt«

Was bedeuteten diese Entdeckungen nun? Die Untersuchung der Neuronen in den Gehirnen der VPS-Ratten sowie ihr verändertes Verhalten ließen vermuten, dass die Hyperreaktivität zu einer intensiven Reizwahrnehmung und zu einer größeren Angst, die zudem nicht wieder oder nur sehr schwer wieder verschwand, führte. Übertrage man diese Ergebnisse auf das menschliche Gehirn, sei der soziale Rückzug autistischer Menschen somit nicht die eigentliche Störung, sondern die Reaktion auf diese sensorische und emotionale Überflutung, so die Schlussfolgerung der Markrams. Eine weitere Folge der Hyperreaktivität in der Amygdala sei zudem, dass erlittene Verletzungen, Schmerzen oder Traumata nicht vergessen werden könnten.

Die Forschungen bedeuteten eine Umkehr der bisherigen Ansichten über Autismus: Autismus sollte nicht länger ein zu behebendes Defizit, eine Störung sein, sondern das Ergebnis eines Zuviel. Die intensive Wahrnehmung der sensorischen Reize und der Gefühle war für das Forscherehepaar der neue Ausgangspunkt: Sie präsentierten das aus ihrer Sicht erste Modell, das Autismus schlüssig zu erklären vermochte. Und sie prägten den so oft zitierten Satz, mit dem Henry Markram den Vorwurf, Autist*innen mangele es an Empathie und Einfühlungsvermögen aufgrund ihrer nicht oder schlecht ausgebildeten »Theory of Mind«, an die Gesellschaft zurückgab: »Wir sagen, Autisten fehlt Empathie. Nein. Uns fehlt sie. Für die Autisten.«[12]

Markram stritt nicht ab, dass Autist*innen Schwierigkeiten in der sozialen Interaktion und Kommunikation hätten, aber er sah die Ursache nicht darin, dass sie kein Interesse an anderen Menschen besäßen und die Amygdala angeregt werden müsse. Im Gegenteil, die Hyperreaktivität der Amygdala sei es, die den sozialen Rückzug erzwingen würde, weil sie das Gehirn überfordere.[13]

Soziale Interaktionen und Kommunikation stellen eine Gefahr dar, sie lösen einen Fluchtreflex aus – eine vielfach erlebte Realität autistischer Menschen, für die es nun eine wissenschaftliche Erklärung gibt. Aufatmen! Und Erleichterung!

Endlich verstehen

In Mandelkern und Hirnrinde, dort, wo die Gefühle entstehen, sind die erregenden Neuronen hyperaktiv, also noch erregter als sowieso schon! Autist*innen fühlen nicht zu wenig, sondern zu viel! Für mich bedeutet diese Erkenntnis eine enorme Entlastung und Erleichterung! Mein ganzes Leben lang ist mir vorgeworfen worden, ich hätte keine Gefühle. Aber nur, weil ich meine Gefühle nicht so zeigte, wie sie gelesen werden konnten!

Wenn ich in einen Shutdown gerate, kann ich oft nicht mehr sprechen, nicht mehr reagieren, wirke von außen wie ein kalter Eisblock. Was in meinem Inneren passiert, sieht ja keiner. Oder mir wurde auch das Gegenteil vorgeworfen: Ich sei zu sensibel. So oder so, meine Gefühle wurden stets als unangemessen, als falsch oder nicht vorhanden verurteilt. Irgendwann glaubte ich selbst, keine Gefühle zu haben und über keine Empathie zu verfügen. In der Psychotherapie lernte ich, meine Gefühle, die immer da gewesen waren, zu lesen und zu verstehen, mit ihnen umzugehen, sie nicht zu verurteilen. Und seit der Diagnose verstehe ich endlich, was bei mir »abläuft«, wenn ich erstarre und unnahbar werde oder emotional überreagiere.

Endlich verstehe ich auch, warum mein Gefühl des Falschseins, der Ablehnung, des »Stell dich nicht so an!«, mit dem ich aufgewachsen bin, für mich eine existenzielle Gefahr bleibt, auch wenn ich nicht mehr das kleine Kind oder die junge Frau bin. Die Hyperreaktivität der Amygdala bedeutet auch, dass neben den Emotionen und Gefühlen eben auch die Erinnerungen intensiver sind. Schmerzhafte Erinnerungen, die im großen Ganzen gesehen vielleicht nur eine kleine Rolle spielen, bleiben eingebrannt, sie verschwinden nicht. Meine zeitlebens angesammelten Ängste beeinflussen mich bis heute massiv. Jede noch so kleine Form der Zurückweisung oder Ablehnung stellt für mich eine Bedrohung meiner Existenz dar. Den dadurch hervorgerufenen Gefühlen muss ich kognitiv begegnen.

Die negativen, mein Leben bedrohenden Gefühle überfallen mich im Kontakt mit allen Menschen, seien es Unbekannte oder ganz enge Bezugspersonen, sie machen da leider keinen Unterschied. Das autonome Nervensystem meines Körpers reagiert darauf mit Anspannung und Stress. Ich bin froh, dass ich inzwischen diesen Zusammenhang erkenne und die destruktiven Gefühle bekämpfen kann, wenngleich es unglaublich anstrengend ist und mir auch längst nicht immer gelingt. Oft behält meine Depression die Oberhand.

Aber ich durfte dank der Therapie indes auch erleben, dass es Momente der Entspannung, der Sicherheit gibt, in denen ich meine

Anspannung und damit auch mich fallen lassen kann. Entspannung bedeutet aber nicht das, was gemeinhin darunter verstanden wird, also vielleicht ein warmes Bad zu nehmen, ein schönes Buch zu lesen, auf dem Sofa zu chillen, einfach mal »abzuhängen«. Für mich sind es die Momente, in denen ich überhaupt »Ja« zum Leben sagen kann, in denen mich meine Grundanspannung verlässt und mein grundsätzliches Gefühl, nicht gewollt zu sein, eine Belastung zu sein, falsch zu sein, in den Hintergrund gedrängt wird.

Seitdem mir die Zusammenhänge dank der »Theorie der intensiven Welt« bewusst geworden sind, geht es mir viel besser. Ich habe eine Erklärung. Das ist sehr wichtig für mich, denn ich weiß nun, dass ich nichts dafür kann, dass ich nicht verrückt bin. Es stimmt, was mir immer vorgeworfen worden ist: Du bist zu empfindlich! Aber die Schlussfolgerung – »Stell dich nicht so an!« – ist falsch! Vor allem aber ist der andere Vorwurf, der der Gefühlskälte und Gleichgültigkeit, die von anderen paradoxerweise genau dann wahrgenommen werden, wenn es in mir geradezu brodelt und das Abschalten meines Systems als Schutz einsetzt, falsch! Ich habe erkannt, dass die Trigger für meine Migräneattacken vor allem die sozialen Interaktionen sind, weil sie mich überfordern. Das gilt leider auch für Kontakte mit Menschen, die ich sehr mag, die ich liebe und die mich so annehmen und mögen, wie ich bin. Es bleibt einfach anstrengend, weil die Gefühle so intensiv sind und ich jedes Mal auf die explizite Rückmeldung, dass alles gut ist, angewiesen bin, um nicht in existenzielle Not zu geraten.

Gefühle und emotionale Zustände, und zwar sowohl meine eigenen als auch die anderer, nehme ich sehr viel intensiver wahr. Es kann sogar sein, dass ich den emotionalen Zustand meines Gegenübers erkenne, bevor diese*r sich selbst dessen bewusst wird. Dieses intensive Fühlen bedeutet, dass die körperlichen Reaktionen entsprechend heftiger ausfallen, denn Gefühle werden als körperliche

Signale wahrgenommen. Finnische Forscher*innen haben herausgefunden, dass sich die emotionalen Zustände im Körper lokalisieren lassen und einen festen Ort haben. Sie haben »Bodily maps of emotions«[14] erstellt, die uns helfen, unsere Gefühle zu entziffern. Die Schwierigkeit – für alle Menschen, ob autistisch oder nicht – besteht darin, Gefühle wahrzunehmen, sie zu deuten und zu verbalisieren.

Ich war mir meiner intensiven Wahrnehmung meiner Gefühle und die der anderen Menschen bis zu meiner Diagnose und Therapie nicht bewusst. Ich spürte Unbehagen, mir wurde schlecht, es war, als ob ein Mixer in meinem Magen seine Arbeit verrichten würde, mir wurde schwindelig, in meinem Hals befand sich ein Kloß, mein Herz raste – und ich wusste nicht, warum. Ich wusste nur: Ich will diese Empfindungen loswerden. Ich habe diese körperlichen Erregungen immer, wenn ich mit anderen Menschen zusammentreffe. Mittlerweile kann ich die fremden Gefühle von meinen eigenen unterscheiden. Ich sage mir: Das sind nicht deine Gefühle, du bist nicht für diese Gefühle verantwortlich. Das ist ein kognitiver Prozess, der anstrengend ist. Genau deshalb bleiben soziale Kontakte für Autist*innen so erschöpfend.

Aber es gibt einen kleinen Trick, uns den Stress sozusagen »abzuklopfen«. Es ist eine Notfallübung[15], die auch in der Traumatherapie eingesetzt wird und die hilft, die körperlichen Stresssymptome zu reduzieren. Dabei werden vier Akupunkturpunkte beklopft. Das Klopfen scheint auf die Amygdala zu wirken, die sich dadurch beruhigt bzw. die entsprechenden Signale an den Körper weitergibt. Dadurch können wir die Körperreaktionen, die unserem Willen nicht zugänglich sind, beeinflussen. Atmung, Herz, Dickdarm und Magen beruhigen sich.

Die Schwingungen meiner Mitmenschen zu fühlen und geradezu aufzusaugen – das kann ich leider nicht abstellen, genauso wenig wie die depressiven Gedanken, die dies nur allzu gern ausnutzen. Ich versuche, sie zu ignorieren, wenn ich sie erkannt habe, und einfach nur auszuhalten. Der Preis dafür ist die Migräne, die in der Hinsicht sehr zuverlässig funktioniert.

Zusammengefasst bedeutet die Theorie der intensiven Welt: Ich fühle zu viel. Mein Mandelkern zeigt eine Überreaktion. Dies hat eine erhöhte Emotionalität, Stress und Ängste zur Folge, die mein Gedächtnis leider allzu gut abspeichert. Durch das intensive Empfinden der Emotionen gerate ich in sozialen Kontakten leicht in einen emotionalen Overload, weshalb ich mich sozial zurückziehe – zurückziehen muss! –, um mich zu schützen. Das Ergebnis ist ein auf ein Minimum reduziertes Sozialleben. Ich wünschte, es wäre anders, ich würde soziale Situationen nicht als Bedrohung empfinden. Es ist mir aber gelungen, diese Behinderung anzunehmen, und ich lerne, mit ihr zu leben.

Kritik an der »Theorie der intensiven Welt«

Die geradezu revolutionären Forschungsergebnisse und noch mehr die daraus abgeleiteten Schlussfolgerungen und Empfehlungen konnten nicht ohne Kritik bleiben. Henry und Kamila Markram selbst glichen ihre Ergebnisse mit den vorliegenden Studien ab, sie versuchten, ihre »Theorie der intensiven Welt« dadurch zu widerlegen. Dies gelang ihnen nicht. Der entscheidende Unterschied war jedoch die Deutung der Ergebnisse: Die älteren Studien gingen von einem defizitären autistischen Gehirn aus, die Forschungen der Markrams hingegen von einem *zu* leistungsfähigen Gehirn autistischer Menschen.

Ein Kritikpunkt an der »Theorie der intensiven Welt« ist, dass es nicht statthaft sei, allein aufgrund der Forschungen an VPS-Ratten eine Theorie zu entwickeln, weil die Valproinsäure nicht der alleinige Auslöser für Autismus sei. Auch wird angezweifelt, ob es statthaft ist, die Verhaltensauffälligkeiten der VPS-Ratten auf autistische Menschen zu übertragen und sie miteinander zu vergleichen.[16] Zudem zeigten nicht alle VPS-Ratten die beschriebenen Reaktionen.[17] Der Psychologe Simon Baron-Cohen, neben Uta Frith und Alan M. Leslie Mitbegründer der »Theory of Mind«, führt dieses Argument ins Feld, wenngleich er die »Theorie der intensiven Welt« durchaus für wahrscheinlich hält.[18] Auch er glaubt, dass die Wahrnehmung von autistischen Menschen eine andere sei, und hält es für möglich, dass daraus die Schwierigkeiten in der sozialen Interaktion und Kommunikation resultieren könnten. Er verweist aber auch darauf, dass beide Aspekte unabhängig voneinander zutreffen könnten. Weitere Kritik bezieht sich auf die zu geringe wissenschaftliche Basis, da nur wenige Experimente mit den VPS-Ratten durchgeführt wurden.[19]

In über 30 Studien wurde die »Theorie der intensiven Welt« in der Folgezeit bestätigt.[20] Bereits lange zuvor hatte schon Laurent Mottron – Sie erinnern sich: unser »Held« in Kapitel 5 – in seinem Modell der erweiterten Wahrnehmungsverarbeitung nicht sozialer Reize die grundsätzlich andere Wahrnehmung autistischer Menschen postuliert. Auch eine Studie an Kindern, durchgeführt von Forscher*innen in Toronto, bestätigte die intensive Wahrnehmung. Sie ergab, dass das autistische Gehirn im Ruhestand im Vergleich zum nicht autistischen Gehirn 42 Prozent mehr Informationen verarbeiten muss.[21]

Diese Forschungsergebnisse fanden und finden großen Anklang bei den autistischen Menschen. Viele fühlen sich zum ersten Mal in ihrem Leben von der Wissenschaft richtig verstanden. Der Präsident der amerikanischen Selbstvertretung *Autistic Self Advocacy Network* (ASAN), Ari Ne'eman, erreichte mit anderen Autist*innen zusammen, dass die andere Reizverarbeitung als Diagnosekriterium in die aktuelle Version des DSM-5 aufgenommen wurde.[22]

Während die veränderte, intensivere Wahrnehmung also durchaus Zustimmung findet, sind es hauptsächlich die Schlüsse, die die Markrams daraus ziehen, die sehr kritisiert werden. Sie fordern, dass das autistische Gehirn beruhigt und nicht – wie bislang angenommen – angeregt werden müsse. Die Rituale, die viele autistische Kinder entwickelten, sollten von den Eltern unterstützt und mitgetragen werden, weil sie der Versuch seien, das Chaos der vielen Reize und Gefühle zu sortieren und Kontrolle zu erlangen.[23] Dabei würden die Kinder die Geschwindigkeit vorgeben und ihren Eltern den Weg zeigen. Der Überforderung ihres Gehirns sei mit einer reizarmen Umgebung zu begegnen. Dadurch könnten die Symptome des Autismus abgemildert werden oder vielleicht sogar ganz verschwinden. Denn der durch die Reizüberflutung verursachte Rückzug würde bei kleinen Kindern dazu führen, dass sie wichtige Stimuli, die für die Entwicklung des Gehirns entscheidend sind, verpassen würden. Oder aber die Entwicklungsimpulse gingen in dem Reizgewitter verloren.[24]

Zu den sensitiven Phasen gehören u. a. die Entwicklung der geteilten Aufmerksamkeit – Joint Attention, d.h. mit einem/einer anderen Kommunikationspartner*in die Aufmerksamkeit gemeinsam auf eine Sache lenken können –, der Objektpermanenz – ein Objekt oder eine Person existieren auch dann weiter, wenn sie nicht mehr wahrgenommen werden können, weil sie z.B. den Raum verlassen –, der Sprache oder der »Theory of Mind«.[25] Hier setzt die Kritik an: Man könne autistische Kinder nicht von den Reizen abschotten, sie in einer Blase gefangen halten, weil man dadurch ihre Entwicklung gefährden würde. Eltern würden überdies falsche Hoffnungen gemacht.

Kritiker weisen zudem darauf hin, dass es wichtig sei, den autistischen Menschen als Individuum zu betrachten. Die Ausprägung der intensiven Reizwahrnehmung und Affektivität sei von Autist*in zu Autist*in ganz unterschiedlich.[26] Die bekannte Autismusforscherin Uta Frith glaubt nicht, dass allein mit der »Theorie der intensiven Welt« Autismus zu erklären sei, denn nicht alle autistischen Beeinträchtigungen ließen sich mit der neuronalen Hyperreaktivität erklären. Auf Grundlage nur eines einzigen Tiermodells[27] sei es nicht zulässig, so weitreichende Empfehlungen für die Entwicklung von Kindern abzuleiten.

Autist*innen selbst befürchteten, dass künftig von ihnen herausragende Leistungen erwartet würden, weil sie nach der »Theorie der intensiven Welt« ein besonders hohes Potenzial besäßen. Könnten sie dieses nicht zeigen, drohe ein weiteres Stigma. Die Akzeptanz autistischer Menschen – so wie aller Menschen überhaupt – in der Gesellschaft dürfe nicht von ihrer Leistungsfähigkeit abhängen, stellt Ari Ne'eman klar.[28]

13.

Erschöpfung und schnelle Erschöpfbarkeit

Funktionieren

Ich behaupte: Erschöpfung und schnelle Erschöpfbarkeit sind Kernaspekte autistischen Seins, auch wenn sie nicht in den Diagnosekriterien gelistet sind und in der wissenschaftlichen Literatur kaum eine Rolle spielen. Liest man jedoch Berichte von Autist*innen, kristallisiert sich das Thema Erschöpfung als zentrales Thema heraus. Gerade bei Autist*innen, die erst spät diagnostiziert werden, führt der Weg zu einer Autismusdiagnose nicht selten über den Umweg des Zusammenbruchs. Wenn sie Glück haben, geraten sie an eine*n Therapeut*in, der/die ihr autistisches Sein dahinter erkennt. Wenn jedoch die Erschöpfung mit den klassischen Methoden behandelt wird, ist davon auszugehen, dass sich das Leiden verschlimmern wird.

Als ich noch im Schuldienst war, war mein ganzes Leben auf mein Funktionieren in der Schule und als Mutter konzentriert. Daneben gab es nichts, es fehlte schlicht die Energie. Meine Tage sahen, bis meine Tochter größer und selbstständiger wurde, so aus: 5:30 Uhr aufstehen, Frühstück machen, Kind wecken – 6:50 Uhr auf zum Kindergarten/Hort – 7:00 Uhr weiter zur Schule – nach der Schule das »bisschen« Haushalt – 16:00 Uhr Kind aus dem Kindergarten/Hort abholen – bis 19:00 Uhr Mutter-Kind-Zeit – Abendbrot – Kind ins Bett bringen – korrigieren, Unterricht vorbereiten – irgendwann gegen Mitternacht ins Bett. Was sich später änderte, war, dass meine Tochter etwa ab der fünften Klasse selbstständig aufstand und zur Schule ging, denn ich musste als stellvertretende Schulleiterin schon vor sieben Uhr in der Schule sein. Dafür blieb ich auch nachmittags nun viel länger in der Schule. Mein Beispiel gleicht sicherlich dem vieler Mütter, vor allem dem von alleinerziehenden Müttern.

Meine Energie wurde von Jahr zu Jahr weniger, bis der Zusammenbruch kam. Bis dahin dauerte es aber Jahre, in denen ich meine inzwischen chronifizierte Migräne mit Medikamenten bearbeitete, was schließlich in eine Medikamentenabhängigkeit führte. Dass ich überhaupt nur so lange durchgehalten habe, ist meinem unbändigen Willen, meiner Zähigkeit geschuldet und dem Umstand, dass die Schule für mich herausfordernd und entlastend zugleich war, wenn auch nicht in einem ausgeglichenen Verhältnis.

Interessant ist, dass die sozialen Anforderungen noch handhabbar waren, solange meine Tochter klein war. Wir lebten quasi für uns allein in einer festen Struktur. Mit dem Größerwerden meiner Tochter jedoch ergaben sich mehr soziale Herausforderungen, gleichzeitig wechselte ich in die Schulleitung, wurde Fachberaterin und Moderatorin in der staatlichen Lehrerfortbildung. Ich hatte auf einmal viel mehr soziale Situationen zu meistern. Dazu war ich nicht in der Lage.

Dringlichkeit des Themas

Dass Stress und Erschöpfung überhaupt zentrale Themen des Autismus sind, ist erst in der Psychotherapie erwachsener Autist*innen deutlich geworden und findet – glücklicherweise – langsam mehr Beachtung. In einer Erhebung, in der autistische Klient*innen nach ihren Wünschen an eine Psychotherapie befragt wurden, landete auf Platz eins der Umgang mit Stress. 67 Prozent aller Befragten wünschten sich Unterstützung in diesem Bereich.[1] Eine britische Umfrage brachte hervor, dass 98 Prozent der befragten autistischen Erwachsenen Stress als ein bedeutsames Problem empfinden, und über 80 Prozent erklärten, dass Stress einen hohen oder sehr hohen Einfluss auf ihre psychische Gesundheit sowie ihr Selbstwertgefühl und auch Selbstvertrauen habe.[2] Diese Zahlen sprechen eine deutliche Sprache: Stress beeinträchtigt die Lebensqualität vieler Autist*innen massiv.

Markus Schäfers, heute Professor für Rehabilitation und Teilhabe im Sozialraumbezug an der Hochschule Fulda, hat auf Grundlage der Forschung acht zentrale Dimensionen von Lebensqualität herausgearbeitet, die auf theoretischen Erkenntnissen sowie auf empirischen Befunden basieren. Die erste Kerndimension umfasst das emotionale Wohlbefinden, wozu neben Selbstkonzept und Selbstwertgefühl auch die Freiheit von subjektiver Belastung gehört. Der Faktor Stress wirkt sich deutlich negativ auf das emotionale Wohlbefinden aus. Somit verdienen die Erschöpfung und schnelle Erschöpfbarkeit autistischer Menschen als Folge ihres Erlebens von hohem Stress eine größere Beachtung.[3]

Stress ist zunächst einmal eine spontane, natürliche menschliche Antwort auf Herausforderungen, die sich in psychischen und körperlichen Reaktionen sichtbar macht, wie z. B. leichte emotionale Erregbarkeit, Hautrötung, Schwitzen, erhöhter Puls usw. Der Körper versetzt den Menschen damit in die Situation, dank zusätzlicher Energie sofort auf die Herausforderung reagieren zu können. Stress kann aber auch ein länger anhaltender Zustand sein, wenn eine Situation als bedrohlich erlebt wird. Entscheidend ist jeweils, wie eine Situation bewertet wird.[4] Ein und dieselbe Situation, z. B. einkaufen, wird nicht von allen Menschen gleich bewertet. Für einige ist sie keine Belastung und löst damit auch keine besonderen

Reaktionen aus. Für andere hingegen, z. B. für viele Autist*innen, kann die Bewältigung des Einkaufens eine herausfordernde Belastung sein, sodass sie unter enormen Stress geraten.

Neue, unbekannte Situationen lösen häufig Stress aus, wenn sie aber bewältigt werden, gewinnen wir die nötige Sicherheit, sie bei erneutem Auftreten meistern zu können, sodass der Stress nachlässt. Tritt dieser Effekt nicht ein, geraten wir in Dauerstress, der krank machen und sich in Erschöpfung, depressiver Stimmung, Angst, Kopfschmerzen, Bluthochdruck, Magen-Darm-Beschwerden, gesteigerter Unruhe, sozialem Rückzug und/oder Missbrauch von Suchtmitteln manifestieren kann. Leider stellen für autistische Menschen aufgrund ihrer biologisch-genetischen und psychosozialen Vulnerabilität viele Situationen, vor allem die der sozialen Interaktion und Kommunikation, Herausforderungen dar, die sie nur mit sehr viel Energieeinsatz bewältigen können. Stress und Erschöpfung sind also vorprogrammiert.

Soziale Situationen: Alarmstufe Rot!

Die autistische Künstlerin und Autorin Gee Vero beschreibt soziale Situationen als Gefahrensituationen, auf die die Amygdala mit den drei ihr zur Verfügung stehenden Reaktionsmustern Flucht, Kampf oder Starre reagiere: Die »Begegnung mit anderen Menschen [...] sind meine Tiger, denn sie werden von meinem Gehirn als genauso gefährlich eingestuft.«[5] Viele andere Autist*innen empfinden soziale Kontakte ebenso primär als bedrohlich.[6] Noch einmal zum Verständnis: Alle Menschen reagieren auf gefährliche Situationen mit Kampf-, Flucht- oder Starre-Impulsen. Dieser Schutzmechanismus unseres Körpers sichert unser Überleben. Nur: Für autistische Menschen sind viele Alltagssituationen, die für andere keine Bedeutung haben, bereits bedrohlich. Deshalb möchte ich die »Tiger« von Gee Vero ausführlicher zitieren:

»Das sind leider auch die Menschen selber, Blickkontakt, Begrüßungen, Ansprache, Namen, Geräusche, Gerüche, Händeschütteln, Berührungen, Bewegungen, Veränderungen, Leerlauf, Konflikte, Teamwork, Witze, Smalltalk, verdeckte und unbekannte Regeln, nicht eingehaltene Regeln, Entscheidungen, Lärm, Stille, Essen, Ortswechsel, Fehler, Warten, Zuhören, Sprichworte, Sarkasmus & Ironie, Gestik, Mimik, Sprachverständnis, Fragen, Lachen, Verabschiedungen.«[7]

Die sozialen Interaktionen und Kommunikation sind die größten Herausforderungen, selbst dann, wenn es sich um an sich schöne Begegnungen handelt. Ein weiterer großer Stressfaktor ist das sensorische Reizgewitter, das die Welt laut, schrill, grell und schnell werden lässt, weil die dauerpräsenten Reize nicht gefiltert oder abgemildert werden können. Die vorangegangenen Kapitel geben einen Einblick in die vielfältigen Herausforderungen, die Autist*innen in ihrem Alltag darüber hinaus bewältigen müssen, u. a. unvorhergesehene Veränderungen, Ungerechtigkeiten, mögliche Planungsschwierigkeiten, Sortierung der »Assoziationskaskaden«, sprachliche Verständnisschwierigkeiten, Perfektionismus, Zeitdruck, veränderte Abläufe.

Ganz alltägliche Situationen kosten enorm viel Energie, sodass sehr schnell Stress entsteht, der ebenso schnell zu Erschöpfung führt. Deshalb müssen Aktivitäten gut geplant werden. Einen Alltag mit entsprechend vielen Ruhephasen zu gestalten, die den Stress kompensieren können, ist äußerst schwierig und kaum machbar. Wie soll das gehen, wenn Sie berufstätig sind, in einer Beziehung leben, Kinder haben? Die Berufswelt ist – abgesehen vielleicht von wenigen Ausnahmen im IT-Bereich – nicht auf autistische Arbeitnehmer*innen ausgerichtet. Die daraus resultierende Überlastung führt schnell zu Stress und Erschöpfung bis hin zur Arbeitsunfähigkeit und Frühberentung. Einer nicht repräsentativen Studie zur Beschäftigung hochfunktionaler Autist*innen aus dem Jahr 2005 folgend sind nur 20 Prozent auf dem ersten Arbeitsmarkt beschäftigt, 30 Prozent arbeiten in einer Werkstatt für Menschen mit Behinderung, und 50 Prozent gehen keiner regulären Beschäftigung nach und sind demnach von Sozialleistungen abhängig.[8]

Die »normale« Gesellschaft stellt dem sozialen Anderssein autistischer Menschen »ein lukratives Scheitern«[9] in Aussicht. »Normalität [ist] wie ein Kissen, auf dem man sich ausruhen kann. Sich normal fühlen gibt einem den Mut, sich bewusst zu unterscheiden. Auf Dauer entgegen der Norm zu leben, schaffen nur wenige«, schreibt Elisabeth Raether in einem Artikel in der ZEIT.[10] Dieses Ruhekissen der Normalität fehlt autistischen Menschen, sie leben dauerhaft entgegen der Norm. Das autistische Ruhekissen, der soziale Rückzug, wird selten akzeptiert. »Es war, als hätte ich mich eines Verbrechens schuldig gemacht. Des Verbrechens, nicht dazuzugehören«[11], so formuliert Malena Ernman, die Mutter von Greta Thunberg, die gegen sie gerichtete Anklageschrift der Gesellschaft. Gleichzeitig aber werden autistische Menschen aufgrund ihres sozialen Andersseins ausgeschlossen. Wir haben es somit mit einer bipolaren Gefahr zu tun: Entweder wir schließen uns selbst aus, weil wir den sozialen Rückzug benötigen, oder wir werden ausgeschlossen, weil wir anders sind. Einen Ausweg aus diesem Dilemma scheint es nicht zu geben.

Ausgeschlossen zu sein, hat Folgen für die/den Ausgeschlossene*n, wie Tsitsi Dangarembga in ihrem Roman *Aufbrechen* feststellt:

»Ausgeschlossen zu sein war für mich damals eine furchtbare Bedrohung, denn es bedeutete, dass ich überflüssig war. Ausgeschlossen zu sein hieß, dass meine Existenz nicht notwendig war – ich wurde

dadurch zum unseligen Nebenprodukt irgendeines unerbittlichen Naturvorgangs. Oder es wurde damit höhnisch bedeutet, dass dieser Prozess schiefgegangen war und mich hervorgebracht hatte.«[12]

Beim Lesen dieser Textstelle bin ich in Tränen ausgebrochen, weil ich mich selbst ein Leben lang so gefühlt habe und die »Überflüssigkeit« meiner Existenz mich so lange begleitet hat und mich noch heute immer wieder überfällt. Ich kam und komme mir dann wie Müll vor:

»Müll, / einfach weggeworfen, / gedankenlos, / achtlos. / Ich bin: / in die Welt hineingeworfen, / weggeworfen, / gedankenlos, / achtlos. / Irgendwann werde ich / verrotten, / unbeachtet.«[13]

Masking bis zum Burn-out als Antwort

Der Versuch, sich an die Gesellschaft anzupassen, um so »normal« wie möglich zu wirken, ist eine von Autist*innen oft gezeigte Reaktion auf die Gefahr des Ausgeschlossenwerdens. Dies führt zu einem Fake-Leben, das das autistische Sein maskiert und unglaublich anstrengend ist. Ja nicht auffallen, Stimming unterdrücken, in Gesprächen zur richtigen Zeit lächeln, das Richtige antworten, den Blickkontakt halten, dauernd die Beobachtungen analysieren, an sozialen Aktivitäten teilnehmen, auch wenn der Körper schon längst signalisiert: Stopp! So wird nicht nur der gesellschaftliche Ausschluss, sondern das Leben an sich zur Bedrohung!

Von Wilhelm Busch stammt der Spruch: »Das ist es eben: Man denkt nicht nur, man muss auch leben.« Das klingt wie eine Drohung in meinen Ohren. Mein Denken allein reicht nicht, das Leben flüstert mir hämisch lachend ins Ohr, dass ich auch leben muss. Jede

Alltagssituation gleicht dem Besteigen eines Mount-Everest, nichts geschieht leicht und intuitiv. Es ist ein Tanz auf der Rasierklinge. Klingt übertrieben in Ihren Ohren? Unter dem Pseudonym Lasse von Dingens beschrieb ein*e Autist*in, wie sich ganz alltägliche Situationen für autistische Menschen anfühlen: So gleiche das Großraumbüro einer Disco, der Einkaufsbummel am Samstag der Love-Parade, Small Talk der Verteidigung der Doktorarbeit vor dem Prüfungsgremium.[14]

»Man ahnt vor diesem Hintergrund immer wieder, wie anstrengend es gewesen sein muss, trotz des basalen Unterschiedenseins eine ›neurotypische Oberfläche‹ zu produzieren«[15], beschreibt Dr. Andreas Riedel aus der Spezialambulanz für Autismus-Spektrum-Störungen im Erwachsenenalter am Universitätsklinikum Freiburg das, was Autist*innen selbst als Masking bezeichnen. Gemeint ist damit das So-tun-als-Ob, das Maskieren des autistischen Seins, um nicht ausgeschlossen zu werden oder der Anklage des sozialen Rückzugs zu entkommen. Daraus entsteht ein enormer Leidensdruck und resultiert die unendliche Erschöpfung, weil autistische Menschen unter größten Anstrengungen dem sozialen Anpassungsdruck nachgeben. Vor allem Autist*innen mit normaler bis überdurchschnittlicher Intelligenz sind sehr gut im Kompensieren ihrer Schwierigkeiten und geraten leicht in die Spirale aus chronischer Überforderung, Stress, Erschöpfung und psychischen Erkrankungen wie vor allem Depressionen oder Angststörungen.[16] Ihre Ressourcen werden im Masking komplett aufgebraucht, sodass sie nur noch »auf Reserve fahren«.

Studien zum autonomen Nervensystem autistischer Menschen legen einen Zusammenhang zwischen niedriger Herzfrequenzvariabilität und Verhalten sowie dauerhaftem Stress nahe.[17] Die Herzfrequenzvariabilität ist auch bei mir geringer. Eine niedrigere Herzfrequenzvariabilität kann darauf hindeuten, dass das Stressniveau bei Autist*innen von Grund auf höher ist, weil sie permanent unter Anspannung stehen. Um die Herzfrequenzvariabilität zu erhöhen und damit auch eine Entspannung zu ermöglichen, ist es nötig, dass Autist*innen ihre Stressoren und Methoden des Stressmanagements kennen, mit denen sie ihr Stresslevel reduzieren können. Hierfür stellen die Psychotherapeutinnen Isabel Dziobek und Sandra Stoll aus ihrer Arbeit mit autistischen Klient*innen hilfreiche Instrumente zur Verfügung.[18] Sie helfen, den Alltag für sich so zu gestalten, dass er bewältigbar ist und das Stressniveau reduziert ist.

Zu einem effektiven Stressmanagement wird immer trotz allem der soziale Rückzug gehören. Autistische Menschen brauchen die Zeiten des Alleinseins dringend und sehr viel nötiger als andere Menschen. Sie sind ebenso lebenswichtig wie Essen und Trinken. Viele der in den vorherigen Kapiteln genannten Verhaltensweisen sind funktionale menschliche Bewältigungsstrategien, um dem Stress und der Erschöpfung entgegenzuwirken, beispielsweise das Stimming, die Beschäftigung mit den Spezialinteressen oder die Regeln, Routinen und Rituale, die das an sich überfordernde Umfeld vorhersehbarer und übersichtlicher machen und eben nicht nur einfach lieb gewordene Tics sind. Werden nun genau diese Entlastungsmechanismen maskiert, um nicht aufzufallen, wird der Stress noch größer und endet ganz schnell im Zusammenbruch.

12-Löffel-Theorie

In ihrer großartigen Graphic Novel *La différence invisible*[19] (Das unsichtbare Anderssein), die es leider nicht in deutscher Übersetzung gibt, arbeitet die autistische Französin Julie Dachez die Themen Erschöpfung und schnelle Erschöpfbarkeit ganz wunderbar anhand des Alltags ihrer Hauptdarstellerin Marguerite, 27 Jahre alt und im Laufe der Geschichte die Autismusdiagnose erhaltend, heraus. Dies gelingt durch die hervorragenden Zeichnungen von Mademoiselle Caroline und das Spiel mit den Farben. Grau ist der anstrengende Alltag, die Reize und sozialen Herausforderungen stechen rot heraus. Nachdem Marguerite als Asperger-Autistin diagnostiziert wird, beginnt sie nach und nach zu begreifen, warum ihr Leben bis dahin so anstrengend war. Mehr und besser gelingt es ihr, ihre Umgebung ihren Bedürfnissen entsprechend anzupassen, und das Grau weicht einem bunten Leben. Ein wesentlicher Faktor ist ihr achtsamer Umgang mit ihrer Energie, den sie mithilfe von zwölf Löffeln regelt.

Zwölf Löffel? Gemeint ist die 12-Löffel-Theorie der amerikanischen Bloggerin Christine Miserandino[20], die damit ihrer Freundin in einem Restaurant ihre Lupus-Erkrankung erklärte. Die zwölf Löffel stehen symbolisch für die Energie, die Menschen mit Beeinträchtigungen zur Verfügung haben. Die Zahl ist zufällig, Miserandino hatte einfach die Löffel, die auf den Tischen im Restaurant lagen, zusammengesucht. Menschen ohne Beeinträchtigungen verfügen über mehr Löffel, also über mehr Energie für den Alltag. Man könnte auch sagen, bezogen auf Autismus, dass sie keine ihrer zwölf Löffel oder nur wenige darauf verwenden müssen, um mit einem/einer Nachbar*in im Flur Small Talk zu betreiben, mit dem Bus zu fahren oder auch einen Abend mit Freund*innen zu verbringen. Die Energie autistischer Menschen ist also im Vergleich zu Menschen ohne Beeinträchtigungen deutlich schneller aufgebraucht. Autist*innen brauchen ihre Löffel zudem für Situationen, die nicht autistische Menschen wahrscheinlich nicht einmal wahrnehmen.

Ein Beispiel, das viele Autist*innen kennen werden: Ich habe etwas im Internet bestellt und die Nachricht erhalten, dass das Paket heute geliefert werden wird. Ich bin so lange, bis das Paket da ist, zu nichts zu gebrauchen, weil ich damit beschäftigt bin, die aufkommende Panik in Schach zu halten. Es ist nur ein kurzer Moment mit dem/der Postbot*in, es sind gerade einmal zwei bis drei Sekunden. Und trotzdem – für mich ist das ein unfassbar großer Kraftakt, der je nach Verlauf einige Löffel kostet. Für den Rest des Tages bleiben nicht mehr viele übrig. An einem solchen Tag noch Badminton spielen? Keine gute Idee. Einkaufen gehen? Eine noch schlechtere Idee. Am besten keine weiteren sozialen Begegnungen mehr. Einen ausgedehnten Spaziergang durch den Wald machen? Sehr gute Idee. Bereits vor dem Aufstehen verbrauche ich die ersten Löffel, weil ich gedanklich genau planen muss, was ich als Nächstes mache: Zähne putzen, duschen, Frühstück herrichten etc. Wenn ich kann, frühstücke ich ausführlich und lese die Tageszeitung intensiv. Geht dies ungestört, gewinne ich schon wieder einen Löffel zurück. Neben den sozialen Situationen und den Reizen, die es zu verarbeiten gilt, ist es die jeden Tag aufs Neue notwendige Planung von Handlungsschritten, die Löffel kostet. Gerade deshalb sind Routinen, Regeln und Rituale so wichtig.

Jeden Tag mehr Löffel verbrauchen, als zur Verfügung stehen, genau daraus hat mein Leben die meiste Zeit bestanden. Und auch nach der Diagnose habe ich noch Jahre gebraucht, dies zu erkennen und mein Leben meinem autistischen Sein anzupassen. Ich denke, es ist deutlich geworden, dass das Stresslevel autistischer Menschen per se schon höher ist als bei den meisten nicht autistischen Menschen. Dadurch braucht es oftmals nicht viel, um ein Level zu erreichen, das Überforderung und Erschöpfung bedeutet. Und wahrscheinlich gibt es für Autist*innen auch mehr Stressoren.

Deshalb ist es wichtig, für sich persönlich herauszufinden, was einen stresst, wann die Anspannung steigt. In der Therapie habe ich ein Anspannungstagebuch geführt. Für jeden Tag erstellte ich einen Graphen, in dem ich jede Stunde den Punkt meiner Anspannung markierte und dazu kurz notierte, was ich gerade machte. So stellte sich heraus, dass ich schon morgens mit einer großen Anspannung in den Tag gestartet bin, die im Verlauf des Tages – ich war noch im Schuldienst – weiter stieg und fast dauerhaft bei zehn blieb. Selbst abends ließ sie nur wenig nach. Mit meiner Therapeutin konnte ich dann analysieren, was die Anspannung steigen ließ und was zu ihrer Senkung führte.

Dieses Ausbalancieren von Anspannung/Stress und Entspannung ist ein Prozess, der nie abgeschlossen sein wird. Er bedeutet Arbeit. Es ist nicht so, dass man das mal ein paar Wochen beobachtet und dann ist alles gut. Nein, so funktionierte das auch bei mir nicht, auch wenn ich das gehofft hatte. Erst meine Asperger-Diagnose brachte den Durchbruch. Seitdem ich akzeptiere, dass mich viele alltägliche Dinge und Situationen nun einmal schneller erschöpfen und ich deshalb leider nicht alle meine Ideen umsetzen kann, geht es mir besser. Henry Markram beschreibt dies sehr passend: Die Welt autistischer Menschen »ist begrenzt und zugleich unendlich weit«[21]. Diese Begrenzung betrauere ich nicht mehr so oft, ich habe gelernt, sie zu akzeptieren und mit ihr zu leben.

Seitdem ich um meine Stressoren weiß, kann ich gegensteuern. Es gibt viele Hilfsmittel zur Reizreduzierung, wie z. B. eine Sonnenbrille. Was mir am besten geholfen hat und nach wie vor hilft, ist die Entspannungstherapie. Ich habe das Glück, dass diese im Haus meiner Psychotherapeutin angeboten wird. Sie ist für alle Menschen offen, aber natürlich nehmen an der Therapie vor allem Menschen mit psychischen Erkrankungen oder Belastungen teil, was eine besonders achtsame und sensible Atmosphäre kreiert. Durch Corona war die Therapie nicht mehr in der Gruppe, sondern, wenn überhaupt, nur als Einzeltherapie möglich – ein Glücksfall für mich. Ich hatte nach fast eineinhalb Jahren, in denen ich mich in die Entspannungstherapie richtiggehend reingekämpft hatte, das nötige Vertrauen und die Sicherheit gewonnen, mich darauf einlassen zu können. Nun erhielt ich individuelle Entspannungsstunden, ganz abgestimmt auf meine Bedürfnisse, die nicht in jeder Stunde gleich sind.

Entspannung ist Arbeit, richtige Arbeit, und muss trainiert werden. Es dauert, bis die verschiedenen Techniken wirken. Man darf also nicht zu früh aufgeben. Aber: Die Entspannungstherapie wirkt! Das Gute in meinem Fall ist darüber hinaus, dass die Entspannungspädagogin im Austausch mit meiner Psychotherapeutin ist, sodass ganz speziell geguckt wird, was mir wie helfen könnte. Die regelmäßige Entspannungstherapie trägt entscheidend dazu bei, dass mein Stresslevel, meine Grundanspannung, inzwischen deutlich geringer ist als zu der Zeit, in der ich das Anspannungstagebuch führte. Dank unseres sehr vertrauensvollen Verhältnisses lerne ich nebenbei auch viel über nicht autistisches Verhalten.

14.

Autismus plus: häufige Komorbiditäten

Vom Leben überfordert

Angesichts des starken Isolationsgefühls der Autist*innen überrascht es nicht, dass deren Depressionsrisiko erhöht ist. In einer 2014 in Großbritannien durchgeführten Studie[1] geben etwa 66 Prozent der befragten erwachsenen Asperger-Autist*innen an, in ihrem Leben bereits einmal Suizidgedanken gehabt zu haben, während im Vergleich dazu in der Allgemeinbevölkerung der Prozentsatz mit etwa 17 Prozent deutlich darunter liegt. 35 Prozent der Befragten berichteten zudem von konkreten Plänen oder versuchten Suiziden. Es waren jedoch nur 32 Prozent zusätzlich depressiv, was bedeutet, dass eine mögliche Depression nicht die alleinige Erklärung für die erhöhte Suizidalität bei Autismus sein kann.

In einer anderen Studie zu Autismus und Selbstverletzung/Suizidgedanken[2], die als Online-Befragung 2019 in Deutschland durchgeführt wurde, gaben Autist*innen an, welche Umstände bei ihnen zu suizidalen Gedanken und/oder selbstverletzendem Verhalten führten. An der Umfrage nahmen überproportional viele Frauen teil. 37 Prozent der Teilnehmenden gaben Stress durch Überlastung an: Overload durch das Leben insgesamt. Emotionaler Stress, hervorgerufen etwa durch Ausgrenzung aufgrund ihrer Andersartigkeit, Probleme in der Beziehung und der Familie, Verlust, Tod, wurde von 34 Prozent genannt. Eine Depression als Auslöser für suizidale Gedanken oder Selbstverletzungen gaben 30 Prozent an. Die depressiven Phasen zeichneten sich demnach durch Gefühle wie sich gefangen zu fühlen, Hoffnungslosigkeit, Isolation, Angst aus. Allgemeiner Stress durch Alltagsbelastungen wurde von 22 Prozent als Auslöser genannt, es folgten Zeitdruck und Eile bei 14 Prozent, und andere Probleme in Schule und Arbeit nannten 10 Prozent.

Die Antworten führen erschreckend deutlich vor Augen, dass das autistische Sein mit seinen Symptomen und Implikationen, wie ich sie in den vorherigen Kapiteln beschrieben habe, bedeuten kann, dass das Leben als so überfordernd empfunden wird, dass Selbstverletzungen und suizidale Gedanken daraus folgen. Genau das erlebe ich selbst immer wieder. Die suizidalen Gedanken und der Drang nach Selbstverletzung sind anderer Natur als jene, die der Depression entspringen. In den depressiven Phasen befinde ich mich in einem schwarzen Loch, bin hoffnungslos, habe das Gefühl, von einem schwarzen Etwas erdrückt zu werden, keine Existenzberechtigung zu besitzen. Viele Geister rufen mir dann zu, dass ich nichts wert bin, nichts kann, und locken mich in ihr dunkles Reich, das eine Erlösung verspricht. In den Momenten, in denen ich glaube, dass sie nie mehr verstummen werden, will ich sterben, weil ich sie nicht mehr aushalten kann. Ich sehne mich nur noch danach, dass mein Herz einfach aufhört zu schlagen. Diesem Impuls nicht nachzugeben, gleicht einem Kampf, der sehr anstrengend ist. Die Geister ziehen und zerren an mir, und ich biete alles auf, um Gegenwehr leisten zu können.

Suizidale Gedanken und auch Selbstverletzungen treten aber auch auf, wenn ich nicht in einer depressiven Phase bin. Ich fühle mich dann tatsächlich mit dem Leben an sich einfach überfordert. Meist habe ich in diesen Momenten die wiederholte Erfahrung gemacht, dass ich mit den anderen Menschen nicht klarkomme, dass sie mich nicht verstehen oder dass einfach zu viele Reize nicht mehr verarbeitet werden konnten oder ich in eine emotionale Überforderung geraten bin. Mir wird dann blitzlichtartig bewusst, dass die Welt nicht für Autist*innen gemacht ist und ich mich nur niedrig dosiert in sie hineinwagen kann. Das weiß ich natürlich. Doch wenn ich viele Tage allein mit mir bin, ganz in meinem Rhythmus den Tag gestalten kann und nicht durch soziale Interaktionen und Kommunikation gefordert bin – Sie erinnern sich, meine Amygdala funkt dann: »Lebensgefahr!« –, erliege ich der Illusion, ganz »normal« zu sein und ganz »normal« leben zu können. Verlasse ich meinen paradiesischen Zustand, trifft mich die Erkenntnis, dass dem nicht so ist, wie ein Hammerschlag, der so mächtig sein kann, dass ich glaube, das Leben nicht schaffen zu können. Und: Im Kontakt mit anderen Menschen wird mir jedes Mal wieder meine Zerrissenheit bewusst, die sich in der Sehnsucht nach sozialen Kontakten und der gleichzeitigen Bedrohung durch sie niederschlägt. Diese Spannung ist oft nicht auszuhalten.

Unliebsame Follower*innen

Autismus mangelt es nicht an Follower*innen, die gerne auch einen Like dalassen. Ich meine damit die sogenannten Komorbiditäten, darunter versteht man Krankheiten oder Störungen, die zusätzlich zur Grunderkrankung auftreten. Diese müssen diagnostisch deutlich abgrenzbar sein, was nicht immer einfach ist, weil manche Erkrankungen ähnliche Symptome wie Autismus aufweisen. Es können sowohl affektive (psychische) als auch somatische (körperliche) Störungen sein. Aufgrund ihrer biologisch-genetischen und psychosozialen Vulnerabilität könnte man fast sagen, dass autistische Menschen geradezu »prädestiniert« sind für vor allem psychische Komorbiditäten.[3] Etwa zwei Drittel haben komorbide Erkrankungen, mindestens eine davon ist eine psychische Störung.[4]

Die häufige Überschneidung von Symptomen psychischer Störungen und autistischer Symptome macht eine Differenzialdiagnostik schwierig. Zu den psychischen Erkrankungen, die ein beliebtes Couple mit dem Autismus-Spektrum bilden und für die folglich ein erhöhtes Erkrankungsrisiko für autistische Menschen besteht, zählen vor allem Depressionen und Angststörungen, aber auch Aufmerksamkeitsdefizit-Hyperaktivitätsstörungen (ADHS)[5], Suchterkrankungen[6], Tics und das Tourette-Syndrom[7], Essstörungen, vor allem Anorexia nervosa (Magersucht)[8], und Zwangsstörungen[9].

Die Sterblichkeitsrate autistischer Menschen ist deutlich erhöht: Ihre Lebenserwartung beträgt 16 Jahre weniger im Vergleich zur Allgemeinbevölkerung.[10] Dies erklärt sich hauptsächlich durch die erhöhte Suizidalität autistischer Menschen. Ich selbst habe schon mehr als einmal konkrete Pläne gehabt. Aber der Suizid ist nicht der alleinige Grund. Ein erhöhtes Sterberisiko besteht für autistische Menschen bei allen Krankheiten, ausgenommen Infektionen. Das überraschte mich wirklich, stimmt mich sehr nachdenklich und veranlasste mich, dem weiter auf den Grund zu gehen. Ich werde am Ende des Kapitels darauf zurückkommen.

Die vorhandenen Theorien, die erklären, wann, wie und warum suizidale Gedanken zu suizidalen Handlungen führen, beziehen sich auf nicht autistische Menschen. Es ist notwendig, sie in den autistischen Kontext zu transferieren und zu adaptieren, um durch präventive Maßnahmen das erhöhte Suizidrisiko senken zu können. Die Gründe für die erhöhte Suizidalität autistischer Menschen sind noch immer zu wenig erforscht, weshalb auf diesen Aspekt ein besonderes Augenmerk gelegt werden muss.[11]

Andreas Riedel und Jens Jürgen Clausen sprechen von einer autistischen »Bilanzierung«, bei der es darum gehe, den Sinn für das eigene Leben zu berechnen, indem Antworten auf Fragen wie nach der eigenen Nützlichkeit für die Familie, die Gesellschaft und die Welt in die Waagschale gelegt würden.[12] Die Frage nach der »soziale[n] Wertigkeit«[13] stellt schon Hans Asperger in seiner Habilitationsschrift. Die gesellschaftliche und ökonomische Nützlichkeit ist Existenzgrundlage und Berechtigungsschein für unser Leben, ob nun autistisch oder nicht. Autist*innen wird dies nur in größerer Deutlichkeit und Klarheit vor Augen geführt.

Die vorangegangenen Kapitel zeigen, dass das autistische Sein viele Herausforderungen mit sich bringt und zu Verhaltensweisen führt, die gesellschaftlich als nicht angemessen empfunden werden. Ich möchte noch einmal wiederholen: Viele autistische Menschen versuchen deshalb, sich unter enormer Kraftanstrengung anzupassen. Dauerstress und chronische Anspannung sind die Folgen. Oder aber sie ziehen sich zurück, was in die soziale Isolation führt. Vielfach passiert auch beides gleichzeitig. Autistische Menschen versuchen, sich anzupassen, werden aber dennoch aufgrund ihres Andersseins ausgegrenzt. Das sind Belastungen, die zu psychischen und körperlichen Erkrankungen führen können. Es ist wichtig, diese Zusammenhänge zu verstehen, sie präsent zu haben!

Depression

Ursprünglich hatte ich mich wegen anhaltender Suizidgedanken in psychotherapeutische Therapie begeben. Als diese sich noch weiter zuspitzten, ging ich in eine psychiatrische Tagesklinik. Eigentlich wäre eine stationäre Aufnahme angezeigt gewesen, doch ich wollte dies unbedingt verhindern, weil ich meine Tochter nicht fremden Menschen überlassen wollte. Mein autistisches Sein war noch nicht erkannt worden. Die Therapie setzte sich aus verschiedenen Modulen zusammen. Am Wochenende sollte ich etwas unternehmen und andere Menschen treffen – eine Maßnahme, die für depressive nicht autistische Menschen sinnvoll sein mag, nicht aber für mich als autistischer Mensch. An den Wochenenden musste ich mich von den anstrengenden fünf Tagen in der Klinik erholen. Ich war in der Zeit ja permanent mit anderen Menschen, deren Gemütslage ich intensiv fühlte, zusammen. Ich unternahm also nichts am Wochenende, sondern war froh, wenn die Migräne etwas nachließ. Da ich nach dem Wochenende nichts von Aktivitäten zu berichten wusste, hieß es, dass ich mich mehr anstrengen müsse, denn ich wolle doch wieder gesund werden, oder nicht? Die Therapie war auf die Behandlung meiner schweren Depression ausgerichtet, ohne allerdings meine autistischen Bedürfnisse zu berücksichtigen. Es wusste ja keiner, dass ich Autistin bin. Es war eine wichtige Zeit für mich, und ich habe vieles gelernt und verstanden. Gleichzeitig verschlimmerte die Therapie aber auch vieles.

Mittwochs hatte ich z. B. am Nachmittag Reittherapie, das war die »Hölle« für mich. Ich glaube, dass mir die Reittherapie durchaus hätte helfen können, aber nicht unter den gegebenen Umständen. Morgens hatte es ja schon Gruppentherapie und Ergotherapie (auch in der Gruppe) gegeben, dann das gemeinsame Mittagessen. Ich war damit schon überfordert und hatte keine Energien mehr. Zur Reittherapie mussten wir mit einem Bulli bzw. Auto fahren. Das waren ganz schlimme 30 Minuten für mich. Eingeengt zwischen den anderen Mitpatient*innen Gespräche führen müssen! Wir waren jeweils zu viert. Da zwei Pferde zur Verfügung standen, hatten wir die Möglichkeit, entweder mitzugehen, wenn die anderen geführt wurden, oder am Stall zu bleiben. Beides erforderte eine hohe Anpassungsleistung von mir. Das Gestüt war herrlich einsam oben auf einem Berg gelegen, mit wunderbaren Aussichten. Ich wurde auf ein Pferd gesetzt, das von einem Pferdepfleger geführt wurde. Der

Weg ging durch den Wald und bot traumhafte Aussichten. Eigentlich beste Voraussetzungen, um zu entspannen und zu mir zu kommen, um wieder Energie aufladen zu können. Aber der Pferdepfleger und seine Frau, die das andere Pferd führte, verwickelten uns während der gesamten Zeit in Gespräche. Das mag für viele angenehm sein, nicht aber für mich. Ich wusste nie, was ich sagen sollte, grübelte die ganze Zeit, ob ich richtig reagierte. Von Entspannung also keine Spur. Außerdem wurde die Migräne von Minute zu Minute schlimmer. Ich war komplett überfordert und am Ende. An einem Mittwoch ging es mir danach so schlecht, dass ich im abschließenden Gruppenkreis am Ende des Tages nur noch weinend dasaß. Und das will was heißen, denn ich weine so gut wie nie, schon gar nicht in der Öffentlichkeit. Ich bin eine Meisterin darin, mich zusammenzureißen. Aber an dem Tag ging gar nichts mehr.

Die Depressionstherapie konnte also nicht ihre Wirkung entfalten, weil das ganze Setting für mein autistisches Sein überfordernd und damit kontraproduktiv war. Meine Psychotherapeutin nahm genau diese Umstände als Anhaltspunkte, unter der Depression ein autistisches Sein zu vermuten. Während all der Jahre in Therapie habe ich immer wieder neu versucht, meine Gedanken zu sortieren und zu verstehen, was das Problem ist, das mir das Leben so schwer macht. Viele Mindmaps zeugen davon. In einer halte ich die Symptome der Depression fest, die ich mit einer ersten Psychotherapeutin erarbeitet hatte. Werfe ich heute einen Blick darauf, erkenne ich darin auch die Symptome, die meinem zu der Zeit noch nicht diagnostizierten autistischen Sein entspringen (kursiv) und die bis heute anhalten, auch in depressionsfreien Phasen:

- Kognitive Ebene: *Konzentrationsschwierigkeiten*, Vergesslichkeit, Unentschlossenheit, *Grübeln (vor allem nach sozialen Begegnungen)*, negative Gedanken, Fokus auf das, was nicht gut läuft, geringes Selbstwertgefühl, *Befürchtungen (wieder etwas falsch zu machen)*, tiefe Verzweiflung, Suizidgedanken

- Somatische Ebene: *schnelle Ermüdbarkeit, Schwierigkeiten, zu entspannen*, schneller Puls und heftiges Herzklopfen, Schwindel, *Schlafprobleme, innere Unruhe/Anspannung*, Magenbeschwerden/Übelkeit, *Verspannungen*, Appetitlosigkeit, *Tinnitus, Migräne*
- Emotionale Ebene: *Angst* – plötzlich ansteigend und sich wieder legend, fehlende Freude (v. a. am Lesen!!!), Hoffnungs- und Sinnlosigkeit, Traurigkeit/Niedergeschlagenheit, innere Leere/Gefühlslosigkeit, Wertlosigkeit, *Selbstkritik, Schuldgefühle, Überforderung, Scham*
- Behaviorale Ebene (Verhaltensebene): *Vermeidungshaltung*, Dienst nach Vorschrift/nachlassendes Interesse am Beruf, *verringerte Arbeitsleistung*, Antriebsmüdigkeit/bleierne Müdigkeit oder auch starker Bewegungsdrang, erhöhter Konsum von Kaffee, *Kommunikationsschwierigkeiten*

Schauen wir uns die »klassischen« Ursachen für die Entwicklung depressiver Episoden an[14], wird verständlich, warum gerade Autist*innen ein erhöhtes Risiko für diese psychische Erkrankung besitzen: Dazu zählen Krisenzeiten, Arbeitslosigkeit, hoher Leistungsdruck und soziale Isolation. Autistische Menschen geraten schnell in Krisen, schon kleinere Veränderungen können diese auslösen, um wie viel intensiver werden vor diesem Hintergrund größere Veränderungen wie in der Pubertät, beim Übergang von der Schule in die Arbeitswelt, durch Trennungen oder Tod von wichtigen Bezugspersonen oder auch durch einen Umzug erlebt. Von Arbeitslosigkeit sind Autist*innen überdurchschnittlich oft betroffen, trotz mitunter guter Ausbildung.

Da die Arbeits- und Lebensbedingungen oft nicht den autistischen Bedürfnissen entsprechen, geraten sie schnell in eine dauerhafte Überforderung, die den Leistungsdruck weiter erhöht. Eine Anpassung der Lebensbedingungen und der Arbeitswelt ist somit dringend indiziert, um das Risiko für die Entwicklung einer Depression zu verringern.

Vor allem Autist*innen mit durchschnittlicher oder überdurchschnittlicher Intelligenz scheinen ein höheres Risiko für psychische Störungen zu besitzen,[15] wobei Depressionen sowie Angststörungen zu den häufigsten komorbiden Erkrankungen gehören.[16] Das bedeutet jedoch nicht, dass autistische Menschen mit einer Intelligenzminderung nicht psychisch erkranken würden. Studien ergeben, dass die Komorbidität bei Autist*innen mit kognitiven Einschränkungen im Vergleich zu Autist*innen ohne kognitive Einschränkungen im jungen Erwachsenenalter steigt und dass bei erwachsenen Autist*innen mit Lernschwierigkeiten die Komorbidität psychischer Störungen gegenüber nicht autistischen Erwachsenen mit Lernschwierigkeiten größer ist.[17]

Oftmals ist es nicht einfach, bei autistischen Menschen eine Depression zu diagnostizieren oder umgekehrt bei Menschen mit Depressionen eine Autismusdiagnose zu erstellen, weil einerseits autistische Menschen ihre Gefühle und Stimmung nicht gut kommunizieren können und diese nicht an ihrer Gestik und Mimik selbstverständlich ablesbar sind und andererseits gleiche Symptome wie Schwierigkeiten in der sozialen Interaktion und Kommunikation dazu führen, dass Autismus vor allem bei rezidivierenden depressiven Verläufen nicht erkannt wird.[18] Um Depressionen bei autistischen Menschen besser feststellen zu können, braucht es an die autistische Wahrnehmung adaptierte Diagnoseinstrumente. Für Angststörungen werden bereits entsprechende Fragebogen entwickelt,[19] die die Differenzialdiagnostik erleichtern sollen.

Trauma

Zu Autismus und Traumatisierungen gibt es bislang noch sehr wenige Studien und Untersuchungen.[20] Die bisherigen Erkenntnisse legen den Schluss nahe, dass autistische Menschen ein erhöhtes Risiko für Traumatisierungen besitzen, die zudem im Vergleich zu nicht autistischen Menschen häufiger zu posttraumatischen Belastungsstörungen führen.[21] Aufgrund ihrer unterschiedlichen Wahrnehmungen werden negative Erlebnisse von autistischen und nicht autistischen Menschen unterschiedlich verarbeitet. Erfahrungen, die nicht autistische Menschen vielleicht als unangenehm einstufen, können autistische Menschen als traumatisch empfinden und umgekehrt. In ihrer »Theorie der intensiven Welt« schließen Henry und Kamila Markram aus ihren Forschungsergebnissen, dass die Amygdala autistischer Menschen hyperreaktiv sei, was auch die Verarbeitung von Angst und bedrohlichen Situationen betrifft: »Nicht nur ihre Gefühle waren verstärkt, ihre Sinne überreizt, nein, sie vergaßen auch nicht. Jedes Trauma, jeder kleine Schmerz blieb eingebrannt.«[22] Traumatisierungen und posttraumatische Belastungsstörungen (PTBS) werden bei Autist*innen häufig nicht erkannt und entsprechend auch nicht behandelt. Da PTBS und Autismus überlappende Symptome haben, ist hier die Unterscheidung sehr schwierig.

Bei Trauma denken wir wahrscheinlich zuerst an einmalige, sehr einschneidende Erlebnisse. Es gibt aber auch Situationen, die über längere Zeit, mitunter Jahre, andauern und denen die betroffenen Personen hilflos ausgesetzt sind und/oder sich hilflos fühlen. Auch diese können, auch wenn sie auf den ersten Blick weniger spektakulär erscheinen mögen, traumatisieren. Zu den meistgenannten traumatischen Erfahrungen autistischer Menschen zählen Mobbing und Diskriminierung, denen sie etwa fünfmal so häufig wie ihre nicht autistischen Mitmenschen ausgesetzt sind.[23]

Diese machen sie vor allem in der Schule und im Berufsleben. Es ist erschreckend, wie viele Autist*innen auch heute noch von der Schulzeit als ihrer furchtbarsten Zeit berichten. Formen des Mobbings sind Beleidigungen, Verspottung, Schikanierung, Bedrohungen, Treten, Schlagen, Tyrannisieren, Wegnehmen von privaten Dingen, Verunglimpfungen oder falsche Beschuldigungen.[24] Die sogenannten »sozialen« Medien bieten noch unendlich mehr Möglichkeiten, Menschen zu drangsalieren, bloßzustellen und sie dem Spott vieler Menschen auszusetzen. Darüber hinaus sorgen sie dafür, dass das Mobbing nicht nach Schulschluss oder Arbeitsende aufhört, sondern in der virtuellen Welt rund um die Uhr fortgesetzt werden kann. Veronique Kouchev beschreibt in ihrem Buch *Das Anders gehört zu mir* sehr eindrücklich ihre Mobbingerfahrungen in Schule und Ausbildung.[25] Ihre Not und die Ungerechtigkeiten werden greifbar und lassen einen beim Lesen ausrufen: Schaut doch bitte mal genauer hin! Warum lasst ihr das zu? Warum macht ihr nichts?

Zudem können pädagogische oder therapeutische Maßnahmen, die gegen den Willen von Autist*innen durchgeführt werden, traumatisierend wirken.[26] Dies geschieht häufig dann, wenn die Maßnahmen auf die Anpassung des autistischen Menschen abzielen und nicht an seine Bedürfnisse und Wünsche angepasst werden.

Auch was die Behandlung von Traumata bei Autist*innen betrifft, fehlt es noch an Forschung und gesicherten Erkenntnissen. In das 2021 von Ludger Tebartz van Elst in dritter und völlig überarbeiteter Auflage herausgegebene Manual *Autismus-Spektrum-Störungen im Erwachsenenalter* findet sie keinen Eingang. In dem Abschnitt »Therapie«, der immerhin zehn Beiträge auf insgesamt 100 Seiten umfasst, geht es vorrangig um autismusspezifische Therapien, die autistischen Menschen zu einer besseren Lebensqualität verhelfen sollen. Eine große Rolle spielt angesichts der häufigen psychischen Begleiterkrankungen dabei die Psychotherapie, die sich mit autistischen Klient*innen anders gestaltet. Darauf gehe ich in Kapitel 20 ein.

Die andere autistische Wahrnehmung dürfte auch beispielsweise andere Trauma-Therapien erfordern bzw. eine Anpassung bewährter Methoden. Doch hierzu fehlt es noch an entsprechenden Studien.[27]

Schlechtere medizinische Versorgung

Im Vergleich zu den aufgezählten psychischen Komorbiditäten sind die somatoformen Begleiterkrankungen – körperliche Beschwerden, die nicht auf eine organische Krankheit zurückzuführen sind – deutlich seltener Gegenstand von Untersuchungen oder Studien, obwohl in der klinischen Praxis viele autistische Patient*innen mit körperlichen Beschwerden unklarer Ursache vorstellig werden.[28] Häufig sind es Magen-Darm-Beschwerden, Kopfschmerzen und Verspannungen. Es stellt sich dann die Frage, ob es sich bei den Beschwerden um somatoforme Störungen als Begleiterkrankung des Autismus handelt oder ob sie autistische Symptome sind.

Besser untersucht ist der Zusammenhang von Autismus und Epilepsie. Das Risiko des Auftretens einer Epilepsie ist für Autist*innen deutlich erhöht.[29] Am häufigsten tritt sie zwischen dem dritten und fünften Lebensjahr und im jungen Erwachsenenalter auf. Insgesamt ist davon auszugehen, dass das Risiko, epileptische Anfälle zu entwickeln, bei autistischen Erwachsenen bei durchschnittlich 20 bis 35 Prozent liegt, wobei die Angaben je nach Stichprobe schwanken. Zudem scheinen weitere Faktoren wie z. B. eine Intelligenzminderung eine Rolle zu spielen. Genaueres über die Zusammenhänge zwischen Autismus und Epilepsie ist noch nicht bekannt.[30]

Schlafprobleme sind in der Allgemeinbevölkerung insgesamt ein großes Problem, auch in diesem Bereich weisen Studien darauf hin, dass autistische Menschen eine signifikant höhere Prävalenz für Schlafstörungen besitzen.[31] Zwischen 44 bis 83 Prozent aller Autist*innen haben zusätzlich Schlafprobleme,[32] über die Hälfte der autistischen Kinder leidet unter Schlafstörungen.[33] Bei Autist*innen scheint die Schlafphysiologie verändert zu sein und könnte somit für Störungen des Schlafes verantwortlich sein.[34]

Und schließlich scheinen Menschen im Autismus-Spektrum darüber hinaus auch häufiger als die Allgemeinbevölkerung Unfälle mit schwereren Verletzungen zu haben.[35]

Den komorbiden Erkrankungen autistischer Menschen wird einerseits noch zu wenig Beachtung geschenkt, andererseits ist das Wissen über Autismus im Gesundheitswesen zu gering.[36] Angesichts des im Vergleich zur Allgemeinbevölkerung erhöhten Sterberisikos autistischer Menschen bei fast allen Krankheiten ist es wichtig, dass vor allem in Hausarztpraxen ein fundiertes Wissen über Autismus vorhanden ist, das auch die Medikation umfasst. Autist*innen reagieren auf Medikamente oftmals anders als nicht autistische Menschen, meist übersensibel, sodass die Dosierung vorsichtig angepasst werden muss.[37] Oder sie reagieren paradox, mitunter auch gar nicht.

Vor diesem Hintergrund und den Schwierigkeiten in der Kommunikation mit ihrer Hausärztin oder ihrem Hausarzt, von denen viele Autist*innen berichten, führte die Autismus-Forschungs-Kooperation 2008 eine Umfrage unter Berliner Allgemeinmediziner*innen durch,[38] die ergab, dass diese zu wenig über die Kommunikationsschwierigkeiten von Autist*innen wissen, ebenso wie über die zentralen Diagnosekriterien des Autismus sowie über die Häufigkeit von Autismus. Darüber hinaus beurteilen sie typisch autistisches Verhalten negativer als Autismusexpert*innen und haben Schwierigkeiten, Autismus bei Menschen ohne Intelligenzminderung zu vermuten, weil sie nach wie vor von einer Intelligenzminderung als Kennzeichen des Autismus ausgehen.

Dementsprechend wissen viele Allgemeinmediziner*innen nichts über die Stärken autistischer Menschen, ist doch der Fokus in der Medizin genuin auf die Defizite und Schwächen gerichtet. Christine Preißmann, Asperger-Autistin und Medizinerin, spricht angesichts dieser Ergebnisse und der erhöhten Sterblichkeitsrate von »vernichtende[n] Feststellungen, die die Missstände unseres Gesundheitssystem deutlich machen«[39].

Stolpersteine in der medizinischen Versorgung sind die schnelle soziale Überforderung und die Reizüberflutung schon im Wartebereich, Schwierigkeiten, die Symptome richtig zu beschreiben und umfassend aufzuzählen, die verminderte Gestik und Mimik, die dazu führen können, dass ihre Schmerzen nicht ernst genommen werden oder ihre Beschreibung als stark übertrieben, gar hypochondrisch erscheint, und die Scheu vor körperlichen Berührungen, die als unangenehm empfunden werden.[40]

Je besser ich mich selbst verstehe, desto besser kann ich meine Hausärztin über mein autistisches Sein aufklären und desto besser wiederum kann sie mich behandeln. Sie weiß, dass mir meine Schmerzen äußerlich selten anzumerken sind, spricht sie mir deshalb aber nicht ab. Zudem versteht sie, dass ich genaue Behandlungspläne und Vorgaben für weitere Untersuchungen oder Schritte brauche und mir alles explizit erklärt werden muss. Als sich beispielsweise bei der Impfung gegen Corona herausstellte, dass meine anderen Impfungen ihre Wirkungen längst eingebüßt hatten, bat ich sie darum, mir gleich die Termine für sämtliche Zweitimpfungen zu geben, weil ich sonst überfordert sei. Also bat sie die Arzthelferin, mit mir Termine zu vereinbaren. Dies war eigentlich nicht notwendig, ich hätte auch ohne Termine einfach zu den Impfungen kommen können – doch meine Hausärztin kam mir hier entgegen, weil sie sich in mich einfühlen konnte. Trotzdem schämte ich mich und kam mir unheimlich dumm vor. Es ist nur ein kleines Beispiel, doch es zeigt die Bedeutung des Wissens um die autistischen Besonderheiten.

Es kostet mich enorm viel Überwindung, die »Wuseligkeit« in der Hausarztpraxis zu ignorieren und weiterhin meine Hausärztin aufzusuchen, wenn es nötig ist. Wenn ich in die Praxis komme, gerate ich enorm unter Stress. Obwohl ich die Abläufe der Praxis inzwischen recht gut kenne, brauche ich jedes Mal aufs Neue genaue Aussagen darüber, wie es weitergeht. Wenn es also heißt, dass noch ein Labor benötigt wird, weiß ich noch lange nicht, dass ich mich dann in den Wartebereich vor dem Labor setzen und mich auch melden soll. Es sind zum Teil nur Kleinigkeiten, an denen es scheitert. Zum Glück habe ich eine Hausärztin, mit der ich diese Probleme besprechen kann, ohne Angst haben zu müssen, ausgelacht oder abgewertet zu werden. Selbst per E-Mail darf ich mich melden. Doch das ist keine Selbstverständlichkeit.

Insgesamt ist die medizinische Versorgung autistischer Menschen im Vergleich zu Menschen mit und ohne Behinderungen schlechter.[41] Auch ist ihr Wissen über eine gesunde Lebensweise und präventive Maßnahmen oder Vorsorgeuntersuchungen geringer ausgeprägt. Die *Academic Autistic Spectrum Partnership In Research and Education* (AASPIRE), eine Partnerschaft autistischer Erwachsener und Forschenden in den USA ähnlich der Autismus-Forschungs-Kooperation in Deutschland, hat ein webbasiertes Tool entwickelt, mit dem autistische Menschen einen Brief generieren können, der ihre individuellen Schwierigkeiten und Bedürfnisse beschreibt (AASPIRE Healthcare Toolkit).[42] Diesen können sie zu Untersuchungen mitnehmen. So ein Werkzeug auch in deutscher Sprache wäre sehr wünschenswert.

15.

Selbstwert – trotz oder mit Autismus?

Selbstwert klopfen

Selbstwert klopfen, das klingt ein bisschen wie den eigenen Namen tanzen. Diese Methode, der ich zunächst sehr skeptisch gegenüberstand, ja sie sogar als esoterischen Humbug abtat und als Zumutung empfand, habe ich in der Therapie kennengelernt. Es war zuerst meine Psychotherapeutin, die mir das Klopfen nach Michael Bohne empfahl und mir ein kleines Buch als Anleitung dazu gab,[1] weil ich mich dem in der Sitzung verweigerte. Das Buch verschwand erst einmal unbeachtet im Regal. Eine ganze Zeit später tauchte das Klopfen in der Entspannungstherapie wieder auf. Die Entspannungspädagogin berichtete auch von ihren anfänglichen Zweifeln an der Methode, aber sie hatte sich darauf eingelassen und die Erfahrung gemacht, wie positiv es wirkte, sodass sie weiterhin regelmäßig »klopfe«. Das gab mir zu denken und so machte ich die Übung diesmal mit. Es war beeindruckend. Nach der Übung spürte ich bereits die Wirkung. Seitdem gehört das Klopfen zu meinen festen Ritualen, weil es mir hilft, mich selbst wertzuschätzen.

Die Methode des Klopfens kommt aus der Energetischen Psychologie und ist eine emotionale Selbsthilfe. Die Technik ist leicht zu erlernen und kann selbstständig durchgeführt werden. Während ich unangenehme Gefühle empfinde, weil ich beispielsweise viele Probleme habe, klopfe ich bestimmte Akupunkturpunkte an der

Hand, im Gesicht, am Oberkörper und am Knie ab. Dabei spreche ich in Gedanken meinen Satz: »Auch wenn ich so viele Probleme habe, liebe und wertschätze ich mich selbst.« Durch das Klopfen wird die Intensität der negativen Gefühle im Gehirn reduziert und die selbstakzeptierenden Affirmationen werden gestärkt.

Diese Wirkung ist inzwischen empirisch belegt,[2] also kein esoterischer Humbug. Das Klopfen ist eingebettet in Übungsschritte, die vorher und nachher durchgeführt werden. Es lassen sich alle negativen Gefühle »beklopfen«, auch ganz »banale« wie beispielsweise jene, die ausgelöst werden, wenn der/die Postbot*in erwartet wird. Die Affirmationen können also wechseln, ganz nach Bedarf. Im Unterschied zu der in Kapitel 12 beschriebenen Notfallübung zur akuten Reduktion von Stresssymptomen beginne ich mit diesem Klopfen meinen Tag, um ihn gestärkt in Angriff nehmen zu können.

Mich selbst als wertvollen Menschen empfinden, trotz meiner Unzulänglichkeiten und Schwierigkeiten. Mir selbst einen Wert zuschreiben, den das soziale Umfeld mir unter Umständen abspricht, weil ich nicht ihren Erwartungen entspreche. Das ist gar nicht so einfach. Wie viele Menschen sind dazu tatsächlich in der Lage und können sich selbst einen hohen Wert zuschreiben, der aus ihnen selbst entspringt und nicht an die Erwartungen anderer, an Leistungen gekoppelt ist? Geht das in unserer leistungsorientierten Gesellschaft überhaupt?

Ein positiver Selbstwert: Wie geht das?

Ein positives Selbstwertgefühl bedeutet, dass ich mich selbst so akzeptiere, wie ich bin, ein negatives hingegen, dass ich mich ablehne, mich als »nicht in Ordnung« einstufe. Das Selbstwertgefühl autistischer Menschen ist aufgrund ihrer Sozialisation sehr anfällig für

Abwertungen. Die drei psychischen Grundbedürfnisse Bindung, Selbstbestimmung und Kompetenzerleben bilden die Pfeiler des Selbstwertes.[3] Bindung bedeutet, dass ich dazugehöre, dass ich so, wie ich bin, angenommen und geliebt werde. Selbstbestimmung zeigt sich darin, dass ich das tun kann/darf, was ich für richtig halte, dass ich eigene Entscheidungen treffen kann, mich nicht verbiegen und anpassen muss, um akzeptiert zu werden. Kompetenz erlebe ich, wenn ich Herausforderungen bewältige und Anerkennung erhalte. Wenn ich hingegen oft überfordert bin oder verspottet werde, resultiert daraus ein Gefühl des Scheiterns, und ich empfinde mich als Versagerin.

Ein positives Selbstbild erwächst aus den erfüllten Grundbedürfnissen nach Bindung, Selbstbestimmung und Kompetenzerleben. Werden sie hingegen nicht erfüllt, ist mein Selbstbild negativ, was sich in internalisierten Vorwürfen wie »Ich bin verkehrt, ich bin falsch« manifestiert und Gefühle wie Scham, Angst, Traurigkeit und auch Selbsthass nährt. Dies wiederum führt dazu, dass ich die Bemühungen, so sein zu wollen, wie es von mir erwartet wird, weiter verstärke, ohne darin erfolgreich sein zu können, und mein vermeintliches Scheitern dadurch nur umso größer wird. Ich bewerte mich also in Relation zu meinem »Soll-Ich«, wodurch mein Blick auf mein »Bin-Ich« verzerrt und mein »Wunsch-Ich«, das meinen eigenen Wünschen, Werten und Zielen entspricht, negiert wird. »Selbstwertprobleme entstehen, wenn Diskrepanzen zwischen diesen drei Selbstbildern bestehen: Ich bin nicht, wie ich sein sollte, und ich bin nicht, wie ich gerne wäre. Und so, wie ich gerne wäre, sollte ich eigentlich nicht sein.«[4] Autistisches Sein auf den Punkt gebracht!

Die Pubertät ist die Zeit, in der vielen Autist*innen ihr Anderssein richtig bewusst wird. Hajo Seng schreibt, er habe in seinen Jugendjahren kein »soziales Selbst«[5] entwickeln können, weil er sich nicht in den anderen habe spiegeln können. Dabei wollen die meisten Jugendlichen einfach nur so sein wie ihre Gleichaltrigen und unter keinen Umständen auffallen. Doch genau diese Erfahrungen machen autistische Jugendliche nicht, was es ihnen schwer macht, sich selbst anzunehmen, zumal dann, wenn Eltern oder andere wichtige Bezugspersonen sie nicht in ihrem autistischen Sein akzeptieren können. Ausgrenzung, Mobbing, Kritik oder auch Bestrafung sind häufige Erfahrungen, wobei autistische Menschen die Schuld nicht selten bei sich selbst suchen. Alle anderen sind ja scheinbar »normal«, also muss doch mit mir etwas nicht stimmen.

Die negative Außensicht wird internalisiert, geht in eine negative Selbstüberzeugung über, die die Zuschreibung eines Selbstwerts verhindert oder zumindest sehr erschwert.

Silke Lipinski schlägt in ihrem Selbsthilfebuch für Autist*innen ein »Gedanken-Update« vor, um den negativen Kreislauf zu unterbrechen. Die verinnerlichten Abwertungen seien zu überprüfen und einem »Diagnosewissen-TÜV« zu unterziehen. Gedanken, die durch den TÜV fielen, sollten durch neue, die der Realität entsprächen, ersetzt werden. Sie gibt den Leser*innen einen »Werkzeugkoffer« zur Unterstützung an die Hand.[6]

An einem Beispiel möchte ich den »Diagnosewissen-TÜV« einmal durchführen, damit verständlicher wird, was sich dahinter verbirgt. Ich bin mit dem Vorwurf groß geworden, mich »unmöglich zu kleiden«, nichts aus mir zu machen und dass meine Mutter sich fast schämen würde, so mit mir gesehen zu werden. Noch heute habe ich manchmal Angst, die Wohnung zu verlassen, weil ich denke, unmöglich gekleidet zu sein und damit negativ aufzufallen. Ich schäme mich dann. An dieser Stelle beziehe ich nun mein Wissen über autistische Besonderheiten ein. Autistische Menschen haben oft kein Interesse an Mode, ihnen ist meist wichtiger, dass die Kleidung bequem ist, die Stoffe den Körper nicht reizen, die Farben zu ihnen passen, egal, ob sie gerade »in« sind oder nicht. Den Vorwurf meiner unpassenden Kleidung ersetze ich danach durch den

Gedanken, dass es in Ordnung ist, dass ich weite Kleidung trage und nicht den neuesten Modetrends hinterherlaufe. Im Rahmen dieser Parameter schaue ich dann, ob ich Kleidung finde, die »gesellschaftsfähig« ist. Das ist mir noch immer gelungen. Ich bin nicht up to date, chic, weiblich – aber ich fühle mich wohl in »meiner Haut«. Mein Wert hängt nicht von dem berühmten Satz »Kleider machen Leute« ab. Ich gestehe mir also meine »absonderlichen Eigenarten« zu und integriere mein autistisches Sein in mein Selbstbild. Dies ist und bleibt ein bewusster Gedankenprozess, der mal mehr, mal weniger gut gelingt.

Othering – zum »Anderen« gemacht

Es fällt schwer, sich nicht im Vergleich zur nicht autistischen Norm zu bewerten. Wenn man nicht um sein autistisches Sein weiß, wird man sich fragen, warum vieles so anstrengend ist und nicht gelingen will. Liegt eine Diagnose vor, ist sie in Abgrenzung zum nicht autistischen Sein gestellt worden. Das Anderssein wird von der nicht autistischen Mehrheit definiert, und zwar nicht als solches, sondern im Vergleich zu sich selbst. Die autistischen Menschen sind nicht die Anderen, sie werden zu »den Anderen« gemacht. Diesen Prozess nennt man »Othering«. Nicht autistisch ist der »Goldstandard«, der von allen anzustreben ist. Autistisch ist lediglich ein Subtyp menschlichen Seins.

»Und dieser Realität kann niemand entrinnen, dessen Identität nicht selbstverständlich ist, dessen Bedürfnisse und Perspektive normalerweise vergessen werden und der daran gewöhnt ist, gegen eine Welt anzukämpfen, die nicht nach den eigenen Bedürfnissen geformt wurde.«[7]

Dieses Zitat bezieht sich auf das Fehlen der weiblichen Perspektive – auch noch im Jahr 2022! – in einer als selbstverständlich männlich betrachteten Welt. Um wie viel mehr trifft die Aussage auf autistische Menschen zu! Sie werden nicht nur gar nicht erst mitgedacht, sondern schlicht negiert!

Der Selbstwert schöpft sich nicht allein aus dem Wert, den ich mir selbst zuschreibe. Er ist immer auch gespeist aus dem Stigma »Autismus«, das sich an den Defiziten ausrichtet und mir damit sagt: Ich bin nicht genug. Erst ein Individuationsprozess im Sinne des Schweizer Psychiaters Carl Gustav Jung, Begründer der analytischen Psychologie, ermöglicht mir, mich selbst anzunehmen in der dialogischen Auseinandersetzung meines Bewussten mit meinem Unbewussten und in der Ablösung von den Erwartungen meiner Eltern, den nicht autistischen Maßstäben, den Normen und Werten der nicht autistischen Gesellschaft.[8] Damit lege ich meine Scham, meine Selbstverurteilung, meine Angst ab und kann die Blickrichtung wechseln, hin zum Einfordern eines So-sein-Dürfens-wie-ich-bin. Das Schreiben dieses Buches ist ein solcher Individuationsprozess.

Ähnlich wie ich mir als Individuum einen Wert gebe, erhalten auch die verschiedenen Gruppen einer Gesellschaft einen Wert. Die – dominierten, unterdrückten und/oder benachteiligten – Minderheiten ermächtigen sich selbst, indem sie die ihnen aufgezwungene Passivität durchbrechen. Sie beginnen, für sich selbst zu sprechen, während zuvor andere für sie gesprochen haben. Indem sie diesen das Wort entreißen, verändern sie auch die Machtverhältnisse, entlarven die gesellschaftliche Unterscheidung von »normal« und »anders«/»abnormal« als von Menschen geschaffenes Konstrukt. Diesen Prozess kann man gegenwärtig sehr gut in der autistischen Community beobachten, die weit davon entfernt ist, eine homogene Gruppe zu sein. Aber sie ist im Begriff, sich von der nicht autistischen Beurteilung und Einordnung zu emanzipieren, selbst zu sprechen im wahrsten Sinne des Wortes. Die Zuweisungen und Beschränkungen durch nicht autistische sogenannte Autismusexpert*innen werden zurückgewiesen.

Was 1970 mit der Gründung des Bundesverbands »Hilfe für das autistische Kind« als Bewegung von Eltern autistischer Kinder begann, hat sich nun längst auch zur Selbstvertretung autistischer Erwachsener entwickelt. Sie reiht sich ein in die Identitätsbildungen unserer Zeit und deckt die strukturelle wie institutionelle Benachteiligung autistischer Menschen auf. Die »Deutungshoheit der Dominanzgesellschaft«[9] wird gekippt. Wir stecken mittendrin in diesem Prozess, der von vielen autistischen Stimmen vorangetrieben wird und nicht frei von Gegensätzen, unterschiedlichen Abzweigungen, Widersprüchen ist und immer auch Gefahr läuft, in einen übersteigerten Selbstwert (etwa: »Wir, die autistischen Menschen, sind den nicht autistischen Menschen überlegen – wir sind die besseren Menschen«) zu führen. Dahinter verbirgt sich ein negatives Selbstwertgefühl, das durch Überhöhung kompensiert wird[10] und sich eben nicht lossagt und frei macht von dem nicht autistischen Sein der Mehrheitsgesellschaft.

Was die Stimmen jedoch eint: Sie wollen nicht länger von Nichtautist*innen vorgeschrieben bekommen, wer sie zu sein, was sie zu leisten, was sie zu können oder was sie zu dürfen haben und wozu sie – nicht – imstande sein können.

Schwierige Beziehung zur Umwelt

Vielleicht fragen Sie sich gerade, warum ich so weit aushole, was das mit dem eigenen Selbstwert zu tun hat. Selbstwert entwickelt sich nicht im »luftleeren« Raum, er entsteht im Austausch mit anderen.

Ich brauche eine andere Person, um mich spiegeln zu können. Autistische Menschen haben, da in der Minderheit, oftmals nur nicht autistische Menschen als Spiegel.

»Die Hölle, das sind die andern«,[11] ruft Garcin in dem Einakter *Geschlossene Gesellschaft* (1944) von Jean-Paul Sartre am Ende aus, und ich bin mir sicher, dass viele autistische Menschen dies sofort unterschreiben würden. Sartre meint damit, dass wir, wenn wir auf uns selbst blicken, immer auch beeinflusst werden durch die Meinung anderer über uns. Wenn wir einander gut verstehen, ist es ein positives Bild, ist jedoch die Beziehung belastet, nicht in Ordnung, fließt auch dieses negative Bild der anderen in unser Selbstbild ein. Dann werden die anderen zur Hölle. Die autistische/nicht autistische Beziehung ist oftmals schwierig. Autistische Menschen müssen sich erst frei machen von den Zuschreibungen der nicht autistischen Menschen, von den Defiziten, die ihnen zugeschrieben werden, von den Klischees und Vorurteilen, von den Mythen »zwischen ›Super-Nerd‹ und sozialer Zumutung«[12]. Und auch frei machen von den Denkschemata der nicht autistischen Menschen.

Beispielhaft möchte ich an dieser Stelle den durchaus anerkannten Autismus-»Experten« Peter Vermeulen zitieren:

»Menschen mit autistischen Zügen Autismus zu erklären ist keine leichte Aufgabe […]. Wenn selbst Fachleute dieses Phänomen oftmals nicht erklären können, wie sollen wir dann den so leicht zu verwirrenden Menschen mit autistischen Zügen Autismus erklären? […] Versucht man mit einer autistischen Person über Autismus zu sprechen, so ist das, als ob man einem Blinden anhand von Zeichnungen und Bildern erklären wollte, was Blindheit bedeutet. […] Schließlich müssen autistische Menschen, denen gesagt wird, mit ihnen stimme etwas nicht, diese Information – ebenso wie jeder Andere – erst einmal verarbeiten, um damit zurecht zu kommen.«[13]

Ich muss mit solchen Aussagen zurechtkommen! Wenn ich dem Autor glauben würde, hätte ich nicht dieses Buch schreiben können. Denn mit mir stimmt ja etwas nicht! Oder ein weiteres Beispiel aus wissenschaftlicher Literatur: Autist*innen werden als »nichts weiter als eine Abweichung unter bestimmten, aber kontingenten Umständen«[14] beschrieben.

Ich kann mir erst einen Selbstwert zuschreiben, wenn ich mich von genau solchen Zuschreibungen löse! Doch meine Beziehung zu meiner Umwelt ist »verquer«, denn um in ihr zurechtkommen zu können, muss ich die meiste Zeit eine Maske aufsetzen. Daraus lässt sich nur schwer ein Selbstwert ableiten. Zudem fehlen mir autistische Vorbilder, Identifikationsmöglichkeiten. Nicht umsonst habe ich mich im Studium auf die Suche danach begeben. Die Charaktere in der Literatur und in Filmen sind fast ausschließlich nicht autistisch oder werden als autistische Personen von nicht autistischen Autor*innen derart überzogen dargestellt, dass ich mich nur abwenden kann.

Doch es gibt Hoffnung. Die Niederländerin Judith Visser hat einen Roman mit autobiografischen Zügen über das Aufwachsen eines autistischen Mädchens geschrieben, der es in die Bestsellerliste schaffte.[15] Sie erwähnt an keiner Stelle, dass ihre Protagonistin Jasmijn autistisch ist. Ihr Buch ist der erste Roman, in dem ich mich wie selbstverständlich wiedergefunden und verstanden habe. Ich bin mir sicher, dass es in Zukunft noch mehr Literatur von Autist*innen geben wird. Vielleicht werden die Leipziger oder Frankfurter Buchmesse Autismus sogar einmal zu einem Schwerpunktthema machen?

Emanzipation von der »exotischen Besonderheit«

Meine Innensicht ist aus den aufgeführten Gründen also meist nicht kongruent mit der Außensicht, für einen positiven Selbstwert muss ich mich bewusst von ihr abgrenzen. Je besser ich mein autistisches Sein verstand, desto besser gelang mir das, und ich konnte mir einen Wert geben, trotz meiner Sozialisation und obwohl ich nicht der Norm entspreche. Bevor ich jedoch herausfinden konnte, wer ich bin, war mir bereits gesagt worden, wer ich sei, auch mit der Diagnose. Ich musste mein Gehirn von den genannten Autismusbildern befreien, es sozusagen entrümpeln. So erlangte ich die Definitionsmacht über mich selbst. Dieser Emanzipationsprozess ist wichtig für alle Menschen, nur für autistische Menschen ist er besonders schwer, weil ihnen übergestülpt wird, wer und wie sie vermeintlich sind, und von ihnen erwartet wird, sich zu verändern und anzupassen. Ihr »Sein«, ihr »Ich« wird ihnen abgesprochen, sie müssen es negieren, ihnen wird nicht gestattet, so sein zu dürfen, wie sie sind. Aus dieser Gefangenschaft müssen sie sich befreien, dann können sie sich einen Wert zuschreiben, indem sie die internalisierten Vorwürfe von sich abstreifen.

Der Autismus respektive *die* Autist*innen werden zu Objekten, zu einem Gegenstand degradiert, der funktionalisiert wird, um sich seiner selbst zu vergewissern, als Individuum und als Gesellschaft. Autismus wird missbraucht für einen theoretischen, wissenschaftlichen Diskurs, der allerdings das Autismusbild mit konstituiert. Und damit, obwohl er am »realen Autismus« vorbei diskutiert, Einfluss auf die Lebensbedingungen von »echten« Autist*innen erlangt. »Die Faszination und exotische Besonderheit *dieser* Menschen«[16] [Hervorhebung der Autorin] zieht den nicht autistischen Menschen an. Tebartz van Elst ist ein bekannter und anerkannter Autismusexperte, ich berufe mich auf einige seiner Arbeiten in diesem Buch.

Das Zitat stammt nicht aus älteren Werken, sondern ist noch ganz »frisch« aus einem Werk aus 2020. Es trifft mich, es sind die Wörter »Faszination«, »exotisch« und »dieser«. Das soll ich sein?!

Ich muss dabei direkt an die Völkerschauen des 19. und beginnenden 20. Jahrhunderts denken. Waren es vor dem Ersten Weltkrieg infolge der Kolonisation z. B. Afrikaner*innen, die in Völkerschauen ausgestellt worden sind, sind es heute Autist*innen, die exponiert werden. Selbstredend nicht in Völkerschauen früherer Art, sondern in Filmen, in der Literatur oder in den zahlreicher werdenden Berichterstattungen. Es ist ein Begaffen des Andersartigen, das Lust, Neugier am Fremden und im gleichen Maße Angst und Abstoßung auslöst.

»Du gehörst doch in den Zoo«[17], wurde Camilla Pang von ihren Mitschüler*innen vorgeworfen. Auch Jim Sinclair, US-amerikanischer Autist und Aktivist für Neurodiversität, kommt sich wie im Zoo vor, wenn er sagt: »Von uns wird erwartet, dass wir nur dann sprechen, wenn wir von neurotypischen Menschen dazu aufgefordert werden, und nur zu dem Zweck, informative Daten für andere Zwecke zu liefern, so als wären wir selbsterzählende Zoo-Exponate.« (Ü. d. A.)[18]

Euphemistisch wird Empathie inszeniert, aber wenn es um die konkrete Gestaltung der Lebensbedingungen autistischer Menschen geht, bleibt davon nicht mehr viel übrig. Nur in den wenigen Fällen, in denen die autistische Originalität wirtschaftliches Wachstum garantiert, vor allem im Bereich der IT, sind Ausnahmen geduldet.

Außerhalb dieser klischeehaften Assoziationen des technischen Wunderkindes oder vielmehr Wunderknabens zielen die Programme auf eine Normierung durch Anpassung des autistischen Menschen. Zu zahlreich sind noch die Forschungen zu den Ursachen des Autismus und seiner Therapie mit dem Ziel der »Heilung«, als dass autistische Menschen einen selbstverständlichen Selbstwert besäßen.

Selbst die bekannte US-amerikanische Autistin und Kämpferin für die Rechte und Selbstbestimmung autistischer Menschen, Temple Grandin, lässt sich zu folgender Aussage hinreißen: »In einer idealen Welt sollten Forscher*innen eine Methode finden, um die schlimmsten Formen von Autismus zu verhindern, aber die milderen Formen überleben lassen.« (Ü. d. A.)[19] Sie erklärt in diesem Zusammenhang, dass die milden Formen des Autismus und Asperger-Autismus zur menschlichen Diversität gehörten, schwerer Autismus aber eine große Behinderung sei. Wo ist die Grenze zu ziehen? Ist sie am IQ festzumachen? Ab wann beginnt menschliches Sein?

Noch Fragen zum Thema Selbstwert und warum er in Auseinandersetzung mit sowie in Abgrenzung zu dem gesellschaftlichen Umgang mit Autismus generiert werden muss?

16. Autistinnen

Arrogant, unterkühlt, herzlos, karrieregeil

Mir ist sehr oft vorgeworfen worden, ich sei arrogant, überheblich, »karrieregeil«, unterkühlt, herzlos. Eine alleinerziehende Mutter, die unter allen Umständen Karriere machen wolle, die zu ehrgeizig sei. Die Vorwürfe resultierten aus meinem Verhalten und aus der Tatsache, dass ich eine Frau bin. Männer streben selbstverständlich nach Leitungspositionen, bei Frauen hingegen wird das hinterfragt. Bei mir wog der Vorwurf noch schwerer, weil mein Verhalten ganz dem der emotionslosen und strikt ihr Ziel verfolgenden Karrieristin zu entsprechen schien. Wobei ich es nicht als negativ bewerte, wenn ein Mensch seine Ziele konsequent verfolgt.

Meine Vermieterin, die zugleich eine enge Freundin wurde, ist oft gefragt worden, warum sie so viel Zeit mit mir verbringen würde, worüber sie denn mit mir reden würde und ob ich überhaupt lachen könnte? Was für Fragen! Sie erklärte ihnen immer, dass ich ganz »normal« sei und sie wunderbar mit mir reden könnte. Ihre Bekannten und Freund*innen konnten das ganz offenbar nicht verstehen. Klar, sie erlebten mich ja auch anders. Auf den Geburtstagen meiner Vermieterin, die im Sommer meist in großer Runde im Garten gefeiert wurden, saß ich eher still und schweigend dabei. Es waren zu viele Gespräche gleichzeitig. Die Situationen waren stets sehr anstrengend für mich, sodass ich eben nicht lächelte oder ein freundliches Gesicht machte. Dadurch hatte ich mir schnell meinen Ruf »erarbeitet«. Auch in der Schule haftete mir das Etikett der Kollegin an, die, ohne nach rechts und links zu schauen, ihren Weg Richtung Schulleitung ging.

Es schmerzt, so falsch verstanden zu werden, und gleichzeitig macht es mich wütend, wie schnell ich in eine Schublade gesteckt wurde. Ich musste, bedingt durch mein autistisches Sein, unheimlich viel arbeiten, um in der Schule zurechtzukommen. Ein Nebeneffekt der intensiven Lektüre von Fachliteratur zu Methoden, Kommunikation und Beziehungsaufbau mit Schüler*innen war natürlich, dass ich mir ein enormes Fachwissen aneignete. Dadurch fiel ich auf. Was mich endgültig »verdächtig« machte, war der Umstand, dass ich kein soziales Privatleben pflegte. Ich ging nicht aus, traf mich mit niemandem. Dafür hatte ich gar keine Zeit und mir fehlte schlicht die Energie. Außerdem wusste ich doch gar nicht, wie man Kontakte knüpft und Freundschaften schließt.

Zu meinen unsichtbaren Schwierigkeiten, die ich nicht einmal hätte benennen können, schließlich sollte ich erst über zehn Jahre später meine Autismusdiagnose erhalten, kam das Stigma der alleinerziehenden Mutter, die ihr Kind in den Kindergarten oder die Ganztagsbetreuung der Grundschule »abschieben« würde. Wenn Kinder von Alleinerziehenden in der Schule Auffälligkeiten zeigten, hieß es immer gleich: »Ach ja, der/die Arme, die Mutter ist alleinerziehend. Kein Wunder, dass er/sie die Schwierigkeiten hat.« Ich konnte ruhig dabei sein, das störte meine Kolleg*innen nicht. Das saß! Ich dachte nur: Wo bist du denn hier gelandet?

Doch die vielen Vorurteile und die herablassende Art mir gegenüber sollten mich von da an begleiten, zum Teil schlugen sie in Gehässigkeiten und bewusstes Mobbing um, weil auf der einen Seite mein distanziertes, kaltherzig erscheinendes Verhalten und auf der anderen Seite meine direkte Kommunikation, die ich nicht in Taktikspielchen verpacken konnte, meine Umwelt anscheinend überforderten. Dabei kam ich schließlich an den Punkt, dass ich froh war, wenn ich den Tag irgendwie – wie auch immer – überstanden hatte. Und irgendwann konnte ich nicht mehr. Ich hatte mich über Jahre gequält, immer wieder zusammengerissen, meine Grenzen missachtet, Demütigungen und Verletzungen hingenommen und alles für die Schule und meinen Beruf gegeben, so viele Versuche unternommen, meine Schwierigkeiten auch mit externer Hilfe und Unterstützung zu verstehen, mein Verhalten zu verändern und eine gemeinsame Basis zu finden. Doch es gelang nicht. Insofern war der Zusammenbruch eine Erlösung. Das tiefe schwarze Loch war besser, als weiter in die Schule gehen zu müssen.

Ich schreibe an dieser Stelle das erste Mal so deutlich über das Erlebte. Bislang konnte ich das nicht, weil ich mich schämte. Die Vorwürfe habe ich lange internalisiert, es fällt mir sehr schwer, mich von ihnen zu distanzieren. Ich suche die Schuld bei mir, gehe in Gedanken immer wieder durch, was ich wann anders hätte machen müssen. Aber ich weiß, ich hätte es nicht besser machen können. Das war, das bin ich!

Das Schlimmste für mich ist, dass auch meine Herkunftsfamilie mich nicht versteht und mir die gleichen Vorwürfe macht wie andere Mitmenschen. Wer, wenn nicht sie, sollte mich verstehen können und es schließlich besser wissen? Anfangs hatte ich die – naive – Hoffnung gehabt, dass mit meiner Autismusdiagnose eine Annäherung möglich sei, ein gegenseitiges Verstehen, zumindest der Versuch. Aber dies geschah nicht. Und so fühle ich mich haltlos, ohne sicheren Boden, nicht gewollt, nicht verstanden, verurteilt, ausgestoßen. Ich muss aufpassen und sehr kämpfen, um diesem Sog nicht nachzugeben, denn er führt mich am Ende in den Suizid. Mir gelingt das durch eine rationale, sachliche Auseinandersetzung mit meiner Herkunftsfamilie, als ob ich von außen auf uns schauen würde. Das ist sehr dünnes Eis, auf dem ich mich da bewege.

Die etwas andere Lebensrealität von Autistinnen

Die Lebensrealität von »Aspergirls« schildert Rudy Simone sehr anschaulich in ihrem gleichnamigen Buch.[1] In einer Quintessenz fasst sie am Ende die typischen Merkmale zusammen und benennt die wichtigsten Unterschiede zwischen Autistinnen und Autisten. Aber auch die Unterschiede zwischen autistischen und nicht autistischen Mädchen und Frauen werden sichtbar. Sie zeigen sich vor allem darin, dass Autistinnen sich meist nicht nach dem aktuellen Modetrend richten – bequem und praktisch ist vielmehr ihr Motto. Folglich haben sie auch kein Interesse an gemeinsamen Shoppingtouren und reagieren irritiert darauf, dass Mädchen/Frauen sich darüber so intensiv und stundenlang austauschen können. Ebenso ist das in der Pubertät einsetzende »Giggeln«, wenn es um das andere Geschlecht geht, für sie unverständlich. Sie möchten im Gegenteil ihr Werden zur Frau am liebsten verhindern, weil sie sich so gar nicht damit anfreunden und mit dem weiblichen Rollenbild identifizieren können.

Autistinnen greifen auf verschiedene Bewältigungsstrategien zurück, um ihre Schwierigkeiten zu verbergen. Sie suchen sich beispielsweise Vorbilder, die sie imitieren können. Sie beobachten, wie sich andere verhalten, und machen das nach. Oftmals hängen sie sich an eine Gruppe an, beachten die Regeln genau und laufen dann mit – »dabei sein und dennoch nicht zugehörig«[2]. Viele Autistinnen verschlingen Berge an Literatur über Mimik, Kommunikation und Sozialverhalten, studieren Gesichter, um das lernen zu können, was anderen offenbar angeboren ist: die Intuition, »irgendeine Art von spontanem Wissen, ohne dass man weiß, warum man weiß«[3]. Diese Definition von Olivier Sibony, Spezialist für strategisches Denken und Professor an der französischen Elite-Universität HEC, bringt durch ihre vagen und ungenauen Formulierungen das unmögliche Unterfangen, soziale Intuition irgendwie durch Lehrbücher zu erlangen, zum Ausdruck und antizipiert bereits die Erfahrung des Scheiterns in diesem Versuch.

Viele Beispiele zeigen[4], wie Autistinnen ihre sozialen Schwierigkeiten zum Ausgangspunkt ihrer beruflichen Orientierung machen, indem sie soziale Berufe ergreifen – ausgerechnet, könnte man ausrufen, doch sie haben bereits in jungen Jahren angefangen, sich für ihre Mitmenschen zu interessieren, ihr Verhalten zu analysieren, und ergreifen nicht zuletzt aus dem Wunsch, andere Menschen verstehen zu wollen, soziale Berufe. Ich hatte gehofft, mit dem Lehramtsstudium wie meine Lehrer*innen zu werden und dadurch mein Anderssein abstreifen zu können, »normal« zu werden. Auch sozialer Rückzug ist ein probates Mittel, das Autistinnen in der Gesellschaft als typisch weiblich zugestanden wird. Wenn sie ihren Mitmenschen nicht in die Augen schauen, gelten sie als scheu oder schüchtern, oder es wird sogar als Flirtversuch missverstanden. Zudem bietet die fiktionale Welt autistischen Frauen oftmals Asyl, Tagträumen als »Ersatz für fehlende ›echte Kontakte‹«[5]. »Imitation und Imagination«[6] sind ihre Hauptstrategien, um ihr Leben bewältigen zu können, was jedoch nicht auch impulsive Ausbrüche oder ein deutliches Anecken ausschließt.

Autistinnen sind mehrfach benachteiligt. Sie sind nicht nur den Vorurteilen und dem Stigma des Autismus ausgesetzt, sie werden nicht nur seltener richtig diagnostiziert, sie werden nicht nur in der Autismusforschung vernachlässigt, sondern werden natürlich weiterhin als Frau in einer patriarchalischen Gesellschaftsordnung diskriminiert, hier mögen die Stichworte Care-Arbeit, Gender-Pay-

Gap, Mental Load oder sexuelle Gewalt genügen. Autistinnen sind »the lost girls«[7].

Gender-Data-Gap

Die Gender-Data-Gap, die die geschlechterbezogene Lücke in den wissenschaftlichen Daten meint, trifft auch auf Autismus zu. Die Diagnosekriterien gehen von einem männlichen Prototypen aus, was nicht erstaunt in einer männlich dominierten Kultur, in der der Prototyp des Menschen eben der Mann ist und die Frau immer noch höchstens als »das Andere«[8] erscheint. So ist es nicht verwunderlich, dass nach wie vor mehr Jungen als Mädchen diagnostiziert werden. Frühere Studien gingen von einem Verhältnis von sechs bis acht zu eins aus, also dass auf sechs bis acht Autisten eine Autistin kommt. Heute liegt das Verhältnis bei vier bis zwei zu eins,[9] wobei vermutet wird, dass es nicht wirklich mehr Autisten als Autistinnen gibt. Bei spät diagnostizierten hochfunktionalen Autist*innen liegt das Verhältnis interessanterweise nur noch bei zwei zu eins.[10] In den Studien zu Autismus sind Mädchen und Frauen »massiv unterrepräsentiert«[11]. Damit reiht sich die Autismusforschung in die Tradition der Wissenschaft ein, die Frauen bei der Erhebung wissenschaftlicher Daten systematisch diskriminiert:

»Eine der wichtigsten Feststellungen über die Gender Data Gap ist, dass sie keine bösen Absichten verfolgt oder auch nur bewusst erzeugt wurde. Im Gegenteil. Sie ist schlicht und einfach das Ergebnis eines Denkens, das seit Jahrtausenden vorherrscht und deshalb eine Art Nicht-Denken ist.«[12]

Ludger Tebartz van Elst, Psychiater und Autismusforscher an der Universität Freiburg, bestätigt dies. Ein Bewusstsein, dass sich Autismus bei Männern und Frauen unterschiedlich zeigt, sei erst in den letzten Jahren entstanden.[13] Immerhin: ein Bewusstsein! Erst in der dritten Auflage 2021 wird ein Kapitel über Mädchen und Frauen in das von Tebartz van Elst herausgegebene Praxisbuch *Autismus-Spektrum-Störungen im Erwachsenenalter* aufgenommen, in den Ausgaben von 2012 und 2015 fehlt es noch. Die gestiegene Aufmerksamkeit für Autistinnen ist sicherlich vor allem ein Verdienst von Christine Preißmann[14], Asperger-Autistin, Ärztin und Psychotherapeutin, die einen eher wissenschaftlichen Blick auf Autistinnen wirft, sowie von Rudy Simone[15], die die Lebenswirklichkeit autistischer Mädchen und Frauen aus eigenen wie auch aufgrund der Erfahrungen von anderen Frauen schildert und mit dem Begriff »Aspergirls« eine weibliche Bezeichnung gefunden hat.

Weiterhin tragen die inzwischen zahlreich vorliegenden autobiografischen Schilderungen von Autistinnen zu einer langsam einsetzenden Korrektur des einseitig männlichen Blicks auf Autismus bei.

In der Ende 2021 erschienenenen Ausgabe von *Menschen. Zeitschrift für gemeinsames Leben, Arbeiten und Lernen* mit dem Themenschwerpunkt »Autistische Lebenswelten« findet sich gar kein Artikel über autistische Mädchen und Frauen. Dies mag ohne böse Absicht entschieden worden sein, vielleicht sogar ohne überhaupt darüber nachgedacht zu haben. Selbst das sehr einflussreiche international vernetzte *Autistic Self Advocacy Network*, das auf die Neufassung der Diagnosekriterien im DSM-5 einwirken konnte, widmet autistischen Frauen in seiner aktuellen Schrift über Autismus nur einen kurzen Absatz.[16]

Autistische Lebenswelten von Mädchen und Frauen werden verschwiegen, ignoriert, nicht gewürdigt – als gäbe es sie nicht.

Eine Umfrage[17] der *UK National Autistic Society* von 2013 unter 8000 diagnostizierten Autist*innen brachte hervor, dass Mädchen mit Asperger-Syndrom deutlich seltener als Jungen richtig diagnostiziert werden: acht Prozent vor dem sechsten Lebensjahr (Jungen: 25 Prozent) und 21 Prozent im Alter von elf Jahren (Jungen: 52 Prozent). Zehn Prozent der autistischen Frauen erhielten ihre Diagnose erst im Erwachsenenalter (Männer: fünf Prozent). Die Studie geht ferner davon aus, dass autistische Frauen zu 42 Prozent eine andere, falsche Diagnose erhalten (Männer: 30 Prozent). Das Problem beginnt also bereits damit, dass erst eine (die richtige) Autismusdiagnose gestellt wird, wenn das Verhalten von Mädchen auffällig ist.

Doch auch danach wird es nicht automatisch besser, denn sie wird in Schulen nicht immer anerkannt: »Sie dachten nur, ich sei eine Idiotin. Sie waren darin geübt, mit autistischen Leuten zu arbeiten, aber ich vermute, dass dies für Jungen galt, nicht für Mädchen« (Ü. d. A.)[18], berichtet die zwölfjährige Lauren Mittelmeier von der einzigen staatlichen auf Autismus spezialisierten Schule Englands, der Limpsfield Grange School. Aus Frust und Ärger über diesen Umstand schrieben die autistischen Mädchen ihre schmerzhaften Erfahrungen mithilfe ihrer Lehrerin für kreatives Schreiben, Vicky Martin, auf, die 2016 veröffentlicht wurden.[19]

Forderungen nach einer geschlechtsspezifischen Diagnostik

Da Frauen ein angepasstes, freundliches, sich zurücknehmendes Verhalten anerzogen wird, verbergen sie Probleme und Schwierigkeiten in medizinischen Befragungen geschickt, sodass es nicht zu korrekten Ergebnissen kommt.[20] Oder aber Frauen wird einfach nicht geglaubt, und sie werden »abgewimmelt, für unglaubwürdig erklärt und ignoriert«[21]. Dies beschreibt die Mutter einer autistischen Tochter, die mit 17 Jahren diagnostiziert worden ist, nachdem sie wegen depressiver Stimmungen, Ängsten, Schlafstörungen und sozialer und schulischer Probleme eine Psychotherapie begonnen hatte:

»Früher hatten wir das Thema Autismus ab und an mit Bezugspersonen, Beratern, Pädagogen angesprochen, doch nie schien jemand diese Möglichkeit ernsthaft in Betracht zu ziehen. Man hatte uns stets ermahnt, nicht zu ›pathologisieren‹. Dabei hatte der Vorwurf mitgeklungen, wir wären mit unserer jugendlichen Tochter schlichtweg überfordert und suchten nach einer einfachen Lösung, drückten uns vor unserer elterlichen Aufgabe. […] Und jetzt wies man uns, nach 17 Jahren Beschwichtigungen, plötzlich und mit großer Dramatik den Weg in die psychiatrische Abteilung der Universitätsklinik: Verdacht auf Autismus!«[22]

Gibt es tatsächlich geschlechtsspezifische Formen des Autismus, und braucht es folglich eigene Diagnosekriterien und -werkzeuge? Spannend ist, dass diese Frage knapp 80 Jahre nach der erstmaligen Beschreibung autistischen Verhaltens, das vor allem bei Jungen beobachtet worden ist, in dieser Form gestellt wird. Sind also Autistinnen das »doppelt Andere«, als Abweichung vom männlichen Standardmodell Autismus? Die Frage nach den Diagnose-Instrumenten bleibt relevant. Auf der einen Seite haben wir es mit einer Unter-Diagnostik von Mädchen und Frauen zu tun, auf der anderen Seite wird ihre Über-Diagnostik befürchtet, weil Autismus im Vergleich zu anderen psychiatrischen Erkrankungen weniger stigmatisiert sei und deswegen von Patientinnen bevorzugt würde.[23]

Der Frage nach einer geschlechtsspezifischen Autismusdiagnostik ging das Forscher*innenteam um Laurent Mottron nach.[24]

Da die meisten der standardisierten Diagnostik- und Screening-Instrumente nicht nach Geschlecht unterscheiden, würden Autistinnen seltener erkannt werden, so ihre Hypothese. Die meist besseren verbalen Fähigkeiten von Mädchen und Frauen könnten z. B. dazu führen, dass sie unter dem Cut-off für eine Diagnose liegen. Dies könnte ebenso für ihre Fähigkeiten in der sozialen Interaktion und Kommunikation gelten. Zudem würden Diagnostiker*innen eher dazu tendieren, Mädchen und Frauen andere Diagnosen zu geben, vor allem affektive Störungen, Essstörungen, Angststörungen oder eine Borderline-Persönlichkeitsstörung. Entgegen der bis dato unbestrittenen Annahme, dass Jungen häufiger von Autismus betroffen seien als Mädchen, ergeben jedoch einzelne Bevölkerungsstichproben geringere Unterschiede in den Geschlechtern.

Mithilfe einer Delphi-Studie wollte das Forscher*innenteam einen Leitfaden zur Diagnostik von autistischen Mädchen und Frauen ohne Intelligenzminderung und ohne verzögerte Sprachentwicklung erstellen. Dazu wurden 20 Diagnostiker*innen aus sieben Ländern (Australien, England, Frankreich, Kanada, Neuseeland, Niederlande, USA) einbezogen, die in den letzten fünf Jahren mindestens 100 autistische Mädchen und Frauen diagnostiziert hatten.

Herausgekommen ist eine Liste mit 37 Punkten, über die Einigkeit unter den Diagnostiker*innen herrscht und die der Forderung nach einer geschlechtsspezifischen Autismusdiagnostik Gewicht verleihen. Somit ist die Frage nach geschlechtsspezifischen Unterschieden mit Blick auf autistische Frauen erstmals wissenschaftlich untersucht und schließlich bestätigt worden. Die bislang am männlichen Prototypen ausgerichtete Diagnostik wird Frauen nicht gerecht, weil diese z. B. ihre sozialen Schwierigkeiten oftmals sehr gut zu verbergen wissen. Sie bringen sehr viel Energie auf, um soziale Interaktionen bewältigen zu können, weshalb sich bei ihnen meist eine große Erschöpfung zeigt. Somit bleiben sie unter dem Radar der Diagnostikkriterien. Ihr Leiden wird nicht erkannt.

Die Forscher*innen betonen besonders die Bedeutung einer gewissenhaften Differenzialdiagnostik. Und es scheint, dass erfahrene Diagnostiker*innen eine Art »Bauchgefühl« für autistische Menschen entwickeln.

Die in der Delphi-Studie von Laurent Mottron und seinem Team herausgearbeiteten 37 Punkte können als Leitlinie für die Autismusdiagnostik von Mädchen und Frauen dienen, zumal sie in den gegenwärtigen Diagnosekriterien des DSM-5 nicht gelistet werden.

Es fehlen: Forschungen zur Neurobiologie von Autistinnen

Bislang geben erst wenige Studien Auskunft über die Neurobiologie von Autistinnen, diese lassen aber vermuten, dass das biologische Geschlecht die Veränderungen im Gehirn beeinflusst. Nicht geklärt ist die Frage, ob es sich bei den geschlechtsspezifischen Unterschieden um »grundsätzlich neuroanatomische Unterschiede«[25] des Autismus zwischen Autisten und Autistinnen handelt, also ob es eine je eigene weibliche und männliche Form von Autismus gibt, oder ob es sich um Unterschiede genereller Art zwischen Mann und Frau handelt, die auch bei nicht autistischen Menschen anzutreffen sind.

Bisherige Ergebnisse scheinen die Vermutungen geschlechtsspezifischer Formen des Autismus zu bestätigen. Untersuchungen zu Hirnaktivitäten bei der Verarbeitung von sozialen Informationen zeigten: »Das Gehirn eines autistischen Mädchens ähnelt eher dem eines normal entwickelten Jungen als dem eines Jungen mit Autismus.«[26] Dies ist keine ganz neue Hypothese, sie knüpft an die »Extreme Male Brain Hypothesis« des Autismusforschers Simon Baron-Cohen an, die besagt, dass unabhängig vom Geschlecht das autistische Gehirn extrem männlich sei.[27] Damit ließe sich auch erklären, warum mehr Jungen mit Autismus diagnostiziert würden: Ihr Gehirn sei von Natur aus dem autistischen verwandter als das der Mädchen. Simon Baron-Cohen geht von angeborenen geschlechtsspezifischen Verhaltensweisen aus, Mädchen würden eher empathisch agieren, Jungen hingegen mehr systematisieren. Auslöser für das extrem männliche Gehirn sei vermutlich ein zu hoher Testosteronspiegel im Mutterleib.

Beide Theorien transformieren autistische Mädchen zu Jungen. Ob ich diesen Theorieansätzen nun folgen mag oder nicht – in mir macht sich großer Widerstand breit –, sie erfassen den Kern des Dilemmas autistischer Mädchen und Frauen: Wenn sie ein Verhalten – z. B. aggressives Verhalten – zeigen, das bei Jungen toleriert oder mitunter sogar als positiv bewertet wird, wird dies bei ihnen verurteilt. Es ist eben nicht egal, ob ich ein Mädchen oder ein Junge bin. Während Jungen in der Gesellschaft also ganz »normale« Jungen sein dürfen, werden Mädchen gezwungen, gleiches Verhalten zu unterdrücken. Dies ist schon für nicht autistische Mädchen keine leichte Aufgabe, um wie viel schwerer und kraftraubender ist es für autistische Mädchen, die sich selbst verleugnen müssen. Und: Sie müssen ein deutlich auffallenderes Verhalten zeigen als autistische Jungen, damit überhaupt die Vermutung geäußert wird, dass sie autistisch sein könnten.

Das Übersehen des autistischen Seins und/oder die falsche Vergabe anderer Diagnosen hat für die betroffenen Mädchen und Frauen dramatische Folgen, denn ihnen wird die Hilfe und Unterstützung verwehrt, die sie benötigen und die Jungen selbstverständlich angeboten wird. Zudem sind ihre Bedürfnisse oftmals andere als die der Jungen.

In seinen Workshops »Autistische Fähigkeiten« konnte Hajo Seng beobachten, dass »es den Autistinnen bereits im Jugendalter gut gelingt, auf analytische Weise so etwas wie eine soziale Intuition zu entwickeln, während sich die männlichen Autisten damit offenkundig schwerer tun«[28]. Er stellt fest, dass Autisten tendenziell danach suchten, sich von ihrer Außenwelt abzugrenzen, im Gegensatz zu Autistinnen, die sich sozial integrieren wollten. Letztere seien auch eher bereit, eine andere Perspektive zu übernehmen.[29] Ähnliche Beschreibungen findet man immer wieder, wenn auf Unterschiede zwischen Autisten und Autistinnen verwiesen wird. »Die Tatsache, dass Mädchen und Frauen mit Autismus über mehr soziale Kompetenzen verfügen als betroffene Männer«[30], wird in der Literatur oftmals als quasi gottgegeben akzeptiert. Frauen sind halt von Natur aus sozialer, Männer eher die einsamen Kämpfer.

Mir stellt sich hier die Frage nach der Henne und dem Ei. Ist das wirklich ein in den Genen angelegtes Konzept oder existiert es vielmehr nur in unseren Köpfen? Solche Aussagen suggerieren, dass es autistische Mädchen und Frauen leichter hätten, was keinesfalls so ist. Es wird übersehen, dass die höheren sozialen Kompetenzen den Mädchen und Frauen nicht »in den Schoß« fallen, sondern gerade Autistinnen enorme Anstrengungen auf sich nehmen, um den gesellschaftlichen Normen zu entsprechen. Sie haben nicht weniger Schwierigkeiten als Autisten, sondern mehr, denn sie müssen sie zusätzlich gut verbergen.

Aus männlicher Perspektive wird selbst daraus eine Benachteiligung autistischer Jungen abgeleitet, wenn Kai Vogeley konstatiert, dass »Mädchen stärker vom Modell-Lernen profitieren könnten«[31]. Bei einer 18-jährigen Gymnasiastin klingt das hingegen so:

»Ich versuche, mich möglichst ›normal‹/unauffällig zu verhalten. Dies ändert aber nichts daran, dass weiterhin ein Konflikt besteht zwi-

schen all dem, was autistisch an mir ist [sic] und den Anforderungen der Gesellschaft. Der Konflikt verlagert sich bloß nach innen und ich muss den Stress in mir selbst verarbeiten, ohne dass meine Mitmenschen davon wissen.«[32]

In der Berufswelt reichen die Anstrengungen leider nicht aus. Autistinnen verlieren und wechseln ihre Arbeitsstelle häufiger als Autisten.[33]

17.

Späte Diagnose

Die übersehene Generation

Als ich mit 47 Jahren meine Autismusdiagnose erhalten hatte, dachte ich, ich sei damit eine Ausnahme. Weit gefehlt! Ich reihte mich ein in eine lange Schlange von spät diagnostizierten Autist*innen. Wie kann es sein, dass so viele Menschen erst so spät diagnostiziert werden? Man wird doch nicht auf einmal im erwachsenen Alter autistisch? Nein, autistisch ist man von Geburt an. Aber: Bis in die 80er- und 90er-Jahre gab es die Diagnose des Asperger-Syndroms nicht, es fand erst 1992 Eingang in das ICD-10 und 1994 in das DSM-IV. Das bedeutet, dass Kinder und Jugendliche, die nicht dem frühkindlichen Autismus entsprachen, bis zu dieser Zeit gar nicht hatten diagnostiziert werden können. Für ihr Anderssein gab es keinen Namen. Diese »diagnostische Lücke«[1] wird gegenwärtig im Erwachsenenalter nach und nach geschlossen, wenngleich dies sicherlich nicht vollständig geschehen kann.

Die Menschen, die sich im Erwachsenenalter der Autismusdiagnostik stellen, haben zudem meist schon sehr früh gelernt, ihre Schwierigkeiten dank hoher kognitiver Fähigkeiten zu maskieren, sodass sie eher unauffällig blieben. Die Schwierigkeiten bestehen natürlich trotzdem weiter, auch wenn sie geschickt verdeckt wurden und werden. Nicht selten kommt es dann im Erwachsenenalter zu Zusammenbrüchen, weil die Kompensationsmechanismen nicht mehr ausreichen bzw. die Kraft fehlt, sie aufrechtzuerhalten. Das ist der Moment, in dem – oft über den Umweg zunächst anderer psychiatrischer Diagnosen – Gedanken an Autismus aufkommen.

Als Kind der 70er- und 80er-Jahre gehöre ich zur übersehenen Generation. Es gab keine Erklärung für mein Erleben der Welt, das sich von dem meiner Eltern und meiner Schwester unterschied. Vielleicht aber unterschied es sich auch gar nicht so sehr, ich kann das nicht wirklich beurteilen, weil darüber nie gesprochen, stattdessen abweichendes Verhalten sofort bestraft wurde. Das ist ein Drama – für beide Seiten. Mir kam es so vor, wie es Henry Markram beschreibt: »Ja, so ist das mit den Eltern und ihren autistischen Kindern, [...] sie sprechen verschiedene Sprachen, sie erleben die Welt grundverschieden.«[2]

Schon früh hatte ich bemerkt, dass ich irgendwie anders bin. Zumindest anders als meine Schwester und meine Klassenkameradinnen. Mein Verhalten war komisch, verunsichernd, aber nicht in der Form herausfordernd, dass es Disziplinarmaßnahmen oder Tadels bedurft hätte. Heute ist zumindest die Wahrscheinlichkeit gegeben, dass eine Lehrkraft das »anders« ansprechen und vielleicht sogar auf Autismus tippen würde. Damals gab es keine Veranlassung, mein sonderbares Verhalten zu thematisieren, meine Noten waren in Ordnung, ich störte nicht den Unterricht oder wurde frech. Ich war also irgendwie sonderbar, aber diese sonderbaren Schüler*innen gibt es in jeder Jahrgangsstufe.

Als Kind und Jugendliche hatte ich nie gewusst, was von mir erwartet wurde und wie ich mich zu verhalten hatte. Mir fehlte die soziale Intuition, der soziale Autopilot. Aber ich versuchte immer, es »richtig« zu machen. Das war mein ganzes Bestreben. Gleichzeitig spürte ich die Emotionen um mich herum, fühlte mich verantwortlich für den emotionalen Zustand der anderen Menschen, vor allem für den meiner Mutter. Ich hatte sehr früh lernen müssen, diese

Stimmungen zu lesen, um einem »Gewitter« aus dem Weg gehen zu können. Keiner erkannte diese Not, es gab dafür keine Worte. Ich blieb allein mit meinen Sorgen. Es gab niemanden, dem ich mich hätte anvertrauen können. Wenn ich es doch einmal versuchte, war die Reaktion stets dieselbe: »Du bist immer so empfindlich! Stell dich nicht so an!« Irgendwann hörte ich auf, mein Fühlen beschreiben und mich erklären zu wollen, verinnerlichte das »Anderssein« als mein persönliches Scheitern.

Meine Kindheit fiel in eine Zeit, in der Kinder nicht als eigenständige Persönlichkeiten galten. Uns wurden keine eigenen Gefühle oder das Recht auf eine eigene, von den Eltern abweichende Meinung zugestanden. So weit, so gut. Nun war es aber so, dass ich die Welt und meine Umgebung ganz anders wahrnahm als meine Eltern und meine Schwester. Ich bemerkte das natürlich und versuchte, dies zu überspielen. Denn wie bereits geschrieben: Es war mir nicht möglich, mich darüber mit ihnen auszutauschen. Das ist es bis heute nicht. Es durfte keiner mitbekommen, dass ich anders fühlte und dachte. Das wurde mir ja immer wieder als falsch vorgeworfen. Der Standardspruch lautete: »Jeder vernünftige Mensch würde …« Ich war also kein vernünftiger Mensch. Meine Not war riesengroß. Ich musste alles mit mir allein ausmachen. Ich passte mich an, so gut ich konnte. Ich geriet, so würde ich es im Nachhinein beurteilen, oft in einen Shutdown. Ich wurde äußerlich starr, konnte nichts mehr sagen, mich nicht bewegen. Das ärgerte die anderen umso mehr, und ich musste mir noch mehr Vorwürfe anhören, auf die ich nicht reagieren konnte. Von außen wirkte es, als wäre mir alles egal, als wäre ich gefühlskalt, egoistisch.

Verschiedene Sprachen sprechen und die Welt grundverschieden wahrnehmen, warum können wir dies nicht akzeptieren und respektieren? Die Gefühle und Wahrnehmungen des anderen einfach stehen lassen? Sie sind ja richtig für diese Person. Wir können einem anderen Menschen doch nicht seine Wahrnehmung absprechen! Jeder Mensch möchte verstanden werden – ist es nicht konstitutiv für unser Sein und damit existenziell?

Mir wurde nicht gestattet, zu sein. Ich musste die Erfahrung machen, dass ich so, wie ich war, nicht akzeptiert wurde, nicht sein durfte, nicht angenommen wurde. Ich war falsch. Mit diesem Gefühl wuchs ich auf. Ich musste genau hinschauen, wie mein Umfeld sich verhielt, um dieses Verhalten kopieren zu können. Mich gab es nicht mehr. Ich war eine Spielfigur, mehr nicht. Eine eigene Identität konnte ich nicht entwickeln, ich kopierte ja ständig nur andere, weil es mein »Ich« in dieser Welt nicht gab, ich hatte keine Identifikationsfigur, weder in der Familie noch in der Schule. Ich hasste mich selbst dafür, dass ich es einfach nicht schaffte, so zu sein wie die anderen. Suizidale Gedanken begleiten mich seit meiner Jugend. Erst in der Psychotherapie durfte mein »Ich« erstmals sein.

Über Umwege zur späten Diagnose

Mein Weg zur späten Diagnose ist ein ganz typischer, den Andreas Riedel vom Universitären Zentrum Autismus-Spektrum Freiburg und Jens Jürgen Clausen von der Katholischen Hochschule Freiburg als eine Art Kreislauf beschreiben, der seinen Ausgangspunkt in der Kindheit und dem in dieser Zeit entwickelten negativen Selbstbild nimmt und – idealerweise – mit einer Integration des autistischen Seins in ein neues, nunmehr positives Selbstbild endet.[3]

Ihr Anderssein bemerken Autist*innen auch ohne Diagnose sehr früh und es begleitet sie ihr Leben lang. Sie fühlen sich falsch, nicht verstanden, fremd und suchen die Schuld für ihre Schwierigkeiten meist ausschließlich bei sich selbst, denn alle anderen sind ja »normal« und haben diese Schwierigkeiten offenbar nicht. Den autistischen Kindern fehlt die Rückmeldung, dass ihre Wahrnehmung richtig ist und dass ihre Schwierigkeiten und Anstrengungen gesehen werden: »Ja, ich weiß, wovon du sprichst. Ich weiß, wie du denkst und fühlst, und ich kann nachvollziehen, wie schwierig das ist und was das alles für dich bedeutet.«[4] Dieser fehlende Trost hinterlässt im erwachsenen Menschen ein verzweifeltes inneres Kind, dessen Not nicht gesehen wurde. Denn trotz andauernden intensiven Suchens gelingt es den unerkannten Autist*innen nicht, herauszufinden, warum sie so anders sind, und noch viel wichtiger, was denn nun genau falsch an ihnen ist. Ihre Mitmenschen verstehen ihre Probleme und Empfindungen nicht. Daraus entsteht ein hoher Leidensdruck, die unbeantworteten Fragen nach dem Anderssein werden existenziell, spätestens dann, wenn die Verzweiflung in Suizidalität mündet.

Durch die Autismusdiagnose, so Riedel und Clausen, sei es erstmals möglich, den Blick auf sich selbst neu zu justieren und sich von der Selbstkritik und Selbstentwertung zu lösen. Dies sei allerdings ein langer Prozess, der schwierig sei und eine verständnisvolle Begleitung brauche, »um das ›autistische Selbst‹ wiederzufinden, es wertzuschätzen und ihm im Leben einen angemessenen Platz zu geben«[5].

Gerade der Punkt der sehr guten Anpassungsfähigkeiten erschwert die Diagnostik im Erwachsenenalter, weil die Symptome nach jahrelangem »Training« gut kaschiert werden. Diese würden »in der Rushhour des Lebens«[6] oftmals zusammenbrechen, so Monica Biscardi-Schäfer und Andreas Riedel, einerseits, weil die Energie aufgebraucht sei, und andererseits, weil die Herausforderungen in der Mitte des Lebens hoch seien. Eine ungünstige Konstellation. Somit begäben sich autistische Erwachsene oft wegen psychosozialer Konflikte am Arbeitsplatz oder in der Familie in psychiatrische/psychotherapeutische Behandlung, wo der Autismus als »Basisstörung« spät oder auch gar nicht erkannt würde.[7]

Auffällig sei jedoch, dass andere Diagnosen wie Belastungsreaktionen, Anpassungsstörungen, Depressionen, Persönlichkeitsstörungen nicht richtig zutreffen würden, weil sie sich atypisch zeigten: »In der Beurteilung durch den Arzt ist es das Sonderbare, Komplexe, Unklare und schwer Verstehbare, also insgesamt gerade das Atypische, was typisch ist für einen erwachsenen Menschen, der sich erstmalig mit einer ASS [Autismus-Spektrum-Störung] vorstellt«[8], beschreibt Tebartz van Elst Anzeichen für das Autismus-Spektrum, denen dann nachgegangen werden sollte. Da haben wir es wieder, dieses »andere«, das weder greifbar ist noch verstanden wird.

Die Diagnose »Autismus-Spektrum-Störung« ist im Erwachsenenalter also schwieriger zu stellen als in der Kindheit und Jugendzeit. Neben der gut ausgeprägten Fähigkeit des Maskierens gibt es weitere Hürden. Der Blick war bis vor Kurzem fast ausschließlich auf autistische Kinder und Jugendliche gerichtet, erst seit knapp 20 Jahren findet Autismus auch in der Erwachsenenpsychiatrie Eingang,[9] ist dort aber nach wie vor noch ein »Nischenthema«[10].

Ein großes Problem in der Diagnostik besteht darin, dass sie retrospektiv erfolgt, also im Rückblick auf die Kindheit. Die autistischen Symptome müssen gemäß den Diagnosekriterien von ICD und DSM seit früher Kindheit vorhanden sein, auch wenn eingeräumt wird, dass sie oftmals erst vollständig sichtbar würden, wenn die sozialen Anforderungen stiegen, und sie gut maskiert werden könnten. Die Kindheit liegt Jahrzehnte zurück, das kindliche Verhalten ist nicht mehr beobachtbar. Es sind Erinnerungen, die herangezogen werden müssen, die Erinnerungen des Patienten/der Patientin selbst, möglichst aber die von Bezugspersonen aus der Zeit. Auch Zeugnisse, medizinische Berichte, Gutachten oder Ähnliches geben oftmals Aufschluss über autistische Auffälligkeiten in der Kindheit. Einige Diagnostiker*innen erstellen ohne Fremdanamnese keine Autismusdiagnose. Damit fallen die autistischen Erwachsenen durchs Raster, deren Eltern eventuell schon verstorben sind oder nicht in der Lage sind, entsprechend Auskunft zu geben. Nicht selten ist auch aufgrund des Nichtverstehens und Nichtverstandenwerdens der Kontakt ganz abgebrochen.

Diese besonderen Umstände müssen in der Diagnostik von Erwachsenen berücksichtigt werden. Die in der Diagnostik von Kindern und Jugendlichen eingesetzten Instrumente sind Interviews, Beobachtungsskalen und Fragebögen,[11] die jedoch im Erwachsenenbereich nicht zuverlässig genug sind, um valide Informationen zu erhalten.[12] Insofern unterscheidet sich die Diagnostik von Kindern und Jugendlichen und Erwachsenen auch in diesem Bereich.[13]

Die »diagnostische Lücke« der als »missing generation«[14] oder »lost generation«[15] bezeichneten Spätdiagnostizierten, zu denen vor allem Frauen – die »lost girls«[16] – gehören, führt gegenwärtig zu einer sehr großen Nachfrage nach einer Diagnostik, der nicht entsprechend nachgekommen werden kann.[17] So kommt es zu langen Wartezeiten von bis zu mehreren Jahren, oft ist es nicht einmal möglich, sich überhaupt auf eine Warteliste setzen zu lassen. Eine Anlaufstelle für die Diagnostik zu finden, gleicht eher einer Glückslotterie, wenn beispielsweise nur einmal im Quartal für wenige Stunden ein Zeitfenster geöffnet wird, in dem man in der Diagnostikstelle anrufen kann, um sich auf die Warteliste setzen zu lassen, wie in einem nicht öffentlichen Autismusforum berichtet wird. Wohlgemerkt, es geht dabei nur darum, auf die Warteliste zu kommen, nicht einen zeitnahen Termin zu vereinbaren.

Autismus – eine attraktive Modediagnose?

Prof. Dr. Matthias Dose, Psychiater und Autismusexperte, sieht die steigende Nachfrage nach einer Autismusdiagnose im Erwachsenenalter nicht primär darin begründet, dass die Kinder und Jugendlichen der 80er- und 90er-Jahre etwa übersehen worden sind, sondern eher in dem gestiegenen öffentlichen Interesse am Thema Autismus durch dessen mediale Präsenz und den vermehrten Biografien autistischer Menschen.[18] Das in der Öffentlichkeit gezeichnete Bild von Autist*innen sei ein idealisiertes Bild, unterstützt durch posthum vermutete Autismusdiagnosen bei berühmten Persönlichkeiten wie beispielsweise Albert Einstein. Darüber hinaus sei der Zugang zu Selbsttests im Internet sehr leicht, sodass viele Menschen mit einer bereits selbst gestellten Autismusdiagnose in die Spezialambulanzen kämen und »alles daransetzen, diese Diagnose zu erhalten«[19]. Eine mögliche andere Diagnose würde abgelehnt.

Dose verweist auf eine Studie, nach der bei über 60 Prozent der Untersuchten die selbst gestellte Autismusdiagnose oder die von Ärzt*innen und Psycholog*innen gestellte Verdachtsdiagnose nicht bestätigt werden konnte.[20] Er bemängelt eine in der Praxis immer wieder anzutreffende nur oberflächliche Diagnostik, die zu einer hohen Zahl falscher Diagnosen bei Erwachsenen führe.[21] Dies würde einerseits die wissenschaftliche Erforschung erschweren, aber vor allem auch die Unterstützungs-, Förderungs- und Therapieangebote für Menschen mit richtiger Autismusdiagnose verringern und umgekehrt den falsch diagnostizierten Menschen nicht die Unterstützungs- und Therapieangebote zukommen lassen, die sie benötigten und ihnen besser helfen würden.

Zudem wehrt er sich gegen die Einschätzung des Asperger-Syndroms als einer Light-Variante des Autismus: »Übersehen wird bei diesen […] Darstellungen, dass es sich beim Asperger-Syndrom um eine tiefgreifende Entwicklungsstörung handelt, welche die Mehrzahl der Betroffenen, ihre Familien und ihre soziale Umgebung erheblich in den Möglichkeiten einer selbstständigen Lebensführung beeinträchtigt.«[22] Er sieht die Gefahr, dass bei der Diagnostik »der

Blick dafür verloren geht, woran die Betroffenen leiden und warum sie psychiatrische, psychologische und sonstige Hilfen benötigen«.[23] In diesem Punkt stimme ich ihm zu, nicht aber in der Kritik an einer zu leichtfertig vergebenen Autismusdiagnose im Erwachsenenalter. Die Berichte in den verschiedenen Autismusforen lassen das Gegenteil vermuten.

Ist Autismus eine für Erwachsene attraktive Modediagnose, die in der Öffentlichkeit beworben wird und so entsprechende Begehrlichkeiten erzeugt? Dieser Vorwurf ist aus meiner Sicht geradezu absurd! Dose stellt mich damit unter Generalverdacht, mir die Diagnose erschlichen zu haben. Welche Vorteile sollte ich denn bitte davon haben? Warum soll ich mir die Mühe machen, mich so intensiv mit Autismus auseinanderzusetzen, dass ich in der Lage bin, in einer Spezialambulanz so gut zu schauspielern, dass ich die Diagnose erhalte? Wozu? Mir fällt beim besten Willen kein einziger überzeugender Grund ein. Was ich aber feststelle: Ein alter weißer Mann will mir als Frau vorschreiben, wer ich zu sein habe. Letztlich kann nur er feststellen, ob ich autistisch bin oder nicht. Ich hänge also von seinen Gnaden ab. Das ist überspitzt, ganz klar. Doch es macht mich unsagbar wütend, wenn nicht autistische Menschen als »Expert*innen« über autistische Menschen urteilen. Woher nimmt Dose seine Gewissheit? Er, der als nicht autistischer Mensch nie wirklich nachempfinden können wird, was es bedeutet, autistisch zu sein?

Warum zweifle ich die Aussagen eines ausgewiesenen Autismusexperten an? Darf ich das? Steht mir das überhaupt zu? Ich kann der Behauptung Doses keine Studien entgegensetzen, »nur« mein inneres Erleben. Die Autismusdiagnose wird nicht durch einen Bluttest oder ein Bildgebungsverfahren gestellt, sie beruht einzig auf Beobachtungen und Einschätzungen. Es ist also eine Diagnose, die sehr stark von dem/der Diagnostiker*in abhängt. Laut Kai Vogeley gilt in der Medizin, auch der psychiatrischen, aktuell die Annahme, dass »Krankheit ein Prozess ist, der isoliert lediglich die kranke Person betrifft und von objektiv tätigen Ärzt*innen oder Psycholog*innen diagnostiziert [...] werden kann«[24]. Vogeley kritisiert zu Recht, dass zu einer Interaktion und Kommunikation aber immer zwei Personen gehören. Dies gilt meiner Meinung nach besonders in der Autismusdiagnostik! Ich will die Instrumente der Diagnostik nicht in Abrede stellen, aber sie sind eben nicht valide genug für Erwachsene. Am Ende ist es immer der Gesamteindruck, der den Ausschlag geben wird.

Wie schätzt der/die Diagnostiker*in die Ergebnisse der Interviews und Fragebogen ein? Wie schätzt er/sie das Verhalten des/der Patient*in ein? Kann er/sie sich in sein Gegenüber hineinversetzen und ihn/sie verstehen? Kann er/sie das Verhalten richtig interpretieren? Eine reine Außensicht auf den/die zu Diagnostizierende*n bleibt immer unvollständig, der eigene Standpunkt des/der Diagnostizierenden bleibt entscheidend, vor allem in der Frage, ob er/sie den Äußerungen des/der Patient*in glaubt oder sie anzweifelt, weil er/sie vermutet, dass hier eine Diagnose erlogen werden soll. Wie kann ein*e Diagnostiker*in noch unvoreingenommen in eine Diagnostik gehen, wenn die sich vorstellende Person sich im Vorfeld intensiv mit Autismus auseinandergesetzt hat und der/die Psychiater*in/Psycholog*in deswegen davon ausgeht, dass hier eine Autismusdiagnose eingefordert wird? Dann ist doch der Blick automatisch, ob nun bewusst oder unbewusst, darauf ausgerichtet, genau diesen angeblichen »Betrug« aufzudecken.

Dabei wird vergessen, dass Erwachsene sich natürlich und zwangsläufig schon sehr ausführlich mit dem Thema Autismus auseinandergesetzt haben, bevor sie die Diagnostik anstreben, weil sie nicht unbegründet vorstellig werden möchten. »Ich fühl mich da, als würde ich jemandem, der wirklich Probleme hat, den Platz wegnehmen«[25], fasst eine spät diagnostizierte Autistin die Sorgen vieler zusammen.

Vor allem Frauen neigen noch immer dazu, sich selbst nicht wichtig genug zu nehmen, sich hintanzustellen oder ihre Symptome herunterzuspielen. So kann es passieren, dass Ergebnisse in dem diagnostischen Prozess unterhalb des Cut-offs für Autismus liegen, was bedeutet, dass die erreichte Punktzahl sich unterhalb des Wertes befindet, der für Autismus spricht. In einer Studie gaben erfahrene Diagnostiker*innen an, diese Werte in der Diagnostik von erwachsenen Frauen nicht zu streng zu beurteilen, sie haben vielmehr eigene Techniken entwickelt oder individuelle Wege gefunden, die standardisierten Werte zu interpretieren, um »die Zeichen, die für sie am deutlichsten für Autismus sprachen, aufzudecken« (Ü. d. A.)[26].

Ich möchte nicht abstreiten, dass es Menschen geben mag, die sich eine Autismusdiagnose wünschen, obwohl sie nicht autistisch sind. Ich bezweifle aber sehr, dass dies in der von Dose vermuteten Größenordnung vorkommt. Für mich ist dieser »Generalverdacht«, unter den Dose erwachsene Menschen stellt, die eine Autismusdiagnostik anstreben, eine Form von Diskriminierung. Die Diagnose muss sehr genau und gewissenhaft erfolgen und kann natürlich nicht auf »Bestellung« erteilt werden. Eine Selbstdiagnose ist nicht per se ausschlaggebend für die endgültige Diagnose, sie muss in dem diagnostischen Prozess berücksichtigt und eingeordnet werden. Sie darf aber nicht aus falschem Verdacht heraus quasi als Ausschlusskriterium betrachtet werden. Denn dieser Eindruck entsteht, wenn man den Beitrag Doses aus 2021 liest.

Im Erwachsenenalter eine Diagnose in Betracht zu ziehen und sich der Diagnostik zu stellen, ist also zusammengefasst sehr schwierig. Diese Schwierigkeiten treten vor allem dann auf, wenn die Diagnostiker*innen noch das »traditionelle« Autismusbild und die rein klinischen Diagnosekriterien im Kopf haben und sich nicht ausreichend mit den Innensichten autistischer Menschen und ihrer Lebenswirklichkeit befasst haben. Durch die langen Wartezeiten und die mitunter aussichtslose Perspektive, je einen Diagnoseprozess beginnen zu können, ist die Verzweiflung groß, zumal es schon eine sehr große Überwindung kostet, sich überhaupt auf den Weg zu machen.

Eine andere Perspektive aus der psychotherapeutischen Praxis

In der Literatur wird die Diagnostik autistischer Erwachsener überwiegend aus psychiatrischer Perspektive beschrieben, es fehlt aus meiner Sicht der Blick psychologischer Psychotherapeut*innen, die anders auf ihre Klient*innen schauen. Da der Weg zur Diagnose als erwachsene Autist*innen oftmals über den Umweg einer psychischen Erkrankung geht, sind es primär sie, die autistischen Klient*innen begegnen. Deshalb ist es wichtig, dass sie erkennen können, ob sich ihre Klient*innen im Autismus-Spektrum befinden, und dass sie auf entsprechende Vermutungen, die ihre Klient*innen selbst äußern, adäquat eingehen können. Dies ist nicht selbstverständlich der Fall.[27]

In Autismusforen gibt es immer wieder Berichte, dass Psychotherapeut*innen den Verdacht ihrer Klient*innen negieren, weil sie zu wenig über Autismus wissen. Es finden sich Aussagen wie »Sie können mir in die Augen schauen, also können Sie nicht autistisch sein« oder »Autist*innen sind nicht empathisch so wie Sie«. Dies verunsichert autistische Menschen, die bereits ihr Leben lang auf der Suche nach Antworten sind, sehr. Sie glauben, endlich einen Anhaltspunkt gefunden zu haben, der ihnen von ihren Therapeut*innen sogleich wieder genommen wird. Sich dadurch nicht entmutigen zu lassen, ist schwierig, schließlich sind es doch Expert*innen, die ihnen ihr autistisches Sein absprechen.

Über große Erfahrung in der Therapie und Diagnostik von erwachsenen Autist*innen verfügt die Dipl.-Psychologin und psychologische Psychotherapeutin Ulla Graumann vom Psychologischen Beratungszentrum (pbz) Iserlohn. In einem Interview, das ich mit ihr im August 2022 führte, fasst sie zusammen, woran Psychotherapeut*innen erkennen können, dass ihre Klient*innen im Autismus-Spektrum sind :

*»Noch vor zehn Jahren hatte ich nur Lehrbuchwissen über Autismus-Spektrum-Störungen (ASS). Ich hätte immer behauptet, dass unter meinen Patient*innen keine Autist*innen zu finden wären. Heute weiß ich: Ich habe sie einfach nicht erkannt. Durch einen Fachartikel bin ich aufmerksamer geworden.*
*Was bringt mich heute auf die Spur, dass es sich um eine ASS handeln könnte? Einfach sind die offensichtlichen Hinweise, z.B. wenig Augenkontakt der Patient*innen. Wirklich entscheidend sind aber andere Anzeichen, die nicht alle gleichzeitig auftauchen müssen.*
*In den Therapien entsteht ein bestimmtes Muster: Jemand gibt sich große Mühe, alles richtig zu machen (kommt regelmäßig und pünktlich, ist häufig schriftlich vorbereitet, schreibt in der Stunde mit, erledigt gewissenhaft die Aufgaben zur nächsten Stunde) – und trotzdem stagniert die Therapie, es entwickelt sich keine deutliche Besserung, große Enttäuschung beim Patienten/bei der Patientin (und Therapeut*in) macht sich breit.*
Die Stimmung in den Therapiestunden ist eher sachlich, auch wenn es um hochemotionale Themen geht.
*Von außen sieht es so aus, als würde der/die Patient*in von den Themen nicht berührt.*

*Patient*innen haben den Wunsch nach Regelmäßigkeit: Möglichst gleicher Wochentag und gleiche Uhrzeit.*
In den Stunden entstehen häufig Missverständnisse. Wenn es gut läuft, werden sie in der nächsten Therapiestunde vom Patienten/von der Patientin angesprochen und optimalerweise ausgeräumt. Wenn sie nicht angesprochen werden, wird die therapeutische Beziehung immer dünner und hakeliger. Und wieder gibt es Enttäuschung auf beiden Seiten.
*Häufig finden sich viele Vortherapien mit dem für die Patient*innen enttäuschenden Ergebnis, dass sie nicht (viel) weitergekommen sind. Stationäre Therapien werden als so anstrengend erlebt, dass die Patient*innen bei der Entlassung erschöpfter sind als vorher. Viele – besonders Frauen – verarbeiten das schuldhaft: ›Ich bin zu doof dazu. Ich habe mich nicht genug angestrengt. Wieso können das alle anderen, aber ich nicht?‹*
Ein typischer Satz in der Therapie ist: ›Ich komme von einem anderen Stern.‹ Oder: ›Ich gehöre hier nicht dazu.‹ Oder: ›Ich fühle mich fremd hier in dieser Welt.‹ Wenn so ein Satz fällt, denke ich jetzt sofort an ASS.
*Seit ich frühzeitig auf die Idee komme, eine ASS-Diagnostik durchzuführen, verändern sich die Therapien entscheidend. Wenn die Verdachtsdiagnose ASS bestätigt wird, sind die Patient*innen nicht etwa entsetzt, dass sie eine Behinderung attestiert bekommen haben, sondern erleichtert. Nicht, weil es gegenüber dem Arbeitsamt, dem Versorgungsamt oder der Rentenversicherung einfacher wird und sie sich irgendwelche Vorteile von der Diagnose verschaffen wollen, sondern weil es endlich eine Erklärung für das ›Anderssein‹ gibt.*
Die Diagnose ermöglicht es, Frieden mit sich und dem Sosein zu finden, weil es klar wird, dass niemand ›Schuld hat‹, ›zu faul ist‹, ›sich nur mehr Mühe geben müsste‹. Auf einmal gibt es eine Zugehörigkeit zu einer Gruppe mit Menschen, die ähnlich sind und ähnlich funktionieren.

Besonders Frauen verfügen über sehr effektive Masking-Methoden und sind deshalb in der Therapie besonders schwer als Asperger-Autistinnen zu identifizieren. Von Mädchen wird mehr als von Jungs erwartet, dass sie soziale Fähigkeiten haben und gerne Kontakt zu anderen Menschen haben. Für diese mühevoll erlernten sozialen Fähigkeiten zahlen die ASS-Frauen aber einen hohen Preis: tiefe Erschöpfung!

Durch die sozialen Kontakte wird so viel Energie verbraucht, dass häufig schon mittags eigentlich gar nichts mehr geht. Und dann geht das Gedankenkarussell wieder los: ›Wieso schaffen das alle anderen, nur ich nicht, ich muss mich noch mehr anstrengen!‹

*Noch eine Klarstellung zum Thema Empathie: Es kursiert das Vorurteil, dass Autist*innen keine Empathie haben, und zur Diagnostik gehört auch ein Empathie-Fragebogen, bei dem Autist*innen schlechtere Werte erreichen als der Durchschnitt. Es fällt ihnen in der Tat schwerer, Gesichtsausdrücke und Körperhaltungen zu lesen und adäquat darauf zu reagieren. Aber sie haben eine andere Form von Empathie: Viele Autist*innen verfügen über eine ungewöhnliche Feinfühligkeit, Stimmungen wahrzunehmen. Sowohl bei einem einzelnen Gegenüber als auch wenn sie einen Raum mit vielen Menschen betreten. Sie nehmen viele Schwingungen wahr, werden geradezu davon überschwemmt, wissen dann aber nicht, wie sie darauf reagieren sollen. Viele ziehen sich dann zurück und schützen sich vor dieser ›Gefühlsflut‹ von außen, und das wird dann als ›empathielos‹ wahrgenommen.*

Es gibt aber auch andere Gründe, warum manche ASS-Frauen und -Männer teilweise überraschend gute Werte im Empathie-Fragebogen erreichen: Meist hatten sie dann in ihrer Ursprungsfamilie (ungünstige) Bedingungen, die es (überlebens)wichtig gemacht haben, andere Gesichter zu lesen: Wenn Alkoholkrankheit, Drogenkonsum, psychische Krankheiten, Überforderung bei den Eltern zu finden wa-

ren, mussten die Kinder schnell differenzieren lernen, ob sie Vater oder Mutter ansprechen dürfen oder ob sie ihnen lieber aus dem Weg gehen.
Die Diagnose der Autismus-Spektrum-Störung ist für die Betroffenen lebenserleichternd wichtig.
Viele unterteilen ihr Leben in: vor der Diagnose ASS und danach, weil die Diagnose den Blick auf die eigene Vergangenheit völlig verändert und dadurch eine andere Zukunft möglich wird.«

Ich finde diese Aspekte sehr wichtig und wünsche mir, dass sie viel mehr Eingang in die Diskussion um die Diagnostik erwachsener Autist*innen finden. Wie so oft geht es nicht um ein Gegeneinander, sondern um ein Miteinander von Psychiatrie und Psychotherapie zum Wohle der autistischen Menschen. Wie bereits die vorangegangenen Kapitel zeigen, wird der rein klinische Zugang dem autistischen Sein nicht gerecht.

Wie eine zweite Geburt

Nach meiner späten Autismusdiagnose durchlebte ich viele Gefühle, es war ein Wirrwarr. Ich war wütend, weil ich erkannte, dass mein Verhalten nach den Maßstäben meiner nicht autistischen Umgebung beurteilt und verurteilt wurde. Das war ungerecht, ich wollte es hinausschreien, aber es interessierte keinen. Ich haderte damit, dass es keine pränatale Diagnostik für Autismus gibt, denn dann hätte es mich nicht gegeben. All die Ablehnung, die ich in meinem Leben erfahren hatte, brach in einem gewaltigen Gefühlsansturm an die Oberfläche. Ich verzweifelte darüber, dass ich nie ein »normales« Leben führen können würde. Ich entwarf Traueranzeigen für mich, wusste nicht, wie ich imstande sein sollte, weiterzuleben.

Und auch meine Hoffnung, durch die Diagnose wieder Kontakt zu meiner Herkunftsfamilie herstellen zu können, eine Brücke bauen zu können, zerschlug sich. Sie verstanden mich noch immer nicht. Ob sie es nicht können oder nicht wollen, weiß ich nicht. Sie sind nie auf meine Diagnose eingegangen, haben darüber kein Wort verloren. Das zog mir den Boden unter den Füßen weg. Die letzte Hoffnung, doch noch »richtig« zu werden – dahin.

Doch es tat sich was in mir. Die Diagnose war wie eine zweite Geburt. Ich darf jetzt sein, so wie ich bin. Ich gestatte mir selbst, zu sein. Ich verstehe mich endlich und konnte mein autistisches Sein in mein Selbstbild integrieren. Dies war ein jahrelanger – die Diagnose liegt jetzt fünf Jahre zurück – und keinesfalls schmerzfreier Prozess, der nur mit Unterstützung durch die Psychotherapie gelingen konnte. Eine Psychotherapie ist anstrengend, ringt einem viel ab, konfrontiert einen gnadenlos mit sich selbst. Die »Expedition« auf meinen autistischen Grund konnte ich nur an der Seite und mithilfe meiner wunderbaren Therapeutin schaffen.

Jetzt habe ich mich tatsächlich neu definiert, wenn auch anders, als ich mir das mit Anfang 20, als ich vor meinem »Anders« mit dem Auszug von zu Hause regelrecht geflohen bin, um endlich »normal« werden zu können, vorgestellt hatte. Jetzt endlich kenne ich mich, verstehe ich mich, mein autistisches Sein. Und vor allem weiß ich: Ich bin normal. Normal ohne Anführungszeichen. Normal im Sinne von natürlich, selbstverständlich. *So what?!* Mein halbes Leben – bei optimistischer Betrachtung – habe ich mich an das für mich falsche Bild vom »normalen« Leben geklammert. Mit der Diagnose Asperger-Autistin konnte ich die Klammern lösen und dieses Bild langsam fallen lassen. Das war schmerzhaft, anstrengend, und ich musste noch einige Krisen überstehen.

Doch mit dem Loslassen konnte ich auch die Depression »loslassen«. Ich muss nicht mehr an etwas festhalten, das ich nicht bin. Ich bin autistisch und anders als sehr viele Menschen. Aber ich bin ich und finde meinen Halt in mir! Mein Menschsein erhält aus sich selbst heraus seine verdiente Würdigung. Ich schaue nicht länger aus dem Blickwinkel des Scheiterns auf mein Leben und meine Existenz, sondern würdige meine Anstrengungen und meine Kämpfe, in dieser nicht autistischen Welt meinen Platz zu finden. Meine durch mein autistisches Sein bedingten Schwierigkeiten sind geblieben – natürlich, sie verschwinden ja nicht mit der Diagnose –, aber ich gehe mit ihnen anders um, verurteile mich nicht mehr, sondern akzeptiere sie.

Die späte Autismusdiagnose, die für fast alle Betroffenen letztendlich eine Erleichterung und Erlösung bedeutet, ist für das Umfeld mitunter eine große Herausforderung. Denn auch die Mitmenschen müssen sich, ob sie wollen oder nicht, mit dem autistischen Sein des/der Partner*in oder des/der Freund*in auseinandersetzen. Nicht immer empfinden sie die gleiche Erleichterung. Die Reaktionen können ganz unterschiedlich sein, sie können von einfacher Zurkenntnisnahme ohne überhaupt in irgendeiner Form zu reagieren, über intensive Auseinandersetzung und Befragung oder im Gegenteil Besserwisserei, bis hin zur Absprache der Diagnose oder Kontaktabbruch reichen. Es ist gar nicht die Diagnose an sich, die die Reaktionen hervorruft, sondern vielmehr die Veränderung, die sie bei den Betroffenen auslöst.

»Für mich ändert deine Diagnose nichts. Du bleibst für mich die Alte«, wurde mir gesagt. Natürlich bleibe ich nach der Diagnose derselbe Mensch und bleibe es gleichzeitig doch nicht. Der Wunsch, der oberflächlich verstanden die eigene Toleranz und Akzeptanz zum Ausdruck bringen soll, ist aber doch vielmehr eine Aufforderung, ja fast ein Befehl, dass alles so bleiben möge, wie es ist. Dass die »Normalität« der anderen bitte »normal« und maßgeblich bleibt, dass ich als autistischer Mensch gönnerhaft und großzügig in diese »Normalität« aufgenommen werde. Ich aber wollte und konnte nicht mehr die Gleiche bleiben, ich wollte mich nicht länger verstecken müssen unter dem Mantel der »Normalität«, der Nichtautistin, denn das war ich nicht mehr, das war ich nie gewesen!

Die Reaktionen der Mitmenschen hängen auch davon ab, welches Bild von Autismus sie in ihren Köpfen tragen. Nicht selten sind es die Reaktionen auf das medial verzerrte stereotype Bild, wie schon an früheren Stellen beschrieben, vor dem Spätdiagnostizierte Angst haben: »Entschuldige, ich habe keine Ahnung von Autismus, aber du wirkst auf mich ganz normal«, ist noch eine der freundlicheren Erwiderungen. Nicht selten wird die Diagnose einfach abgestritten – »Die Diagnose kann doch nur in jungen Jahren gestellt werden!« – oder man wird mitleidig angeschaut: »Na ja, es soll ja auch intelligente Autisten geben ...« Oder sie wird einfach relativiert: »Sind wir nicht alle ein bisschen autistisch?« Also: halb so schlimm, autistisch zu sein. Betroffene fürchten, dass auch der/die Diagnostiker*in ähnlich denken wird, dass sie nicht ernst genommen werden.

Auch die Frage nach dem Nutzen einer Diagnose stellt sich. Wie oft hören sie, dass eine Diagnose doch nichts ändern würde. Doch es ist die Frage nach dem Warum, warum sie anders sind, die sie treibt. Die Suche nach einer Antwort und der große Leidensdruck lassen sie den beschwerlichen Weg der Diagnostik auf sich nehmen. Sie wollen sich verstehen.

Die Berichte von Autist*innen über ihre späte Diagnostik auf der Webseite der Facebook-Selbsthilfegruppe »spät diagnostizierter Autismus« lassen erkennen, wie groß die Not und Verzweiflung sind und dass es ihnen nicht darum geht, eine Selbstdiagnose unbedingt bestätigt zu bekommen, sondern einen Ansatz zu finden, mit sich und ihrem anderen Sein klarzukommen, sei es nun durch die im Raum stehende Autismus-Spektrum-Störung oder durch eine andere Diagnose, wobei viele bereits mit einem bunten Strauß von Diagnosen, die nicht zutreffen und weiterhelfen, in die Diagnostik gehen und dadurch zusätzlich verunsichert sind.

Für die von Matthias Dose aufgestellte Behauptung, dass Autismus als Ausrede für psychosoziale Schwierigkeiten missbraucht würde, findet sich weder in den Diskussionen der privaten Facebook-Gruppe (über 4000 Mitglieder*innen) noch in den Schilderungen auf ihrer Webseite ein Anhaltspunkt.

»Autismus ist nichts Erstrebenswertes, nicht heilbar, und es ist ein Leben, das mich jeden Tag aufs Neue fordert, in einer Gesellschaft zu bestehen, die nicht autistengerecht ist. Es ist mein Leben und nicht nur eine Diagnose«, schreibt »Mädel«, die mit 38 Jahren diagnostiziert worden ist, auf ihrem Blog *innerwelt*, man könnte fast meinen, als Replik auf Dose. Ich bin überzeugt, dass ich nicht mehr leben würde, wenn meine Therapeutin nicht mein autistisches Sein erkannt hätte. Ich wäre den Weg des Suizids gegangen, weil ich mein Leben nicht mehr hätte leben können. Das ist meine Antwort.

18. Gender und Sexualität

Überwindung

Dieses Kapitel hatte ich ursprünglich gar nicht eingeplant. Sexualität und Gender spielten in meinem Leben nach meiner Scheidung keine Rolle, berührten mich nicht, forderten mich nicht heraus. Ich musste mich nicht länger mit meiner Asexualität und Nonbinarität, die ich seinerzeit gar nicht als solche hätte benennen können, auseinandersetzen. In den vielen Büchern zu Autismus und in den autobiografischen Erzählungen, die ich gelesen hatte, tauchten sie auch nicht auf. Mit der Gender-Bewegung kam ich erst durch meine inzwischen erwachsene Tochter in Kontakt. Ich stellte fest, dass Gender bei jungen Autist*innen ein Thema ist, dass es in ihren Kanälen auf Instagram auch um LGBTQIA+ und Autismus geht.

Ich fing an, mich mehr damit auseinanderzusetzen. Ich sog die Texte der von Maxfield Sparrow herausgegebenen Anthologie *Spectrums. Autistic Transgender People in Their Own Words*[1] auf. Meine Gefühle, meine Empfindungen erfuhren plötzlich erstmals eine Resonanz. Wie schon bei dem Erkennen meines autistischen Seins erlebte ich: Ich bin nicht allein, es gibt andere Menschen, denen es ganz ähnlich ergeht. Welch eine Befreiung! Welch ein Tabubruch, den ich mir selbst erlaubte! Mir liefen die Tränen beim Lesen. Auch hier gilt, dass ich meine Erfahrungen im Rückblick ganz anders betrachte. Die Last des Schuldgefühls, mich nicht als Frau zu fühlen,

Sexualität als schlimm und belastend, so abstoßend wie eklig, als Bedrohung meiner selbst zu empfinden, kann ich nun abstreifen. Ich bin gut so, wie ich bin. Ich bin kein kaltes Monster. Ich bin in Ordnung. Die engstirnige Binarität ist es, die nicht in Ordnung ist.

Ein offener Umgang mit Gender und Sexualität ist wichtig, um sie von den vielen Stigmatisierungen zu befreien, um Menschen einen selbstbestimmten Umgang mit sich selbst und mit ihrem Körper zu ermöglichen. Es gibt mehr als nur Mann und Frau und deren gegenseitige Anziehungskraft.

Ich kann mich in diesem Kapitel öffnen, auch wenn mein Herz beim Schreiben rast und ich die Luft anhalte, weil ich erschrocken bin, dass ich es tatsächlich mache. Es ist so persönlich, dass es doch nicht in die Öffentlichkeit gehört! Verletze ich nicht damit auch die Gefühle meiner ehemaligen männlichen Beziehungsmenschen? Und dennoch schreibe ich erstmals über meine geschlechtliche Identität und Sexualität. Weil ich finde, dass wir darüber sprechen und schreiben müssen, um all die Scham, die damit verbunden ist, zu überwinden und zu uns selbst finden und stehen zu können. »Wenn die Last der Repräsentation abgelegt ist, kannst du ehrlich über dich selbst sprechen«, sagt Torrey Peters, Autorin des gefeierten Romans *Detransition, Baby*, in einem Interview.[2] Genauso empfinde ich es.

Mein mir mit der Geburt zugewiesenes Geschlecht ist weiblich, ich werde von anderen Menschen weiblich gelesen. Mein gefühltes Geschlecht (Gender) hingegen ist weder zu 100 Prozent weiblich noch zu 100 Prozent männlich. Es ist irgendwie beides oder gar keins von beidem, ich würde es eher als menschlich bezeichnen wollen. Ich fühle mich auf jeden Fall nonbinär.

Soweit ich zurückdenken kann, habe ich mich mehr zu den »typischen« männlichen Interessen und Spielen hingezogen gefühlt. Mein bester Freund meiner Kindheit war ein Junge, der mir ermöglichte, mit Jungenspielzeug zu spielen. Wie oft hatten mir meine Eltern Dinge untersagt, weil ich doch ein Mädchen und kein Junge sei. Kettcar, Mountainbike – das war Jungs vorbehalten. Immerhin durfte ich mit Autos spielen. Eine meiner Lieblingsbeschäftigungen in meiner Kindheit war das Fußballspielen mit den anderen Jungs aus der Nachbarschaft auf der Straße. Das habe ich geliebt. Einmal hatte ich an einem Probetraining der Mädchenmannschaft meiner Stadt teilgenommen, aber meine Kondition reichte nicht für das ganze Fußballfeld, so blieb ich lieber auf der Straße.

»Ich komme erst wieder heraus, wenn ich ein Junge bin«, hatte ich als Kind gerufen, nachdem ich mich im Schuppen der Nachbarin verbarrikadiert hatte. Das muss auch während der Grundschulzeit gewesen sein. Ich beneidete die Jungen und wäre so gerne einer von ihnen gewesen. Sie durften all die Sachen, die auch ich gerne gemacht hätte.

Aber es war nicht nur das. Ich hasste es, mich wie ein Mädchen kleiden zu sollen, die Haare lang wachsen zu lassen. Das war mir alles viel zu anstrengend und unwichtig. Die Jungen mussten so etwas nicht über sich ergehen lassen. Die durften einfach so sein, wie sie waren. Dass das natürlich in dieser Zuspitzung so nicht stimmte, war mir als Kind und Jugendliche nicht bewusst. Aber ich nahm sehr deutlich die gesellschaftlichen Unterscheidungen von Mädchen und Junge, Frau und Mann wahr. Ich fühlte mich stets mehr auf der männlichen Seite zu Hause.

Doch es ging nicht so weit, dass ich mich im falschen Körper gefühlt habe. Mit den in der Pubertät einsetzenden körperlichen Veränderungen hingegen war ich absolut nicht einverstanden. Sie machten es noch komplizierter für mich. Die Periode war lästig, und ich wusste lange nicht, wie ich sie handhaben sollte. Auch das Wachsen meiner Brüste fand ich schrecklich. Sie störten mich, BHs fand ich furchtbar. Meine Mutter versuchte in dieser Zeit, mich für

Make-up und weibliche Kleidung zu begeistern. Ich empfand das wie eine Verkleidung, ich wollte das nicht. Jeans und T-Shirt fand ich vollkommen ausreichend, um Gottes willen keine Kleider oder Röcke. Wieder schielte ich neidisch zu den Jungs hinüber.

Bis heute kleide ich mich nicht figurbetont oder bewusst weiblich, sondern »verstecke« mich unter weiter und bequemer Kleidung. Ich finde meine Brüste immer noch störend, es wäre praktischer, wenn ich sie nicht hätte, aber ich habe mich mit ihnen arrangiert. Insofern ist es mir nie in den Sinn gekommen, sie in irgendeiner Art und Weise durch meine Kleidung zu betonen. Ein Kollege hatte einmal zu mir gesagt, ich solle doch meine Haare, die ich mit Beginn meines Studiums nur noch kurz trug – wobei, richtig lang waren sie nie gewesen –, lang wachsen lassen, dann wäre ich viel attraktiver. Das fand ich unverschämt übergriffig und es machte mich wütend. Warum sollte ich mich für einen Mann attraktiver machen? Was bildete er sich eigentlich ein? Ich hatte ihn sympathisch gefunden, mich gerne mit ihm unterhalten. Aber in dem Moment war er bei mir »unten durch«.

Ich würde sagen, dass ich zu meinem – weiblichen – Körper inzwischen eine neutrale Haltung habe. Wie gesagt, ich habe mich an ihn gewöhnt und ihn akzeptiert. Interessanterweise fühle ich mich in meinem Körper wohl, seit ich meine autistische Identität gefunden habe. Mit dem Annehmen meines autistischen Seins konnte ich auch mein körperliches Sein annehmen. Ich habe meine Weiblichkeit nie abgelehnt, weil ich mich männlich gefühlt hätte. Ich fand sie nur lästig, anstrengend, die Männlichkeit erschien mir leichter, weniger umständlich. Ich fühlte mich nicht weiblich oder männlich. Mein Körper ist meine Hülle, mein Zuhause, der mir das Leben ermöglicht. Gäbe es einen Körper ohne Geschlechtsorgane, dann würde ich mir den wünschen.

Sexualität

Die Sexualität war deutlich schwieriger für mich. Alles, was damit zu tun hatte, fand ich irgendwie unheimlich, abstoßend, wollte ich nicht. Ich wusste, sie gehört zum Leben dazu – aber doch nicht für mich. Mit meinem autistischen Sein erkannte ich, dass ich asexuell bin. Das ist eine Befreiung für mich, ich kann erstmals richtig tief atmen. Vor allem traue ich mich an dieser Stelle erstmals, dazu zu stehen, keine sexuellen Empfindungen zu haben und auch keinen Wunsch danach zu verspüren. Damit nehme ich mir selbst den Druck. Ich habe mich lange gefragt, ob ich überhaupt dazu in der Lage sei, einen anderen Menschen zu lieben, und litt darunter, dass ich es offensichtlich nicht konnte. Dabei verwechselte ich Liebe und Sexualität – wobei: Ist Liebe zwischen zwei Menschen ohne Sexualität möglich? Ist Sexualität nicht immer auch ein Aspekt von Liebe? Zumindest in der heteronormativen Vorstellung von Mann und Frau?

Zu meinem Sein gehört Sexualität nicht. Das verunsichert mich nicht mehr, ich stehe selbstbewusst dazu, dass ich der gesellschaftlichen Norm nicht entspreche, der ich ja auch in vielen anderen Bereichen nicht entspreche. Wo ist das Problem? Aber es war ein weiter Weg dahin, der erst mit meiner Autismusdiagnose gegangen werden konnte. Mein autistisches Sein, mein nonbinäres Gender und meine Asexualität gehören zusammen, können nicht getrennt voneinander sein, sie beeinflussen und bedingen sich gegenseitig. Es ist unmöglich, zu unterscheiden, ob meine nonbinäre Geschlechtsidentität durch den Autismus kommt und für meine Asexualität verantwortlich ist oder ob es umgekehrt ist. Es ist auch überhaupt nicht wichtig, das zu wissen. Es ist, so wie es ist, gut.

Ich bin in einer kleinen emsländischen Stadt groß geworden, wo der »normale« Weg war, mit Anfang 20 eine*n Freund*in zu haben, diese*n später zu heiraten und eine Familie zu gründen. Deshalb wurde ich schon kritisch beäugt, weil ich diese Erwartungen nicht erfüllte. Meine »Unweiblichkeit« hatte meine Mutter besorgt fragen lassen, ob ich doch wohl nicht lesbisch sei.

Auf einer Familienfeier hatte mich ein älterer, alkoholisierter Mann gefragt, was mit mir denn nicht stimmen würde, dass ich keinen Freund hätte. Das hatte mich verletzt und gleichzeitig unglaublich wütend gemacht. Was bildete sich dieser ekelhafte Mann eigentlich ein? Gegen diese Unterwerfung der Frau rebellierte ich schon früh. In unserer Stadt war zwei Mal im Jahr Schützenfest, das direkt vor der Haustür meiner Eltern stattfand. Da standen dann also diese Schützenbrüder in ihren Uniformen und immer betrunken. Auf dem Festplatz meinten sie, sie könnten uns Mädchen einfach so betatschen. Das war abstoßend, erniedrigend. Auch dieses kulturell akzeptierte Verhalten hat meine Sexualität mit Sicherheit beeinflusst.

Trotz meiner fehlenden weiblichen Attribute hatte ich durchaus Dates, wie man heute sagen würde. Aber immer, wenn der männliche Mensch mich küssen wollte, zärtlich wurde, versteifte ich mich und beendete die Beziehung bald wieder. Während der Schulzeit gab es einen Mitschüler, der mich sehr mochte und den auch ich sehr mochte, weil ich mit ihm Gespräche führen konnte wie noch mit niemandem zuvor. Wir erreichten uns auf einer Ebene, die bei anderen verschlossen war. Offenbar verliebte er sich in mich. Und ich dachte, dass auch ich mich verliebt hätte. Das Küssen gehörte dazu und so ließ ich es über mich »ergehen«. Da er ein Internatsschüler war, erlaubten meine Eltern ihm, in den Ferien eine Woche in unserem extra eingerichteten Gästezimmer im Keller zu schlafen. Die Woche war schrecklich, weil wir nicht mehr einfach nur wunderbare Gespräche führten, sondern die Sexualität dazwischengrätschte. Das machte mir Angst, und ich ließ ihn in meiner

Unbeholfenheit einfach im Keller sitzen, wurde kalt und ablehnend. Ich wusste nicht, warum, verstand mich selbst nicht.

Im Studium lernte ich meinen späteren Ehemann kennen. Wir verbrachten ein Jahr fast täglich Zeit miteinander, bevor wir ein Paar wurden. Auch mit ihm konnte ich tiefe Gespräche führen, wir teilten gemeinsame Interessen wie Kicker, Fußball oder Flippern, aber vor allem teilten wir unsere gemeinsame Leidenschaft für die Literatur und das Forschen in alten Bibliotheken. Es passte einfach wunderbar, wenn, ja wenn da nicht die Sexualität gewesen wäre. Diesmal wollte ich sie »durchstehen«, schließlich war sie doch natürlich und ganz normal. Nein, sie war das Kleingedruckte, das ich übersehen hatte, und nun musste ich in den »sauren Apfel beißen«. Zusammengefasst muss ich sagen, dass ich sie tatsächlich nur ertrug. Ich empfand sie als bedrohlich, und es kam mir vor, als vergewaltigte ich mich selbst. Ich konnte sie nur ertragen, wenn wir feste Termine vereinbart hatten, sodass ich mich darauf einstellen konnte und es nicht wie ein Überfall war. Es war schwierig, für mich, aber auch für meinen männlichen Menschen.

Nach unserer Trennung bin ich keine Beziehung mehr eingegangen. Ich lebte ohne Sexualität sehr zufrieden, ohne mir darüber Gedanken machen zu müssen. Mir fehlte nichts, auch wenn mir das mein Umfeld immer einzureden versuchte. Mögliche Annäherungsversuche blockte ich ab oder nahm sie gar nicht erst wahr. Den damit verbundenen Rückzug der anderen Person nahm ich in Kauf, er belastete mich nicht.

Bis auf eine Ausnahme. Es gibt einen männlichen Menschen, den ich sehr mag und mit dem ich sehr gerne Zeit verbringe. Trotzdem geriet ich in Panik, als ich vermutete, dass er sich mehr vorstellen könnte als eine rein platonische Beziehung. Auf einmal war Sexualität wieder ein Thema in meinem Leben. Doch nach meiner Auseinandersetzung mit meinem autistischen Sein und mit mir selbst war mir diesmal klar: Das will ich nicht. Ich wollte es nicht wieder »über mich ergehen lassen«. Und so war ich erstmals in der Lage, offen zu kommunizieren, dass ich asexuell bin. Die Freundschaft besteht weiterhin.

Autistisch und genderdivers

Im Englischen gibt es die Unterscheidung von *gender* und *sex*. Gender bezeichnet das soziale Geschlecht, sex das biologische Geschlecht. Das soziale Geschlecht ist ein Konstrukt, wobei den Geschlechtern Mann und Frau je nach Kultur bestimmte Eigenschaften zugewiesen werden. Im Deutschen gibt es diese sprachliche Unterscheidung nicht, weshalb der Begriff Gender übernommen wurde.

Gender umfasst mehr geschlechtliche Identitäten als nur die Cis-Geschlechtlichkeit von Mann und Frau. Cis-geschlechtlich zu sein bedeutet, dass ich mich mit meinem bei meiner Geburt aufgrund der Geschlechtsmerkmale zugewiesenen Geschlecht identifiziere, mich also als Mann oder Frau fühle und mich damit wohlfühle. Cis-Geschlechtlichkeit gilt als Norm, die Geschlechtlichkeit wird damit als binär betrachtet: Mann oder Frau. Etwas anderes gibt es nicht.

Autistische queere Personen bezeichnen sich mitunter auch als »auti-gender«[3], wenn sie ihre nonbinäre Geschlechtsidentität durch ihr autistisches Sein begründet sehen und beides als nicht unabhängig voneinander betrachten. Aber: Autismus ist kein Geschlecht! Der daraus abgeleitete Begriff »autismgender« ist deshalb problematisch, legt er doch genau diese Interpretation nahe und suggeriert, dass Autismus in allen Fällen der alleinige Auslöser einer nonbinären Geschlechtlichkeit ist, was die Situation für genderqueere Autist*innen verschlechtert.

Wenn autistische Menschen ihr Geschlecht nicht mit dem bei ihrer Geburt zugeordneten Geschlecht identifizieren, wird es für sie richtig schwierig:

»Autistisch und trans zu sein, ist jeweils mit gesellschaftlichen Stigmatisierungen und fehlendem Wissen der Allgemeinheit darüber, was es bedeutet, eine marginalisierte Identität zu haben, verbunden. […] Da aber sowohl Gender- als auch Neurodiversität in unserer Gesellschaft kaum anerkannt werden, fühle ich eine doppelte Unsichtbarkeit.«(Ü. d. A.)[4]

Sie unterscheiden sich gleich in zweifacher Hinsicht ganz grundsätzlich von der Mehrheitsgesellschaft, sodass ihr Weg der Selbstfindung und der Entwicklung der eigenen Identität zu einer großen Herausforderung wird. Ihre Intersektionalität von Autismus und Geschlechterdiversität führt zu einem höheren Risiko für Selbstverletzungen, suizidale Gedanken sowie suizidales Verhalten.[5]

Der autistische Aktivist Chris Bonnello (Captain Quirk), der den Blog *Autistic not weird* führt, veröffentlichte 2022 eine von ihm erhobene, sehr umfangreiche Online-Umfrage, mit der er Einstellungen, Haltungen und Erfahrungen von autistischen Menschen, ihren Angehörigen und Menschen, die beruflich mit Autist*innen zu tun haben, sichtbar zu machen versucht.[6] An der Umfrage nahmen 11 212 Personen teil, die überwiegend (zu etwa 70 Prozent) aus Großbritannien und den Vereinigten Staaten stammen, aber auch aus Europa, Australien, Kanada oder Asien und Afrika.

Die Erhebung geht auch der Frage der Geschlechtsidentität der insgesamt 7 491 autistischen Teilnehmer*innen nach. Demnach identifizieren sich 55,8 Prozent als LGBT+ und 18,7 Prozent als Transgender. Die Zahlen scheinen den Erfahrungen anderer Autist*innen, dass sie selbst und die meisten autistischen Menschen, die sie kennen, sich nicht in den binären Gender-Normen wiederfinden,[7] zu entsprechen. Auch in den Kliniken macht man entsprechende Beobachtungen.[8]

Wenn Menschen sich nicht mit dem ihnen bei der Geburt zugewiesenen Geschlecht identifizieren können, gilt dies im klinischen Sinn als eine Geschlechtsidentitätsstörung, die im DSM-5 als Geschlechtsdysphorie und in der ICD-11 als geschlechtsspezifische Abweichung kategorisiert wird.[9] Das empfinde ich als befremdlich, weil es dadurch pathologisiert wird. Es scheint, als müsse alles, was von der Mehrheit abweicht, als Störung definiert werden. Ich werde im Folgenden trotz meiner Unzufriedenheit den Begriff der Geschlechtsdysphorie benutzen, weil es der ist, der auch in den meisten Studien verwendet wird. Die wenigen Studien, die bislang zu Autismus und Geschlechtsdysphorie vorliegen, weisen auf eine gegenseitige Komorbidität hin. Über die Ursachen und Zusammenhänge gibt es hingegen nur erste Hypothesen.

Die größte Studie zu Autismus und Geschlechtsdysphorie ist die Metastudie von Varun Warrier u. a.,[10] die eine erhöhte gegenseitige Komorbidität ergibt. Ergebnisse der Metastudie sind u. a., dass transgender und genderdiverse Personen im Vergleich zu cisgender Personen drei bis vier Mal so häufig autistisch sind, zudem häufiger als cisgender Menschen vermuten, autistisch zu sein, und dass sie öfter zugleich von Entwicklungs- oder psychiatrischen Störungen (ADHS, Bipolare Störung, Depressionen, Zwangsstörungen, Lernschwierigkeiten, Schizophrenie) betroffen sind.

Die Metastudie lässt keine Erklärung für die »Überrepräsentation« von Autismus bei transgender und genderdiversen Personen zu, sie bestätigt diesen vermuteten Zusammenhang erst einmal nur. Die Autor*innen formulieren folgende Hypothesen: Die »Überrepräsentation« könne ihrer Meinung nach damit zusammenhängen, dass autistische Menschen weniger den sozialen Normen entsprächen und sich deshalb auch weniger mit der stereotypischen Gender-Binarität identifizieren würden. Da sich gezeigt habe, dass die pränatalen Sexualsteroide sowohl die Entwicklung von Autismus als auch das Geschlechterrollenverhalten beeinflussen, sollte in weiteren Studien untersucht werden, ob Gleiches auch für die Entwicklung der Geschlechteridentität gelte. Weiterhin sollte untersucht werden, ob und inwiefern sich autistische Charakteristika bei transgender und genderdiversen Personen anders zeigten als bei cisgender Personen.

Die Bedeutung weiterer Erforschung der Zusammenhänge von nonbinärer Geschlechtlichkeit und Autismus ist nicht nur wissenschaftlicher bzw. theoretischer Natur, sie zeigt sich vor allem im Lebensalltag der Betroffenen. Warrier u. a. verweisen auf Studien, die belegten, dass viele autistische transgender und genderdiverse Menschen die Erfahrung machen müssten, dass ihre nonbinäre Geschlechtsidentität infrage gestellt würde, allein aus dem Grund, dass sie autistisch seien.

In einer Studie zu autistischen genderdiversen Erwachsenen aus 2018 gaben 32 Prozent der Teilnehmenden an, dass ihre Geschlechtsidentität angezweifelt worden und ihnen Unterstützung in dem Wunsch nach Transition (Geschlechtsangleichung) verwehrt geblieben worden sei.[11] »Sie dachten, es sei eine Obsession«, lautet dementsprechend die Überschrift des Artikels über diese Studie.[12] Die nonbinäre Geschlechtsidentität wird als ein Symptom des Autismus interpretiert, weshalb vor einer Transition zuerst ihr Autismus »behandelt« werden müsse. Damit wird autistischen Menschen unterstellt, dass sie ihre Geschlechtsidentität nicht selbst bestimmen könnten. Das ist Diskriminierung, die umso größer ist, je weniger die für Geschlechtsdysphorie zuständigen Expert*innen über Autismus wissen und je weniger sie autistisches Sein verstehen.

Aus diesem Grund kritisiert David Jackson-Perry, dass die »Überrepräsentation« von Diversität in Bezug auf Gender und sexuelle Orientierung unter Autist*innen die Forschung dazu verleite, dieses Phänomen mit »autistischen Defiziten« erklären zu wollen.[13] Er plädiert vielmehr dafür, die autistischen Erfahrungen von Gender und sexueller Identität als valide und authentisch anzunehmen und von da aus zu hinterfragen, was wir meinen, über Autismus zu wissen, und was wir möglicherweise über Sexualität und Gender durch Autismus lernen könnten.

19.

Muss Autismus therapiert werden?

Meine zwei »Krücken«: Psychotherapie und Entspannungstherapie

Als meine Autismusdiagnose gestellt wurde, befand ich mich bereits wegen schwerer Depressionen mit suizidalen Gedanken in Psychotherapie. Insofern kam mir nach der Diagnostik nicht in den Sinn, über eine spezielle Autismustherapie nachzudenken. Es gab keinen Grund, eine zusätzliche Therapie zu beginnen, und meine Depressionen waren ja auch nicht schlagartig geheilt mit Stellung der neuen Diagnose. Es brauchte noch fast vier weitere Jahre, bis ich sagen konnte, dass ich die Depressionen im Griff und mich gut mit ihnen arrangiert habe. Dies war nur durch die kontinuierliche Psychotherapie möglich.

Ein wesentlicher Beitrag war die Auseinandersetzung mit meinem autistischen Sein, die Integration des Autismus in mein Leben und schließlich in ein positives Selbstbild. Ich bin nach wie vor in Psychotherapie bei immer noch derselben Psychotherapeutin. Mir geht es deutlich besser, aber es gibt so viele »autistische Stolpersteine«, die ich nach wie vor mit ihr aus dem Weg räume. Wir analysieren meine autistischen Symptome sowie die Symptome meiner Depression, meiner negativen Glaubenssätze und wie sie sich wechselseitig beeinflussen. Auch geht es darum, zu schauen, was ich brauche, welche Symptome ich wie beeinflussen kann und welche nicht. Dieses komplexe Zusammenspiel ist immer wieder verwirrend und herausfordernd für mich.

Die Psychotherapie ist der Ort, wo ich »ich« sein kann und darf, wo ich nicht verurteilt werde, weil ich Dinge anders mache oder anders verstehe, wo meine Gefühle und meine Wahrnehmung nicht infrage gestellt werden, nicht negiert werden, wo mir die nicht autistische Welt erklärt wird, wo die Depression, die immer im Hintergrund darauf wartet, wieder ein Schlupfloch zu finden, »zurechtgewiesen« wird, wo mir neue Sichtweisen angeboten werden, wo soziale Situationen analysiert werden können, wo ich neue Herausforderungen antizipieren und Bewältigungsstrategien entwickeln kann, wo ich einfach nicht nervig bin mit meinen vielen Problemen und Fragen.

Ich brauche sehr lange, um Vertrauen in andere Menschen zu fassen, mich ihnen anvertrauen zu können. Das war auch in der Psychotherapie nicht anders. Lange hatte ich Angst, zu nerven, und versuchte deshalb, herauszufinden, was meine Therapeutin von mir erwartete, was das »richtige« Verhalten ist, um entsprechend »glänzen« zu können. Das war schließlich das halbe Leben lang meine (Über)Lebensstrategie gewesen. Wenn sie mir sagte, dass sie mir glaubte, wenn sie mir meine Gefühle und Empfindungen nicht abstritt, sondern empathisch spiegelte, dachte ich lange, dass das nicht echt sei, dass das nur ihr Job sei und sie insgeheim ganz anders denken würde und genervt von mir sei.

Aber ich durfte erfahren, dass ich damit falschlag. Und das war wunderbar. In der Psychotherapie wurde mir zum ersten Mal tatsächlich geglaubt, das hatte ich bis dahin gar nicht gekannt. Meine Wahrnehmungen und meine Gefühle durften sein, wurden nicht sofort korrigiert oder als falsch verurteilt. Sie waren einfach da und meine Therapeutin hielt sie mit mir aus. Das war eine ganz wichtige Erfahrung, dass es jemanden gab, vor dem ich meine Gefühle zulassen konnte, ohne Angst haben zu müssen, dafür kritisiert oder abgelehnt zu werden. Und auch, dass eine »Heilung« der Gefühle nicht in allen Fällen und schon gar nicht immer sofort möglich ist, also zu lernen, meine Gefühle zu akzeptieren, in dem sicheren Wissen, dass sie mitgetragen werden und damit besser zu ertragen sind. Dies ist der Grundstein der Psychotherapie, der meine weitere Entwicklung ermöglichte.

Die Schwierigkeiten in der sozialen Interaktion und Kommunikation bestehen natürlich auch in meinem Verhältnis zu meiner Psychotherapeutin. Sie erklärte mir, dass das für die Therapie sehr gut sei, weil wir sie analysieren könnten und ich in einem geschützten Raum die Erfahrung machen könnte, mit ihnen umzugehen und Bewältigungsstrategien zu entwickeln. Diese Erfahrungen ließen sich auf die Welt »draußen« übertragen. Es gab so manche Missverständnisse oder Situationen, mit denen wir uns in den Sitzungen beschäftigten. Ich kann mich frei äußern und auch Dinge ansprechen, die mich in der Therapie stören, oder Reaktionen, mit denen ich nicht klarkomme, ohne dass dies unser therapeutisches Verhältnis beeinträchtigt. Auch dies ist eine wichtige Erfahrung für mich.

Entscheidend für die Psychotherapie ist weiterhin, dass sich meine Therapeutin ganz auf meine Arten der Kommunikation ein- und verschiedene Kommunikationswege zulässt. Eine Zeit lang habe ich ein Comic-Tagebuch[1] geführt und darüber mit ihr kommuniziert. Oder ich schreibe meine Gefühle auf und gebe ihr den Text in der Sitzung zum Lesen. Ferner kann und darf ich mich auch zwischen den Sitzungen über E-Mail melden. Das habe ich vor allem dann gemacht, wenn die suizidalen Gedanken überhandgenommen haben und ich mir nicht mehr zu helfen wusste. Manchmal war es auch die einzige Möglichkeit, mit meinen Gefühlen umzugehen. Ich schrieb sie auf oder beschrieb die Situation, die sie ausgelöst hatte, und schickte sie sozusagen an meine Therapeutin, mit dem sicheren Wissen, dass wir uns in der nächsten Sitzung damit beschäftigen würden. Das half mir, sie aushalten zu können.

Nicht weniger entlastend ist, dass ich in den Sitzungen die Zeit habe, meine Gedanken zu sortieren, dass ich nicht sofort antworten muss, dass ich mich manchmal tastend und bruchstückhaft äußern kann, ohne dass meine Therapeutin das Wort ergreift. Das nimmt Druck, und wenn ich gar nicht weiterkomme, weiß ich, dass sie mir vorsichtig hilft, Zugang zu meinen Gefühlen zu finden.

Im Rahmen meiner Psychotherapie führte ich ein Bilanzgespräch[2], das ich aufgenommen habe. Auch hier ging meine Therapeutin auf mich ein, indem sie dies zuließ, denn ich brauche neben den Erfahrungen, die ich in der Therapie mache, auch die Erklärungen dazu, den theoretischen Hintergrund der Therapieansätze, um sie nachvollziehen zu können. Dabei sprachen wir u. a. über ihre therapeutische Haltung, der die Grundgedanken Carl Rogers zugrunde liegen.

Nach dem amerikanischen Psychologen und Begründer der Gesprächspsychotherapie Carl Rogers sind für eine Psychotherapie, die die Selbstentfaltungskräfte des/der Klient*in stärkt bzw. wieder entfacht, drei Kennzeichen des/der Psychotherapeut*in entscheidend: Kongruenz, oder auch Echtheit oder Unverfälschtheit, die bedingungslos positive Zuwendung zum Klienten/zur Klientin sowie einfühlsames Verstehen.[3] Genau das erfahre ich in meiner Psychotherapie. Es ist genau diese therapeutische Grundhaltung, die mir geholfen hat, die mir hilft. Und ich bin überzeugt, dass sie besonders autistischen Menschen hilft, weil ihnen kein Verhalten abverlangt wird, das auf Anpassung zielt und für das sie sich verbiegen müssen, und weil ihre Stärken und ihre Ressourcen gesehen und gestärkt werden. Mir wird in der Therapie gestattet, zu sein. Dadurch lernte ich, mir selbst zu gestatten, sein zu dürfen. Die Psychotherapie ist die eine »Krücke« meines Lebens.

Die zweite »Krücke« ist die Entspannungstherapie. Ich habe das Glück, dass die Entspannungspädagogin, die mit mir seit fast zwei Jahren in Einzelsitzungen arbeitet, die gleiche therapeutische Grundhaltung hat. Auch sie gestattet mir, so zu sein, wie ich bin. Die Entspannungstherapie an sich ist keine spezifische Autismustherapie, sondern eine Therapie, von der alle Menschen, ob mit oder ohne psychische Erkrankungen, profitieren können. Es geht darum, loszulassen und ganz bei sich zu sein. Sie enthält auch Elemente der Achtsamkeit.

Die Entspannungstherapeutin kennt mich inzwischen sehr gut und ahnt oftmals schon, was mir in der Sitzung guttun wird. Ich kann aber auch äußern, was ich mir wünsche, was ich brauche, und sie geht darauf ein. Sie stellt mir Übungen vor, die sie sich überlegt hat oder die ihr spontan passend erscheinen. Zunächst sind es Atemübungen, die mir helfen, »runterzukommen«, ganz im Raum anzukommen und die Außenwelt auszublenden.[4] Dazu gehören auch Dehnungs- und Lockerungsübungen.

Die eigentliche Entspannungsübung kann progressive Muskelentspannung, eine Traumreise oder autogenes Training sein. Welches Verfahren die Entspannungspädagogin anwendet, hängt von meinem Befinden ab. Manchmal brauche ich es, aktiv zu sein, weil ich nicht ruhig auf der Matte liegen kann. Dann wählen wir progressive Muskelentspannung, oder wir machen Übungen aus der Eutonie (griechisch für »gute Spannung«), die an sich keine reine Entspannungstherapie ist.

Das Spüren meines Körpers ist der Kern der Entspannungsstunde. Ich horche in mich hinein, ohne die Wahrnehmungen zu bewerten. Das Gleiche geschieht mit meinen Gedanken. Ich nehme sie wahr, lasse sie ziehen, muss mich in dem Moment nicht mit ihnen beschäftigen. Ich bewerte sie ebenso wenig wie die Gefühle, die sich einstellen. Die Übungen führen dazu, dass ich mich selbst besser wahrnehme, dass ich die Anzeichen von Überforderung, die sich immer körperlich äußern, besser erkenne und gegensteuern kann.

Ich habe so gelernt, loszulassen, das Schwere abzuwerfen, weil ich weiß, dass der Boden unter meinen Füßen mich trägt. Ich muss nichts machen. Dieses leichte Gefühl nehme ich mit. Das klappt nicht immer, manchmal führt die Entspannung auch dazu, dass bislang unterdrückte Gefühle hochkommen. Aber auch das darf sein und ist gut. Die Zeit für diese Gefühle ist dann »reif«.

Offizielle Leitlinie zur Therapie von Autismus

Eine Autismusdiagnose bedeutet nicht automatisch, dass ich mich in Therapie begeben muss. Autismus ist nicht »heilbar«, kann nicht »wegtherapiert« werden, und es gibt auch keine Pille, die hilft. Das bedeutet nun aber nicht, dass nicht trotzdem Therapien sinnvoll wären. Sie können z.B. helfen, mit den autistischen Symptomen besser umgehen zu können und mein Leben und mein Umfeld so zu gestalten, dass es zu meinen Bedürfnissen (besser) passt.

Es gibt verschiedene Therapieformen, die infrage kommen und hilfreich sein können. So komplex, wie Autismus ist, so schwierig ist es auch, die für sich passende Therapie zu finden. Zu zahlreich sind die Angebote, unter denen sich leider auch einige sehr unseriöse befinden.

Im Mai 2021 ist erstmals eine Leitlinie zur Therapie von Autismus-Spektrum-Störungen im Kindes-, Jugend- und Erwachsenenalter herausgekommen.[5] Ziel der Leitlinie ist es, »evidenzbasierte sowie breit konsentierte Empfehlungen zu effektiven Therapiemethoden hinsichtlich konkreter Therapieziele zu geben«[6]. In dem Report werden auch solche Verfahren aufgelistet, die als gesundheitsschädlich und ethisch bedenklich eingestuft werden,[7] sodass er hilfreich dabei ist, unseriöse Angebote zu erkennen.

Übergeordnetes Ziel einer therapeutischen Unterstützung sollte stets die Verbesserung der Lebensqualität sein, die Therapien sollten eine bessere Teilhabe autistischer Menschen ermöglichen.[8] Die Leitlinie unterscheidet zwischen Therapien zur Verbesserung autismusspezifischer Symptome und der Behandlung komorbider psychischer Störungen und Symptome.

Therapieziele

In ihrer Kurzdarstellung des Autismus nennen Inge Kamp-Becker und Sven Bölte als Therapieziele für Kinder und Jugendliche u. a. »den Aufbau von angemessenen Verhaltensweisen [und] den Abbau unangemessenen Verhaltens«. Wer definiert, was angemessen und was unangemessen ist? Darüber hinaus stehe bei Eltern, Lehrer*innen, Erzieher*innen usw. der Wunsch nach »effektiven Behandlungsmöglichkeiten der Störung im Vordergrund«.[9]

Leider wird oftmals nicht zwischen Verhalten und Person unterschieden und nach den Ursachen für das aus nicht autistischer Sicht unangemessene Verhalten gesucht, sodass es schnell die autistischen Kinder und Jugendlichen sind, die zu »Störfällen« werden, die nicht in Ordnung sind, so wie sie sind, und von denen es in Schulen bald heißt: Der/die Schüler*in passt hier nicht hin und muss weg. Als übergeordnetes Ziel nennen Kamp-Becker und Bölte »die Abschwächung der Symptome und [... den] Auf- und Ausbau von Fähigkeiten [...], um den Betroffenen ein so weit wie möglich eigenständiges Leben mit größtmöglicher sozialer Integration und Lebenszufriedenheit zu ermöglichen«[10]. Dem ist auf den ersten Blick sicherlich nicht zu widersprechen, wünschen sich nicht alle Menschen ein eigenständiges Leben und größtmögliche Lebenszufriedenheit? Aber: Müssen dafür die Symptome abgeschwächt werden? Und wünschen sich tatsächlich alle autistischen Menschen eine größtmögliche soziale Integration? Wie sollen die Symptome abgeschwächt werden? Wie soll die soziale Integration gelingen? Bei mir bleibt ein ungutes Gefühl, es hört sich zu sehr nach verkrampfter Anpassung der autistischen Menschen an die nicht autistische Welt an. Mir fehlt das Verständnis für sie, die Akzeptanz ihres Andersseins.

Tebartz van Elst spricht in Bezug auf Autismus von einer »Struktureigenschaft«, von einer menschlichen Eigenschaft wie die Körpergröße. In einem Interview mit *autismus verstehen* erklärt er, was geschieht, wenn das Therapieziel darin besteht, die Struktureigenschaft verändern zu wollen:

»Struktureigenschaften muss man erkennen, ihre Änderung darf man aber keinesfalls zum Therapieziel machen. Tut man das, transportiert man implizit die Botschaft: So wie Du bist, bist Du nicht in Ordnung. Dies führt bei meinem Gegenüber automatisch zu einem Problem mit dem Selbstwertgefühl. Weil ich im Grunde eine Kerneigenschaft seiner Person als ungut markiere, dadurch, dass ich sie weg haben will. Das wäre so, wie wenn ich eine Psychotherapie-Gruppe mit überdurchschnittlich großen Menschen veranstalte und dort zum Therapieziel erkläre, dass alle am Ende zehn Zentimeter kleiner sind. Beim Beispiel Körpergröße hat man die Lacher auf seiner Seite, beim Thema Autismus passiert das aber immer wieder.«[11]

Einen Therapieplatz finden

Die richtige Therapieform zu bestimmen, ist das eine, aber einen Therapieplatz zu finden und an die passenden Therapeut*innen zu geraten, ein ganz anderes Problem. Dem zunehmenden Bedarf erwachsener autistischer Menschen nach ambulanter psychotherapeutischer Unterstützung aufgrund psychiatrischer Komorbiditäten stehen nicht ausreichend adäquate Angebote gegenüber – ein Problem, das die psychotherapeutische Versorgung insgesamt betrifft. In Autismusgruppen lese ich immer wieder, dass Psychotherapeut*innen eine Behandlung von Autist*innen ablehnten, weil sie sich nicht genügend mit Autismus auskennen würden.

Außerdem – Sie ahnen es vielleicht bereits – ist mit der Frage nach einer Therapie auch immer jene nach der Kostenübernahme verbunden. Die Leitlinie zur Therapie von Autismus-Spektrum-Störungen weist auf die nicht ausreichende Versorgungsstruktur autistischer Menschen im gegenwärtigen Gesundheitssystem hin. Es müsse ein zeitnaher Zugang zu therapeutischen Interventionen sichergestellt sein. Entlarvend ist der Satz: »Der Zugang zur Versorgung und die Therapie sollte sich an den Bedürfnissen der Betroffenen orientieren und nicht an der Zuständigkeit von Kostenträgern.«[12] Die Leitlinie ist an dieser Stelle sehr realitätsnah, denn genau das sind die Erfahrungen, die Betroffene machen. Weiter heißt es:

»Die unterschiedlichen Kostenträger der Kinder- und Erwachsenenversorgung, unterschiedliche Kriterien für die Berechtigung zu den Versorgungssystemen, aber auch ein nicht ausreichendes Wissen über das Störungsbild sind mit der Gefahr verbunden, dass Betroffene im Gesundheitssystem ›verloren‹ gehen bzw. nicht adäquat versorgt werden.«[13]

Aus diesem Grund mahnen die Verfasser*innen der Leitlinie dringend die Erfassung und Auswertung der Versorgungssituation autistischer Menschen in Deutschland an. Es müssten Versorgungswege und Barrieren analysiert werden, um daraus ableitend eine bessere Versorgung zu erreichen.[14]

Nach einer Autismusdiagnose stellt sich also zunächst einmal die Frage, welche bzw. ob es überhaupt therapeutische Angebote in der näheren, erreichbaren Umgebung gibt und ob diese seriös sind. Meist sind die Betroffenen damit alleingelassen. Sie wissen oft nicht, an wen sie sich wenden können, und sind von der Anzahl der unterschiedlichen Angebote überfordert. *Autismus Mittelfranken e. V.* und *Autland Nürnberg* haben »Prüfkriterien für Therapieangebote« zusammengestellt, die sich an Bezugspersonen von autistischen Kindern sowie an erwachsene Autist*innen richten und eine gute Unterstützung bieten.[15]

Direkt danach folgt die Frage nach der Kostenübernahme bzw. dem Kostenträger. Im Rahmen der Eingliederungshilfe können unterschiedliche Kostenträger zuständig sein: die Sozialhilfe, die Kinder- und Jugendhilfe oder die Krankenkassen. Zu den rechtlichen Fragen und Fallstricken hat *autismus Deutschland e. V.* einen Ratgeber und Merkblätter zusammengestellt, die helfen, den Weg durch den »Paragrafendschungel« zu finden.[16]

Wenn diese Fragen geklärt sind, kommt die spannende Frage, ob die Einrichtungen überhaupt einen freien Therapieplatz haben. Bei komorbiden psychischen Störungen kann die Wartezeit auf eine Psychotherapie schon einmal zwei Jahre dauern. Wie ein Sechser im Lotto mit Zusatzzahl dürfte es sich anfühlen, wenn dann der/die Therapeut*in adäquat mit dem autistischen Sein umzugehen weiß.

20.

Autistisch und (!) normal

Anders normal?

Die Neurodiversitätsbewegung beinhaltet den Diskurs darüber, was Autismus ist. Wie stehe ich zu meinem Autismus? Wo verorte ich mich in dem beschriebenen Wirrwarr? Ich selbst plädiere nicht dafür, das Label oder Etikett Autismus aufzugeben. Ich bevorzuge es, klar zu sein und die Dinge zu benennen, auch oder vielmehr gerade Unterschiede. Ich muss die Spannungen, die das erzeugt, aushalten.

Autismus stellt für mich eine Behinderung dar, weil er meine Teilhabe am beruflichen und gesellschaftlichen Leben erschwert oder auch verhindert. Das muss ich akzeptieren, was ich im Allgemeinen auch gut kann. Aber trotzdem bin ich immer wieder auch wütend oder traurig darüber. Dass ich nicht die Energie habe, mich in der Form für meine Träume und Ideale einsetzen zu können, wie ich es gerne würde. Dass ich so lange Erholungsphasen nach sozialen Begegnungen benötige, selbst wenn es nur der/die Postbot*in ist, der/die mir ein Paket bringt. Dass ich ein sehr zurückgezogenes Leben führe.

Mir geht es am besten, wenn ich die meiste Zeit für mich allein bin. Ich brauche diese Zurückgezogenheit von allem Sozialen. Das ist nicht schlimm, das ist nicht besser oder schlechter als ihr Gegenteil. Dennoch versetzt es mir manchmal, je nach meinem Energielevel, einen Stich, wenn ich Gruppen sehe, die zusammen vor dem Kino stehen, in einem Restaurant sitzen oder gemeinsam einen Sommerabend im Garten verbringen. Dann werde ich traurig, denn es ist ja nicht so, dass ich das nicht auch gern erleben wollte. Also ja: Autismus ist für mich eine Behinderung.

Das ist natürlich nur meine Meinung, *eine* mögliche Einstellung zum eigenen Autismus. In Autismusforen wird immer wieder einmal diskutiert, als was Autist*innen sich oder ihren Autismus bezeichnen würden. Hier eine Auswahl, die die Bandbreite aufzeigt:

Entwicklungsstörung, anderes Betriebssystem, nichts Krankes oder Falsches, andere Art von Denken, Handicap, Spezialeffekt, Variation, Talent, besonders liebevolle Menschen, kognitive Variante, normal, besonders, eine andere Art von Menschsein, Störung, spezifisch, faszinierende Persönlichkeit, sozial-emotionale Behinderung, Neurotyp, Aspie, andere Taktung im Kopf, Besonderheit, Normvariante, Mensch, besondere Seele, anders sehend und fühlend, Stigma, mein Ich, Anderssein, Charaktereigenschaft, Betriebssystem 2.0, Diagnose, Alien, biologische Vielfalt, Besonderheit mit Garantie auf Leid, im Spektrum, Sonderausstattung, Bereicherung, neurountypisch, gesegnete Menschen, seelische Störung, facettenreiche Veranlagung, Eigenschaft der Persönlichkeit, veränderte Wahrnehmung, Neurodiversität, Special Edition, Möglichkeit und Fähigkeit, Interaktionsvariation, Krankheit, neuronale Dysfunktion, mentale Beeinträchtigung, Teil der neurologischen Diversität des Menschen, anders verkabelt, Wegbegleiter, Freund, Feind, Superkraft, Veranlagung, Feature, innerliches Ungleichgewicht, genetische Anomalie, swaggy lifestyle, my way of life, Anderswelt, eine besondere Art von Normalität, Upgrade, X-Men (human next generation), Fluch und Segen zugleich.

Ich hätte nicht gedacht, dass so viele unterschiedliche Bezeichnungen benutzt werden. Sie arbeiten sich an den Normalitätsvorstellungen ab, versuchen, die autistische Andersheit irgendwie dazu in Relation zu setzen. Die Mehrheit der Begriffe enthält positive Annotationen. Deutlich wird in allen Bezeichnungen und den Erklärungen dazu, die ich weggelassen habe, der Wunsch nach Normalität in dem Sinne, dass Autismus anders ist, ohne dieses Anderssein jedoch zu bewerten: anders, nicht schlechter oder besser. Denn so oft erfahren autistische Menschen und ihre Angehörigen das Gegenteil: Sie werden abgewertet, ihr Sein wird als dem neurotypischen Sein unterlegen eingeschätzt, ihnen werden Fähigkeiten abgesprochen.

Eine Gegenreaktion darauf ist die Erhöhung des autistischen Seins zu einem per se besseren Menschen im Vergleich zu den »Normalos«. Aus dieser Haltung heraus sind in Autismusforen mitunter die gleichen Diskriminierungsformen erkennbar, gegen die protestiert wird. Es kann auch zu heftigen Reaktionen kommen, wenn aus Sicht anderer Gruppenangehöriger »falsche« Bezeichnungen benutzt werden, wenn beispielsweise jemand »Mensch mit Autismus« (Person-first-Variante) schreibt. Das kann innerhalb der Gruppe einen regelrechten Shitstorm auslösen, vor allem wenn der Post von einem/einer Nichtautist*in stammt, weil viele Autist*innen die Identity-first-Variante – »autistischer Mensch« – vorziehen.

Ähnlich kann es einem ergehen, wenn das »falsche« Symbol für Autismus verwendet wird. Lange galt das Puzzleteil als autistisches Symbol, inzwischen wird die Möbiusschleife, eine auf dem Boden liegende Acht, überwiegend benutzt. Das Puzzleteil wird abgelehnt, weil es das Logo der US-amerikanischen Organisation *Autism Speaks* ist, die weltweit als die größte Fachorganisation gilt.[1] Hauptanliegen der Organisation war lange Zeit Forschung mit dem

Ziel der Heilung von Autismus. Dies lehnen viele autistische Menschen ab und deshalb auch das Puzzleteil als Symbol für Autismus.

Ich selbst habe mir vor zwei Jahren zwei Puzzleteile und darunter das Wort *autism* auf meinen linken Unterarm tätowieren lassen. Ich wusste von den Diskussionen damals nichts. Für mich bedeutete das Symbol, dass ich mit meinem autistischen Sein nicht so richtig in die Gesellschaft passe, weil ich eben anders bin. Ich hatte es mir tätowieren lassen, weil es mich daran erinnern sollte, dass ich andere Bedürfnisse habe, dass ich darauf achte, mich nicht zu überfordern. Die Entscheidung für die Tätowierung, meine erste und einzige, war auch eine Trotzreaktion. Ich wollte »der« Gesellschaft mein autistisches Sein vor Augen halten, provozieren, um zu zeigen, dass ich mich nicht unterkriegen lasse. Ich kämpfte seinerzeit noch sehr damit, nicht mehr arbeitsfähig zu sein nach zwanzig Jahren der Anpassung und dem daraus resultierenden Zusammenbruch.

Das Tattoo sollte ein Brandzeichen sein. Mittlerweile ist es ein äußeres Zeichen meines autistischen Seins, auf das ich gelegentlich angesprochen werde. Ich finde das Puzzleteil immer noch passend, nur dass ich es heute anders interpretiere. Ein Puzzleteil passt in einem Puzzle nur an einer Stelle, komplettiert dort das Bild – und diese Stelle muss ich finden, indem ich mich und meine Umgebung an meine autistischen Bedürfnisse anpasse.

Abarbeiten an der »Normalität«

Egal, wie ich es drehe und wende, die Auseinandersetzung mit meinem autistischen Sein bleibt stets eine Auseinandersetzung mit der sogenannten »Normalität«. Die Dichotomie autistisch/»normal« ist längst nicht aufgehoben. Autistisch zu sein, heißt weiterhin, nicht »normal« zu sein, solange Autismus als Metapher für Diffamierung benutzt wird, ohne dass es außerhalb der autistischen Blase zu einem Aufschrei kommt. »Normalität«, festgemacht an der Mehrheit, dem Durchschnitt, ist ein Konstrukt.

Das Informations- und Dokumentationszentrum für Antirassismusarbeit in Nordrhein-Westfalen beschreibt das gesellschaftliche »Normalitätsraster«, die Normvorstellungen, denen wir zu entsprechen haben. Als »Normalitätsindikatoren« werden dort »die Zugehörigkeit zur ethnischen, nationalen und kulturellen Mehrheit; ›weiße‹ Hautfarbe; körperliche und psychische Gesundheit; Zugehörigkeit zu einer der christlichen Kirchen [und] Zugehörigkeit zu einer sozial und ökonomisch abgesicherten Schicht«[2] genannt. Weiter heißt es dort: »Alle, die durch dieses Normalitätsraster fallen, müssen sich den Normvorstellungen schnell und eigenständig anpassen.«

Autistische Menschen fallen durch dieses »Normalitätsraster«, ihre Anpassung ist das Masking. Sie maskieren ihr eigentliches Sein, das nicht der Normalität entspricht.

Wie fühlt sich ein Leben an, das entgegen der Norm gelebt und maskiert werden muss? Autistisch zu sein, bedeutet für mich,

- dass ich mich stets mit Vorurteilen und Stereotypen, die mich als Person treffen, auseinandersetzen muss;
- dass ich mich immer wieder wehren und abgrenzen muss gegen Zuschreibungen negativer Charaktereigenschaften, die in Aussagen gipfeln wie z. B. der des SPD-Fraktionsvorsitzenden Rolf Mützenich, dass Putin ein »geradezu autistischer Entscheidungsträger«[3] sei – und ich mich dann genötigt sehe, mich zu rechtfertigen, dass ich nicht qua meines autistischen Seins ein böser und gefährlicher Mensch bin, der für unvorstellbar brutales und unmenschliches Handeln prädestiniert ist und vor dem man Angst haben muss;

- in Filmen aufgrund der Dramaturgie verzerrt dargestellt zu werden und gegen die dadurch transportierten Bilder ankämpfen, mich rechtfertigen zu müssen;
- dass mir durch die Norm der Mehrheit vorgeschrieben wird, wie ich zu empfinden und zu fühlen habe;
- dass mir sogenannte Expert*innen mein autistisches Sein erklären und mir sagen, wer und wie ich zu sein habe;
- dass ich mit dem »wir und die Anderen« (= Othering) aufwachse, wobei ich zu »den Anderen« gehöre, zu denen, die möglichst von der Gesellschaft getrennt werden müssen, und ich in einer Gesellschaft sozialisiert werde, die dieses Verhalten nicht hinterfragt, sondern als naturgegeben akzeptiert;
- dass mir meine andere Wahrnehmung abgesprochen wird, als falsch abgetan wird;
- dass mir mit einer frühen Diagnose bereits in der Kindheit ein Stempel aufgedrückt wird, der mein weiteres Leben vordefiniert, und es mich viel Kraft kosten wird, dagegen zu rebellieren und mein eigenes Leben führen zu können;
- niemals ganz selbstverständliches Mitglied der Gesellschaft zu sein;
- dass ich mich nicht überall willkommen und »normal« fühlen werde;
- nicht selbstverständlich existenzberechtigt zu sein;
- nicht um die Erfahrung herumzukommen, geärgert, gehänselt oder gemobbt zu werden;
- dass ich nicht als Individuum, sondern als »die Autistin« wahrgenommen werde;
- dass es schwer für mich ist, eine Ausbildung zu durchlaufen und eine Arbeit zu finden, die meinen Fähigkeiten und Kompetenzen entspricht;
- dass andere Menschen unter Umständen ein Leben lang über mich und für mich entscheiden;

- dass von mir besondere Fähigkeiten in einem bestimmten Bereich erwartet werden;
- dass ich immer wieder Zurückweisung aufgrund meines autistischen Seins erfahren werde;
- dass ich mich mit meinem autistischen Sein täglich auseinandersetzen muss.

Dennoch braucht es so etwas wie eine »Normalität« als Referenz, um Anderssein und die daraus resultierenden anderen Anforderungen beschreiben und Zugang zu den nötigen Hilfen und Unterstützung schaffen zu können. Nun ist aber die gegenwärtige, konstruierte »Normalität« mit Macht und Privilegien verbunden. Diese müssen ihr genommen werden, dafür braucht es einen machtkritischen Diskurs.[4]

Nach wie vor werden Menschen aufgrund ihrer Hautfarbe, ihrer ethnischen Zugehörigkeit oder eben ihres autistischen Seins ausgegrenzt und benachteiligt. Es sind strukturelle und institutionelle Machtmechanismen, die Chancengleichheit, Gleichberechtigung und Inklusion verhindern. Diese müssen erst ausgehebelt werden, um sodann eine neue Normalität installieren zu können, eine Postnormalität, in der jedes Sein gleichberechtigt ist, ganz real, nicht nur nach dem Grundgesetz auf dem Papier, in der Anderssein kein Stigma und Ausschluss von (Macht)Teilhabe bedeutet. Der Begriff der Inklusion würde dabei nicht verloren gehen oder überflüssig werden, es ginge weiterhin darum, Chancengleichheit und Bildungsgerechtigkeit herzustellen, Beeinträchtigungen auszugleichen, verstanden aber als selbstverständlicher gesellschaftlicher Auftrag für alle Menschen. Das bekannte »Normal« als Goldstandard hätte damit ausgedient. Ganz postnormal. Utopisch postnormal?

In ihrem Podcast *Steffis Mutmacher* hat mich Steffi Neu (WDR2) gefragt, wie sie mir helfen könnte, damit ich mich in der Interview-

Situation wohler fühle. Meine Antwort war, dass das Entscheidende die Akzeptanz meines autistischen Seins ist, dass ich mich nicht maskieren muss, dass ich keine Angst haben muss, für mein Verhalten ausgelacht, ausgegrenzt oder verurteilt zu werden. Denn das ist meine Realität, von der es nur ganz wenige Ausnahmen, die meine Glücksinseln sind, gibt. Erst wenn Autist*innen nicht mehr zum Maskieren genötigt werden, wird aus der gesellschaftlichen Utopie der Demaskierung Wirklichkeit.

Aussortiert?

Ein Jahr nach meiner Autismusdiagnose bin ich nach besagten 20 Jahren im Schuldienst frühpensioniert worden, weil ich nicht mehr konnte. Nach 20 Jahren völliger Überforderung war endgültig Schluss – *rien ne va plus*. Dieser spontane Vergleich mit dem Roulette ist sehr passend. Mein Berufsleben glich einem Roulettespiel, in dem man – wie üblich bei Glücksspielen – am Ende nur verlieren kann. Es gab gute Phasen, aber ich konnte das Casino nicht als Gewinnerin verlassen. Und so verlor ich am Ende alles. Als Autistin dauerhaft gegen die autistischen Bedürfnisse anzuarbeiten, sie zu ignorieren, über die Grenzen zu gehen, das geht nicht gut. Ich wusste nichts von meinen Einschränkungen, darum arbeitete ich umso härter, um sie zu beseitigen. Dank meiner Stärken bin ich im Beruf durchaus vorwärtsgekommen und erfolgreich gewesen, aber die Beeinträchtigungen waren größer.

In meinem Tagebuch finden sich aus der ersten Zeit der Frühpensionierung Aussagen wie »ich wurde ausgespuckt, das System hatte sich an mir verschluckt«. Ich verlor den sprichwörtlichen Boden unter meinen Füßen, sah keine Existenzberechtigung mehr. Ich begann, meinen Abschied aus diesem Leben, aus dieser Gesellschaft, die keinen Platz mehr für mich hatte, zu planen und vorzubereiten. Ich entrümpelte meine Wohnung, sodass meine Tochter nicht zu viel Arbeit damit haben würde, sie aufzulösen. Gleichzeitig sortierte ich alle Unterlagen, legte meine Beerdigung fest und das nötige Geld dafür zur Seite. Ich habe dazu auch eine sehr emotionale Podcastfolge gemacht.[5]

Schon Hans Asperger hat Berufstätigkeit mit sozialer Eingliederung gleichgesetzt. Auch heute gehört zur Lebensqualität und Teilhabe eine Erwerbsarbeit. Und die war auf einmal weg. Das hatte ich nicht geplant, das wollte ich nicht. Ich hatte doch immer angesichts der Erhöhung des Rentenalters scherzhaft gesagt, dass ich irgendwann mit 70 den Heldentod vor der Klasse sterben würde. Vorher aufgeben, das kam gar nicht infrage. Die Erkenntnis und vor allem das allmähliche Verstehen meines autistischen Seins zwangen mich, meine Haltung zu überdenken.

Die Berichte von 22 autistischen Erwachsenen über ihre Berufsbiografien[6] spiegeln ganz ähnliche Erfahrungen. Das tröstet, frustriert aber gleichzeitig und macht wütend. Wieso schaffen wir, die Gesellschaft, es nicht, das Arbeitsumfeld und die Arbeitsbedingungen so anzupassen, dass autistische Menschen nicht nur einfach einer Berufstätigkeit nachgehen können, sondern ihr Potenzial letztlich zum Wohle aller entfalten und nutzen können? Was hindert uns daran? Was ist daran so schwer?

Quo vadis? Wohin wird die Reise für autistische Menschen gehen? Werden sie dauerhaft und vor allem nachhaltig eine Stimme erhalten? Eine eigene Stimme, die gehört wird, der geglaubt wird, die ein Echo findet? Diversität ist zu *dem* Modewort unserer Zeit verkommen. Es suggeriert eine offene und empathische Gesellschaft, die Anderssein begrüßt. Die Realität sieht anders aus. Diversität, Inklusion, Teilhabe – zu oft noch sind dies schlicht Euphemismen.

Das eigene oder fremde »Anderssein« auszuhalten, ist vielleicht die größte Herausforderung in unserem Leben. Wenn wir aber das jeweilige Anderssein wie eine Fremdsprache lernen, in die »andere« Welt eintauchen, dann können wir das eigene oder fremde Anderssein verstehen und damit auch wertschätzen.

Schlusswort

Wie *geht* autistisch? Nicht ohne Vertrauen in und Begleitung von lieben Menschen, bei denen ich sein darf. Sein darf, so wie ich bin. Menschen, die mir Sicherheit, Halt und Wärme geben. Menschen, die mir helfen, mich selbst anzunehmen und wertzuschätzen, weil *sie* mich annehmen und wertschätzen.

»Können wir *die anderen (er)leben*? Ohne Ächtung, aber auch ohne Nivellierung?« Mit einem klaren und lauten »Ja« antworten sie auf diese Frage der Psychoanalytikerin und Literaturtheoretikerin Julia Kristeva, die sie in ihrem Buch *Fremde sind wir uns selbst* stellt. Sie haben die Grenzen von »normal« und »anders« längst im Postnormalen überwunden. Dann *geht* autistisch.

Ich möchte diesen Menschen danken:

- meiner Tochter Lea-Luise, h. d. g. d. l. <3
- meiner Freundin Karin
- meinen Freund*innen und Badmintonmeister*innen Regina und Axel, Heiner
- meiner Psychotherapeutin Ulla Graumann
- meiner Entspannungstherapeutin Katrin Drepper
- dem gesamten Team des pbz (Psychologisches Beratungszentrum Iserlohn)
- meiner Hausärztin Dr. Uta Kranz

Und natürlich danke ich Carmen Kölz vom Beltz Verlag, die mit den ersten Entwürfen Vertrauen in dieses Projekt hatte und mich dabei unterstützte, es umzusetzen. Ebenso danke ich Dorothea Bühler vom Beltz Verlag, die sich des Projekts annahm.

Ganz besonders danke ich Judith Roth, die mein Manuskript lektoriert hat. Ihre sensiblen Anmerkungen und Nachfragen sowie sprachlichen Präzisierungen haben es zu dem vorliegenden Buch werden lassen. Es war ein spannender und bereichernder Austausch.

Ich freue mich und bin dankbar, dass der Beltz Verlag Autismus und autistischen Menschen eine Stimme und einen Platz gibt.

Quellen

Literatur

AASPIRE (o. J.): Healthcare Toolkit. Primary Care Resources for Adults on the Autism Spectrum and their Primary Care Providers. autismandhealth.org

Adorján, Johanna (2019): Männer. Einige von vielen. 3. Auflage. München: dtv.

American Psychiatric Association (2015): Diagnostisches und Statistisches Manual Psychischer Störungen DSM-5®. Deutsche Ausgabe herausgegeben von Peter Falkai und Hans-Ulrich Wittchen. Göttingen, Bern, Wien u. a.: Hogrefe Verlag.

Ammon, Christoph/Croonenbroeck, Andreas (2021): Kaffee? Kaffee! In: autismus verstehen 1 (2021) S. 12–13.

Amorosa, Hedwig (2017a): Historischer Überblick. In: Noterdaeme/Ullrich/Enders (Hrsg.) 2017, S. 19–25.

Amorosa, Hedwig (2017b): Klassifikation und Epidemiologie. In: Noterdaeme/Ullrich/Enders (Hrsg.) 2017, S. 26–50.

Asperger, Hans (1943): Die »Autistischen Psychopathen« im Kindesalter. Habilitationsschrift, eingereicht bei der Medizinischen Fakultät der Wiener Universität. https://autismus-biberach.com/wp-content/uploads/2022/12/Asperger_Hans-_Autistischen_Psychopathen.pdf

Aspies e. V./Lipinski, Silke (Hrsg.) (2021): Ein Pinguin unter Störchen. Leben mit Autismus. 1. Auflage. Köln: Balance buch + medien (= Balance erfahrungen).

Attwood, Tony (2012): Ein ganzes Leben mit dem Asperger-Syndrom. Von Kindheit bis Erwachsensein – alles was weiterhilft. 2. Auflage. Stuttgart: TRIAS.

Autismus Mittelfranken e. V./Autland Nürnberg (o. J.): Prüfkriterien für Therapieangebote. https://www.autismus-mfr.de/infomaterial-brochueren/

Autismus-Forschungs-Kooperation (2010): Autisten beim Hausarzt. Für eine Sprechstunde ohne Hindernisse. https://www.autismus-forschungs-kooperation.de/WordPressStrato200521/wp-content/uploads/AFK-Flyer-Aerzte.pdf

Autistic Self Advocacy Network (2020): Welcome to the Autistic Community. Washington, D.C.: The Autistic Press.
Bach, Heidemarie (2015): Unterstützte Kommunikation. In: Theunissen/Kulig/Leuchte u.a. (Hrsg.) 2015, S. 378–379.
Bauerfeind, Silke (2021): Wutanfall oder Meltdown? In: autismus verstehen 1 (2021) S. 20–22.
Berridge, Mary (2021): Visible Spectrum. Portraits from the World of Autism. Heidelberg: Kehrer.
Biklen, Douglas (2015): Gestützte Kommunikation. In: Theunissen/Kulig/Leuchte u.a. (Hrsg.) 2015, S. 164–165.
Biscaldi-Schäfer, Monica/Riedel, Andreas (2021): Verlauf und Prognose. In: Tebartz van Elst (Hrsg.) 2021, S. 90–97.
Bohne, Michael (2019): Bitte klopfen! Anleitung zur emotionalen Selbsthilfe. 6., überarbeitete und erweiterte Auflage. Heidelberg: Carl-Auer.
Bonnello, Chris (2022): Results and Analysis of the Autistic Not Weird 2022 Autism Survey. Beitrag auf: https://autisticnotweird.com/autismsurvey/
Bormann-Kischkel, Christiane/Ullrich, Karolin (2017a): Psychologische Theorien. In: Noterdaeme/Ullrich/Enders (Hrsg.) 2017, S. 129–145.
Bormann-Kischkel, Christiane/Ullrich, Karolin (2017b): Neuropsychologische Diagnostik. In: Noterdaeme/Ullrich/Enders (Hrsg.) 2017, S. 213–239.
Boychenko, Olga (2022): Post-Ost. In: Missy Magazine 03 (2022) S. 15.
Brochu-Barbeau, Élise (2020): 10 particularités du cerveau autistique. In: Sous le spectre 10 (2020) S. 9. http://grouperechercheautismemontreal.ca/SurLeSpectre/Sur%20le%20spectre_Vol10_FR.pdf
Buchner, Tobias/Akbaba, Yaliz (2021): Die Aufgabe der behinderten Inklusion. In: Andrea Platte (Hrsg.): Die Diagnose Autismus im Spiegel inklusiver Widersprüche. 1. Auflage. Weinheim Basel: Beltz Juventa, S. 49–56.
Cassidy, Sarah/Bradley, Paul/Robinson, Janine/Allison, Carrie/McHugh, Meghan/Baron-Cohen, Simon (2014): Suicidal ideation and suicidal plans or attempts in adults with Asperger's syndrome attending a specialist diagnostic clinic: a clinical cohort study. In: Lancet Psychiatry 1(2) (2014) S. 142–147. https://doi.org/10.1016/S2215-0366(14)70248-2
Cassidy, Sarah/Rodgers, Jacqui (2017): Understanding and prevention of suicide in autism. In: The Lancet Psychiatry 4(6) (2017) S. e11. https://doi.org/10.1016/S2215-0366(17)30162-1
Castañeda, Claudio/Hallbauer Angela (2013): Einander verstehen lernen. Ein Praxisbuch für Menschen mit und ohne Autismus. Kiel: Holtenauer Verlag.
Criado-Perez, Caroline (2020): Unsichtbare Frauen. Wie eine von Daten beherrschte Welt die Hälfte der Bevölkerung ignoriert. 6. Auflage. München: btb.

Croonenbroeck, Andreas/Ammon, Christoph (2021): »Alle Menschen sind gleichwertig«. Interview mit Ludger Tebartz van Elst. In: autismus verstehen 02 (2021) S. 14–19.

Cumin, Julie (2021): Le diagnostic des femmes autistes: qu'en disent les cliniciens experts? In: Sur le spectre 12 (2021) S. 5–6. http://grouperechercheautismemontreal.ca/SurLeSpectre/CIUSSS_Magazine_automne%2021_FR_HR.pdf

Cumin, Julie/Pelaez, Sandra/Mottron, Laurent (2021): Positive and differential diagnosis of autism in verbal women of typical intelligence: A Delphi study. In: Autism 26/5 (2021). https://journals.sagepub.com/doi/full/10.1177/13623613211042719

Dachez, Julie/Mademoiselle Caroline (2016): La différence invisible. o. O.: Éditions Delcourt.

Dachez, Julie (2018): Dans ta bulle! Vanves Cedex: Marabout.

Dangarembga, Tsitsi (2021): Aufbrechen. Roman. 3. Auflage. Berlin: Orlanda Verlag.

Demes, Britta (2011): Als käme ich von einem anderen Stern. Schülerinnen und Schüler mit Aspergersyndrom. 1. Auflage. Oberhausen: Athena (= Lehren und Lernen mit behinderten Menschen, Band 23).

Dern, Sebastian (2021): Gesundheitsversorgung und Versorgungsforschung für Menschen im Autismus-Spektrum. In: Tebartz van Elst (Hrsg.) 2021, S. 445–472.

Deutsche Depressionsliga (2018): Depressionen. Ein Leitfaden für Betroffene und Angehörige. Zurück ins Leben! Bonn: Deutsche Depressionsliga e. V. https://depressionsliga.de/wp-content/uploads/2021/12/201803_depressionsliga_broschuere_web-2.pdf

DGKJP, DGPPN, AWMF (Hrsg.) (2016): Interdisziplinäre S3-Leitlinie Autismus-Spektrum-Störungen im Kindes-, Jugend- und Erwachsenenalter. Teil 1: Diagnostik. Langfassung. 23.02.2016. https://www.awmf.org/uploads/tx_szleitlinien/028-018l_S3_Autismus-Spektrum-Stoerungen_ASS-Diagnostik_2016-05-abgelaufen.pdf

DGKJP, DGPPN, AWMF (Hrsg.) (2021): Interdisziplinäre S3-Leitlinie Autismus-Spektrum-Störungen im Kindes-, Jugend- und Erwachsenenalter. Teil 2: Therapie. Langfassung. 2. Mai 2021. https://www.awmf.org/uploads/tx_szleitlinien/028-047l_S3_Autismus-Spektrum-Stoerungen-Kindes-Jugend-Erwachsenenalter-Therapie_2021-04_1.pdf

Ditrich, Ismene/Matthies, Swantje (2021): Autismus-Spektrum-Störungen und Suchterkrankungen. In: Tebartz van Elst (Hrsg.) 2021, S. 278–284.

Döhle, Rainer (2015): Spezialinteressen. In: Theunissen/Kulig/Leuchte u. a. (Hrsg.) 2015, S. 345–347.

Dörner, Dietrich (2006): Sprache und Denken. In: Funke, J. (Hrsg.): Denken und

Problemlösen. Göttingen: Hogrefe (= Enzyklopädie der Psychologie, Themenbereich C: Theorie und Forschung, Serie II: Kognition, Band 8). https://www.psychologie.uni-heidelberg.de/ae/allg/enzykl_denken/Enz_12_SpracheDenken.pdf

Dose, Matthias (2009): Autistische Störungen bei Erwachsenen – Diagnostik und Therapie. In: NeuroTransmitter 7-8 (2009) S. 32–36. https://www.zns-news-neurologen-psychiater-nervenaerzte.de/neurotransport/NeuroTransmitter_2009-07-08.pdf

Dose, Matthias (2017): Diagnostik. In: Noterdaeme/Ullrich/Enders (Hrsg.) 2017, S. 403–423.

Dose, Matthias (2021): Wunschdiagnose bzw. Modediagnose »Autismus« bei Erwachsenen. 1. September 2021. https://www.autismusspektrum.info/post/wunschdiagnose-bzw-modediagnose-autismus-bei-erwachsenen

Drepper, Katrin (2020): Bewusstes Atmen lernen – eine Kurzanleitung. https://www.ikz-online.de/staedte/iserlohn/tipps-von-katrin-drepper-id230743218.html

Dziobek, Isabel u. a. (2012): Go with the Flow? Zusammenhänge zwischen dem Flow-Zustand und Spezialinteressen bei Autisten. Wissenschaftliches Poster für die WTAS 20212. https://www.autismus-forschungs-kooperation.de/WordPressStrato200521/wp-content/uploads/AFK_Poster_Flow.pdf

Dziobek, Isabel/Köhne, Svenja (2015): Motorik. In: Theunissen/Kulig/Leuchte u. a. (Hrsg.) 2015, S. 266–267.

Dziobek, Isabel/Stoll, Sandra (2019): Hochfunktionaler Autismus bei Erwachsenen. Ein kognitiv-verhaltenstherapeutisches Manual. Unter Mitarbeit von Silke Lipinski. 1. Auflage. Stuttgart: W. Kohlhammer.

Ebert, Dieter (2021): Entwicklungsstörungen und geschlechtsspezifische Abweichung/Geschlechtsdysphorie. In: Tebartz van Elst (Hrsg.) 2021, S. 285–289.

Endres, Dominique/Pitsch, Karoline/Isaksson, Alexandra/Riedel, Andreas/Schiele, Miriam A. (2021): Zwangsstörungen bei Patienten mit Autismus-Spektrum-Störungen. In: Tebartz van Elst (Hrsg.) 2021, S. 263–269.

Engelbrecht, Natalie (2021): Autistic Pride Day. Beitrag auf Embrace Autism. https://embrace-autism.com/autistic-pride-day/

Eschenröder, Christoph T. (2014): Wie wirksam sind Techniken der Energetischen Psychotherapie, die Exposition mit sensorischer Stimulierung verbinden? In: Psychotherapeutenjournal 2 (2014) S. 149–156. https://www.dr-michael-bohne.de/fileadmin/user_upload/pdf/Allg._PDF/Artikel_Klopftechniken_Eschenroeder.pdf

Farinella, Matteo/Roš, Hana (2018): Das Gehirn. München: Antje Kunstmann.

Farinella, Matteo (2019): Die Sinne. München: Antje Kunstmann.

Fröhlich, Nina (2019): 12 Verhaltensweisen, die dazu beitragen, das Erregungsniveau einer Person zu senken. Nach Bo Hejlskov Elvén. https://www.dropbox.com/s/wif3x06xac97qf9/Unaufgeregter%20Umgang.pdf?dl=0

Geist, Ulrike (2017): Mit einem anderen Blick. Zur geistigen Dimension des Autismus. Frankfurt am Main: Info3-Verlag.

Grandin, Temple (1997/2021): Ich bin die Anthropologin auf dem Mars. Mein Leben als Autistin. o. O.: Verlag Rad und Soziales.

Grandin, Temple (2006): Thinking in Pictures. And Other Reports from My Life with Autism. London: Bloomsbury.

Graumann, Ulla (2020): Der richtige Drücker zur Entspannung. https://www.ikz-online.de/region/sauer-und-siegerland/der-richtige-druecker-fuer-entspannung-id230677394.html

Groß, Michael (2021): Die Theorie der »intensiven Welt«. In: Gehirn & Geist Dossier 1 (2021) S. 68–73.

Hagen, Kevin/Teevs, Christian: SPD-Fraktionschef Mützenich über die Russlandkrise. »Putin ist ein von der Geschichte besessener Präsident«. Ein Interview. Spiegel-Online 23.02.2022. https://www.spiegel.de/politik/deutschland/russland-ukraine-krise-wladimir-putin-ist-ein-von-der-geschichte-besessener-praesident-a-0bbc43f3-2023-472f-be29-65a53e529afc

Hanisch, Carola (2021): Die Diagnose Asperger-Autismus bei einer 17-jährigen Frau – aus der Sicht der Mutter. In: Tebartz van Elst (Hrsg.) 2021, S. 473–480.

Hanning, Sven/Chmielewski, Fabian (2019): Ganz viel Wert. Selbstwert aktiv aufbauen und festigen. Mit Online-Material. 1. Auflage. Weinheim Basel: Beltz.

Hasselblad, Serena/Hansson, Dennis/Bertilsdotter Rosqvist, Hanna (2021): Autismus von innen als Alternative zu Autismus von außen. In: Menschen 6 (2021) S. 27–35.

Hejlskov Elvén, Bo (2017): Herausforderndes Verhalten vermeiden. Menschen mit Autismus und psychischen oder geistigen Einschränkungen positives Verhalten ermöglichen. 2., durchgesehene Auflage. Tübingen: dgvt-Verlag.

Hemmers, Julia/Baethge, Christopher/Vogeley, Kai/Falter-Wagner, Christine M. (2022): Are Executive Dysfunctions Relevant for the Autism-Specific Cognitive Profile? In: Front Psychiatry 18. Juli 2022. https://pubmed.ncbi.nlm.nih.gov/35923452/

Heuer, Imke (2020): »Treffsicher und bezeichnend, oft freilich auch recht abwegig« – Autistische Sprache und Kommunikation. In: Theunissen (Hrsg.) 2020, S. 173–182.

Hildenbrand, Monika (2021): Lost girl's dream. In: Aspies e. V./Lipinski (Hrsg.) 2021, S. 16–20.

Hill, Amelia (2016): Schoolgirls with autism share experiences in young adult novel. In: The Guardian 21.10.2016. https://www.theguardian.com/society/2016/oct/21/m-in-the-middle-girls-autism-publish-novel-limpsfield-grange

Hirvikoski, Tatja/Mittendorfer-Rutz, Ellenor/Boman, Marcus u. a. (2018): Premature mortality in autism spectrum disorder. In: The British Journal of Psychiatry 208(3). https://pubmed.ncbi.nlm.nih.gov/26541693/

ICD-11 in Deutsch – Entwurfsfassung. https://www.bfarm.de/DE/Kosysteme/Klassifikationen/ICD/ICD-11/uebersetzung/_node.html;jsessionid=ADCB84302DB7718CDC9912815DED2C38.intranet262

IDA-NRW Gegenwart (o. J.): Struktureller/institutioneller Rassismus am Beispiel Schule. https://www.ida-nrw.de/themen/rassismus/gegenwart

Jackson-Perry, David (2020): The Autistic Art of Failure? Unknowing Imperfect Systems of Sexuality and Gender. In: Scandinavian Journal of Disability Research 22(1). https://www.sjdr.se/articles/10.16993/sjdr.634/

Kamp-Becker, Inge/Bölte, Sven (2021): Autismus. 3., vollständig überarbeitete Auflage. München: Ernst Reinhardt Verlag (= UTB Profile).

Kandel, Eric (2021): Unsere soziale Natur. In: Gehirn & Geist Dossier 1 (2021) S. 38–47.

Kirchner, Jennifer (2016): Towards a Resource-Oriented Approach in Autism Research: Strengths Related to Personality and Special Interests in High-Functioning Individuals on the Autism-Spectrum. Dissertation im Fach Psychologie. https://refubium.fu-berlin.de/bitstream/handle/fub188/9622/Diss_Kirchner.pdf?sequence=1&isAllowed=y

Kirchner, Jennifer/Dziobek, Isabel (2014): Toward the Successful Employment of Adults with Autism: A First Analysis of Special Interests and Factors Deemed Important for Vocational Performance. In: Scandinavian Journal of Child and Adolescent Psychiatry and Psychology 2/2 (2014) S. 77–85. https://tidsskrift.dk/sjcapp/article/view/15858/15466

Klonovsky, Michael (2009): Anstelle einer Einleitung. In: Sellin 2009, S. 161–212.

Knauerhase, Aleksander (2021): Ella Schön – ein offener Brief an das ZDF. https://quergedachtes.com/ella-schoen-ein-offener-brief-an-das-zdf#comment-40331

Koegst, Viola/Fehrle, Moritz (2022): Autismus bei Frauen. Der lange Weg zur richtigen Diagnose. In: Süddeutsche Zeitung 9. Juni 2022. https://www.sueddeutsche.de/wissen/autismus-frauen-autismus-spektrum-stoerung-symptome-1.5600453?fbclid=IwAR3sKoS4E6HLWWzemyxa-xcfqPLxV3POqgk7TSr9MwPXDsmXYsXTIhZ4ov4

Kohl, Eleonora/Seng, Hajo/Gatti, Tobias (Hrsg.) (2017): Typisch untypisch. Berufsbiografien von Asperger-Autisten. Individuelle Wege und vergleichbare Erfahrungen. 1. Auflage. Stuttgart: W. Kohlhammer.

Kokavecz, Ira/Rüttgers, Thomas/Schneider, Jost (2012): Stress und Burn-out vermeiden. Das Praxisbuch. Profi-Tipps und Materialien aus der Lehrerfortbildung. 1. Auflage. Donauwörth: Auer Verlag.

Kouchev, Veronique (2022): Das *Anders* gehört zu mir. Mein Leben mit Asperger-Autismus. 1. Auflage. Hamburg: Edel Verlagsgruppe.

Lipinski, Silke (2020): Autismus. Das Selbsthilfebuch. 1. Auflage. Köln: BALANCE buch + medien.

Lipinski, Silke/Blanke, E. S./Sünkel, U. (o. J.): Versorgung erwachsener Autisten mit ambulanter Psychotherapie. Wissenschaftliches Poster der Autismus-Forschungs-Kooperation für die WTAS 2015. https://www.autismus-forschungs-kooperation.de/WordPressStrato200521/wp-content/uploads/2015_WTAS_AFK_Poster_Psychotherapievers.pdf

Lobregt-van Buuren, E./Hoekert, M./Sizoo, B (2021): Autism, Adverse Events, and Trauma. In: Grabrucker, A. M. (Hrsg.): Autism Spectrum Disorders [Internet]. Brisbane (AU): Exon Publications, Chapter 3. https://pubmed.ncbi.nlm.nih.gov/34495617/

Lorenzen, Anna (2021): In den Tiefen des Gehirns. In: Gehirn & Geist Dossier 1 (2021) S. 60–65.

Lummerding, Susanne/Wiedmann, Sybille (2022): mini-handbuch Diversity. Impulse für die Beratungspraxis. 1. Auflage. Weinheim Basel: Beltz.

McDonald, T. A. M. (2020): Autism Identity and the »Lost Generation«: Structural Validation of the Autism Spectrum Identity Scale and Comparison of Diagnosed and Self-Diagnosed Adults on the Autism Spectrum. In: Autism in Adulthood, Vol. 2, No. 1 (2020). https://www.liebertpub.com/doi/10.1089/aut.2019.0069

Malinowski, Peter (2001): Funktionelle Gehirnasymmetrien bei der Verarbeitung globaler und lokaler Merkmale visueller Szenen. Dissertation zur Erlangung des akademischen Grades des Doktors der Sozialwissenschaften an der Universität Konstanz. https://www.researchgate.net/publication/30014563_Funktionelle_Gehirnasymmetrien_bei_der_Verarbeitung_globaler_und_lokaler_Merkmale_visueller_Szenen

Mandavilli, Apoorva (2015): The lost girls. In: Spectrum 19. Oktober 2015. https://www.spectrumnews.org/features/deep-dive/the-lost-girls/

Marchart, Patricia Josefine (2017): Autistische Welten? in Zeichnung, Text, Foto und Film. Erkennbare Codes. Erkennbare Eigenschaften. Wie können wir einander verstehen? Wien: Erhard Löcker GesmbH.

Marchart, Patricia Josefine (2021a): »Wenn es mir wirklich schlecht geht, umarmen sie mich.« Gespräch mit einer Mutter. In: Menschen 6 (2021) S. 4–5.

Marchart, Patricia Josefine (2021b): Autistische Welten. In: Menschen 6 (2021) S. 12–17.

Meer-Walter, Stephanie (2019): Eine unerhörte Antwort! … auf die vermeintliche Erfolgsgeschichte. Mit meinem ganzen Sein autistisch. 1. Auflage. Gera: Verlag Daniel Funk.

Meer-Walter, Stephanie (2020a): Den inneren Suizid besiegen. Mein Leben trotz, gegen, mit Asperger-Autismus. 1. Auflage. Gera: Verlag Daniel Funk.

Meer-Walter, Stephanie (2020b): Barrierefreies Lehren und Lernen. In: Kohl, Leo/Meer-Walter, Stephanie/Peinel, Franca (Hrsg.): Warum verstehen mich meine Lehrer nicht? Lehrerratgeber für Kinder im Autismus-Spektrum. 1. Auflage. Gera: Verlag Daniel Funk, S. 48–82.

Meer-Walter, Stephanie (2021): Schüler/innen im Autismus-Spektrum verstehen. Praxishilfe zu autistischen Besonderheiten in Schule und Unterricht. 1. Auflage. Weinheim Basel: Beltz.

Melles, Marina (2021): Diagnose »Autismus« – Plädoyer für eine »Aufgabe«. In: Andrea Platte (Hrsg.): Die Diagnose Autismus im Spiegel inklusiver Widersprüche. 1. Auflage. Weinheim Basel: Beltz Juventa, S. 14–39.

Miserandino, Christine (2003): The Spoon Theory. https://butyoudontlooksick.com/articles/written-by-christine/the-spoon-theory/

Mottron, Laurent (2015a): Enhanced Perceptual Functioning (EPF). In: Theunissen/Kulig/Leuchte u. a. (Hrsg.) 2015, S. 119–122.

Mottron, Laurent (2015b): Sprachliche Entwicklungsverläufe. In: Theunissen/Kulig/Leuchte u. a. (Hrsg.) 2015, S. 353–356.

Mottron, Laurent (2016): L'autisme, une autre intelligence. In: Bull. Acad. Natle Méd. no. 3 (2016), séance du 8 mars 2016, S. 423–434.

Mottron, Laurent (2021a): Pour un changement radical en recherche sur l'autisme: retournons au prototype. In: Sur le spectre 12 (2021) S. 7–8. http://grouperecher cheautismemontreal.ca/SurLeSpectre/CIUSSS_Magazine_automne%2021_FR_HR.pdf

Mottron, Laurent (2021b): L'autisme, une autre intelligence. Diagnostic, cognition et support des personnes autistes sans déficience intellectuelle. Bruxelles: Éditions Mardaga.

Mottron, Laurent/Courchesne, Valérie (2020): L'autisme en 10 chiffres. In: Sur le spectre 10 (2020) S. 6–8. http://grouperechercheautismemontreal.ca/SurLe Spectre/Sur%20le%20spectre_Vol10_FR.pdf

Mottron, Laurent/Ostrolenk, Alexia/Gagnon, David (2021): In Protypical Autism, the Genetic Ability to Learn Language Is Triggered by Structured Information, Not Only by Exposure to Oral Language. In: Genes 2021, 12, 1112. https://doi.org/10.3390/genes12081112

Naccache, Lionel/Naccache, Karine (2019): Der kleine Gehirnversteher. Eine Erkundung unseres geheimnisvollsten Organs. München: C. H. Beck.

Nagy, Christiane (2016): Gestützte Kommunikation heute – Erfahrungen und Gedanken. In: Menschen 3 (2016). https://www.zeitschriftmenschen.at/content/view/full/14489

Noterdaeme, Michèle (2015): Komorbidität. In: Theunissen/Kulig/Leuchte u. a. (Hrsg.) 2015, S. 230–235.

Noterdaeme, Michele/Ullrich, Karolin/Enders, Angelika (Hrsg.) (2017): Autismus-Spektrum-Störungen (ASS). Ein integratives Lehrbuch für die Praxis. 2., überarbeitete und erweiterte Auflage. Stuttgart: Kohlhammer.

Novotny, Rudi (2022): Fabelhafte Wesen. Ein neues Buch staunt über die Sinneswelt der Tiere – und weist dem Menschen eine neue Rolle zu. In: Die ZEIT N° 9, 22. September 2022, S. 31.

Nummenmaa, L./Glerean, E./Hari, R./Hietanen, J. K. (2014): Bodily maps of emotions. https://www.pnas.org/doi/10.1073/pnas.1321664111

Pang, Camilla (2020): Explaining Humans. What Science Can Teach Us about Life, Love and Relationships. 1. Auflage. [o. O.:] Viking, an imprint of Penguin Books.

Pépin, Charles (2022): Kleine Philosophie der Begegnung. 1. Auflage. München: Hanser.

Philipsen, Alexandra/Matthies, Swantje (2021): Autismus-Spektrum-Störungen und Aufmerksamkeitsdefizit-Hyperaktivitätsstörung. In: Tebartz van Elst (Hrsg.) 2021, S. 230–236.

Pick, Marion/Lichtblau, Andrea/Radtke, Martina (2021): Autismus-Spektrum-Störungen und somatoforme Störungen. In: Tebartz van Elst (Hrsg.) 2021, S. 270–277.

Preißmann, Christine (2013a): Psychotherapie und Beratung bei Menschen mit Asperger-Syndrom. Konzepte für eine erfolgreiche Behandlung aus Betroffenen- und Therapeutensicht. 3., überarbeitete und erweiterte Auflage. Stuttgart: W. Kohlhammer.

Preißmann, Christine (2013b): Überraschend anders – Mädchen & Frauen mit Asperger. 1. Auflage. Stuttgart: TRIAS.

Preißmann, Christine (2017): Autismus und Gesundheit. Besonderheiten erkennen – Hürden überwinden – Ressourcen fördern. 1. Auflage. Stuttgart: W. Kohlhammer.

Preißmann, Christine (2021): Autismus-Spektrum-Störungen bei Mädchen und Frauen. In: Tebartz van Elst (Hrsg.) 2021, S. 121–125.

Radtke, Martina (2021): Autismus-Spektrum-Störungen und Depressionen. In: Tebartz van Elst (Hrsg.) 2021, S. 215–222.

Radtke, Martina/Domschke, Katharina (2021): Autismus-Spektrum-Störungen und Angsterkrankungen. In: Tebartz van Elst (Hrsg.) 2021, S. 223–229.

Raether, Elisabeth (2020): CDU-Vorsitz: Finde den Fehler. In: DIE ZEIT N° 11, 05. März 2020, S. 10.

Riedel, Andreas (2015a): Echolalie. In: Theunissen/Kulig/Leuchte u. a. (Hrsg.) 2015, S. 109.

Riedel, Andreas (2015b): Mutismus. In: Theunissen/Kulig/Leuchte u. a. (Hrsg.) 2015, S. 269–270.

Riedel, Andreas (2019): Vorwort. In: Saalfrank, Birgit: Ich, Birgit, Autistin und Psychotherapeutin. 2019, Ostfildern: Patmos, S. 9–11.

Riedel, Andreas/Tebartz van Elst, Ludger (2015): Diagnostik II (Erwachsenenalter). In: Theunissen/Kulig/Leuchte u. a. (Hrsg.) 2015, S. 100–103.

Riedel, Andreas/Clausen, Jens Jürgen (2016): Basiswissen: Autismus-Spektrum-Störungen bei Erwachsenen. 1. Auflage. Köln: Psychiatrie Verlag.

RND (18.05.2022): #autismchallenge: Diskriminierende TikTok-Videos sorgen für Empörung. https://www.rnd.de/medien/autismchallenge-diskriminierende-tiktok-videos-sorgen-fur-emporung-RA6E23S6CNC5TDMBAP5LULAMIY.html

Rogers, Carl R. (1981/2017): Der neue Mensch. 11. Auflage. Stuttgart: Klett-Cotta.

Rudolph, Reinhard (2020): Stresserleben bei Autismus. In: Psychotherapie im Dialog 3 (2020) S. 50–54.

Sartre, Jean-Paul (1949/2022): Geschlossene Gesellschaft. Stück in einem Akt. Neuübersetzung von Traugott König. 58. Auflage. Reinbek bei Hamburg: Rowohlt (= Jean-Paul Sartre, Gesammelte Werke in Einzelausgaben, Theaterstücke, Band 3).

Schäfers, Markus (2008): Lebensqualität aus Nutzersicht. Wie Menschen mit geistiger Behinderung ihre Lebenssituation beurteilen. 1. Auflage. Wiesbaden: VS (= VS Research).

Schaller, Ulrich Max (2021): Ätiologie der Autismus-Spektrum-Störungen. In: Tebartz van Elst (Hrsg.) 2021, S. 71–89.

Schenk, Damaris Katharina (2019): Schlafphysiologie bei Kindern mit Autismus-Spektrum-Störung und deren Einfluss auf die schlafabhängige Gedächtniskonsolidierung. Inauguraldissertation zur Erlangung des Doktorgrades der Medizin der Medizinischen Fakultät der Eberhard Karls Universität zu Tübingen. https://publikationen.uni-tuebingen.de/xmlui/bitstream/handle/10900/87560/Dissertation%20D.%20K.%20Schenk%20online.pdf?sequence=1&isAllowed=y

Schlaich, Sebastian (2013): Stiefkinder der Medizin – Menschen mit Autismus in der Klinik. In: Bundesverband autismus Deutschland e. V. (Hrsg.): Inklusion von Menschen mit Autismus. 2. Auflage. Karlsruhe: Von Loeper Literaturverlag, S. 235–241.

Schmidt, Peter (2020): Bedürfnis nach Beständigkeit, Routine und Ordnung. In: Theunissen (Hrsg.) 2020, S. 163–172.

Schramm, Stefanie/Wüstenhagen, Claudia (2020): Das Alphabet des Denkens. Wie Sprache unsere Gedanken und Gefühle prägt. 5. Auflage. Reinbek bei Hamburg: Rowohlt.

Schreiter, Daniela (2018): Schattenspringer 3. Spektralfarben. 1. Auflage. Stuttgart: Panini.

Schwarz, Katja (2020): Autismusbilder. Zur Geschichte der Autismusforschung. Weinheim Basel: Beltz Juventa.

Sellin, Birger (1997): Ich Deserteur einer artigen Autistenrasse. neue botschaften an das volk der oberwelt. Hg. von Michael Klonovsky. Köln: Kiepenheuer & Witsch.

Sellin, Birger (2009): ich will kein Inmich mehr sein. botschaften aus einem autistischen kerker. Hg. von Michael Klonovsky. 10. Auflage. Köln: Kiepenheuer & Witsch.

Seng, Hajo (2020): Zu den Schwierigkeiten, typische soziale Interaktionen zu verstehen und mit anderen Personen zu interagieren. In: Theunissen (Hrsg.) 2020, S. 183–190.

Seng, Hajo (2021): Autistisches Erleben. Eine Annäherung aus lebensweltlicher Perspektive. Gießen: Psychosozial-Verlag.

Sheffer, Edith (2018): Aspergers Kinder. Die Geburt des Autismus im »Dritten Reich«. Frankfurt am Main: Campus Verlag.

Simone, Rudy (2016): Asperger im Berufsleben. Ein Muss für Menschen mit Autismus und deren Arbeitgeber, Lehr- und Begleitpersonen. 1. Auflage. St. Gallen: Autismusverlag.

Simone, Rudy (2019): Aspergirls. Die Welt der Frauen und Mädchen mit Asperger. 6. Auflage. Weinheim: Beltz.

Sliwka, Anne/Klopsch, Britta (2022): Deeper Learning in der Schule. Pädagogik des digitalen Zeitalters. Weinheim Basel: Beltz.

Sommerauer, Michaela (2015): Emotion – Emotionsregulation. In: Theunissen/Kulig/Leuchte u. a. (Hrsg.) 2015, S. 112–115.

Sparrow, Maxfield (2020): Spectrums. Autistic Transgender People in Their Own Words. London and Philadelphia: Jessica Kingsley Publishers (E-Book).

Strang, John F./Powers, Meredith D./Knauss, Megan u. a. (2018): »They Thought It Was an Obsession«: Trajectories and Perspectives of Autistic Transgender and Gender-Diverse Adolescents. In: Journal of Autism and Developmental Disorders 48 (2018) S. 4039–4055.

Stroth, Sanna/Kamp-Becker, Inge (2021): Ein Leben lang anders. In: Gehirn&Geist Dossier 1 (2021) S. 6–12.

Sünkel, Ulrike (2021): Autismus-Spektrum-Störungen und die Arbeitswelt. In: Tebartz van Elst (Hrsg.) 2021, S. 393–408.

Szalavitz, Maia (2014): Im Namen des Vaters, des Sohnes und des menschlichen Gehirns. In: ZEIT Online 21. September 2014. https://www.zeit.de/zeit-wissen/2014/05/hirnforschung-autismus-henry-markram-neurowissenschaften

Szalavitz, Maria (2021): Wie ein normaler Junge. In: Gehirn&Geist Dossier 1 (2021) S. 24–29.

Tammet, Daniel (2010): Wolkenspringer. Von einem genialen Autisten lernen. 2. Auflage. München: Piper

Tebartz van Elst, Ludger (2018): Autismus und ADHS. Zwischen Normvariante, Persönlichkeitsstörung und neuropsychiatrischer Krankheit. 2. Auflage. Stuttgart: Kohlhammer.

Tebartz van Elst, Ludger (2020): Geleitwort. In: Kopp, Guido/Moser, Katrin: Eine Welt – zwei Wahrnehmungen. Wie Autisten die Welt erleben und was sie darüber denken. Berlin: Springer, S. V–VIII.

Tebartz van Elst, Ludger (Hrsg.) (2021): Autismus-Spektrum-Störungen im Erwachsenenalter. 3., aktualisierte und erweiterte Auflage. Berlin: Medizinisch Wissenschaftliche Verlagsgesellschaft.

Tebartz van Elst, Ludger (2021a): Die hochfunktionalen Autismus-Spektrum-Störungen im Erwachsenenalter – Symptomatik und Klassifikation. In: Ders. (Hrsg.) 2021, S. 28–37.

Tebartz van Elst, Ludger (2021b): Zusatzuntersuchungen. In: Ders. (Hrsg.) 2021, S. 196–204.

Tebartz van Elst, Ludger (2021c): Medikamentöse Therapie im Erwachsenenalter. In: Ders. (Hrsg.) 2021, S. 309–323.

Tebartz van Elst, Ludger/Biscaldi-Schäfer, Monica/Riedel, Andreas (2021): Asperger-Syndrom, Autismus-Spektrum-Störungen und Autismusbegriff: historische Entwicklung und moderne Nosologie. In: Tebartz van Elst (Hrsg.) 2021, S. 3–16.

Tebartz van Elst, Ludger/Nickel, Kathrin (2021): Autismus-Spektrum-Störungen und Ticstörungen. In: Tebartz van Elst (Hrsg.) 2021, S. 237–241.

The Students of Limpsfield Grange School/Martin, Vicky (2017): M in the Middle. Secret Crushes, Mega-Colossal Anxiety and the People's Republic of Autism. London and Philadelphia: Jessica Kingsley Publishers.

Theunissen, Georg (2015a): Intense World Theory. In: Theunissen/Kulig/Leuchte u. a. (Hrsg.) 2015, S. 186–187.

Theunissen, Georg (2015b): Stimming. In: Theunissen/Kulig/Leuchte u. a. (Hrsg.) 2015, S. 358–359.

Theunissen, Georg (2019): Autismus und herausforderndes Verhalten. Praxisleitfaden Positive Verhaltensunterstützung. 3., durchgesehene Auflage. Freiburg im Breisgau: Lambertus-Verlag.

Theunissen, Georg (Hrsg.) (2020): Autismus verstehen. Außen- und Innensichten. 2., aktualisierte Auflage. Stuttgart: Kohlhammer.

Theunissen, Georg (2021): Basiswissen Autismus und komplexe Beeinträchtigungen. Lehrbuch für die Heilerziehungspflege, Heilpädagogik und (Geistig-)Behindertenhilfe. 1. Auflage. Freiburg im Breisgau: Lambertus-Verlag.

Theunissen, Georg/Kulig, Wolfram/Leuchte, Vico/Paetz, Henriette (Hrsg.) (2015): Handlexikon Autismus-Spektrum. Schlüsselbegriffe aus Forschung, Theorie, Praxis und Betroffenen-Sicht. 1. Auflage. Stuttgart: Kohlhammer.

Theunissen, Georg/Sagrauske, Mieke (2019): Pädagogik bei Autismus. Eine Einführung. 1. Auflage. Stuttgart: Kohlhammer.

Thompson, Richard F. (2001): Das Gehirn. Von der Nervenzelle zur Verhaltenssteuerung. Nachdruck der 3. Auflage. Heidelberg: Spektrum Akademischer Verlag.

Thunberg, Greta & Svante/Ernman, Beata & Malena (2019): Szenen aus dem Herzen. Unser Leben für das Klima. Frankfurt am Main: S. Fischer.

Treffert, Darold A. (2015): Savants und Savant-Syndrom – eine außergewöhnliche Erscheinung. In: Theunissen/Kulig/Leuchte u. a. (Hrsg.) 2015, S. 308–313.

Vermeulen, Peter (2018): »Ich bin was Besonderes«. Arbeitsmaterialien für Kinder und Jugendliche mit Autismus-Spektrum-Störungen. 5. Auflage. Dortmund: Verlag Modernes Leben.

Vero, Gee (2018): Versuchen Sie mal, mit Autismus zu leben. In: Behinderte Menschen 2 (2018) S. 37–43.

Vero, Gee (2020): Wahrnehmungsbesonderheiten bei Autismus. In: Theunissen 2020, S. 117–125.

Visser, Judith (2019): Mein Leben als Sonntagskind. Roman. 1. Auflage. Hamburg: HarperCollins.

Vogeley, Kai (2015): Exekutive Funktionen. In: Theunissen/Kulig/Leuchte u. a. (Hrsg.) 2015, S. 132–133.

Vogeley, Kai (2016): Anders sein. Autismus-Spektrum-Störungen im Erwachsenenalter – Ein Ratgeber. 2., überarbeitete Auflage. Weinheim Basel: Beltz.

Vogeley, Kai (2020): Autismus – Störung oder Stärke? In: autismus 89 (2020) S. 6–15.

von Dingens, Lasse (2012): Das Chaos da draußen. Wie du deinen autistischen Alltag besser bewältigen kannst. BoD – Books on Demand.

von Kittlitz, Alard (2021): Wie klug ist unser Bauch? In: Die Zeit N° 29 vom 15. Juli 2021, S. 59–61.

Wagner, Lorenz (2018): Der Junge, der zu viel fühlte. Wie ein weltbekannter Hirnforscher und sein Sohn unser Bild von Autisten für immer verändern. München: Europa Verlag.

Warrier, Varun/Greenberg, David M./Weir, Elizabeth u. a. (2020): Elevated rates of autism, other neurodevelopmental and psychiatric diagnoses, and autistic traits in transgender and gender-diverse individuals. In: Nature Communications 11 (2020). https://www.ncbi.nlm.nih.gov/pmc/articles/PMC7415151/

White Unicorn (2020): Aus welchem Grund reagieren Autistinnen und Autisten mit Selbst- und Fremdverletzung? Entwicklung eines Online-Fragebogens. https://benecke.com/pdf/Studie_Autismus_Praesentation_Ergebnisse_Selbst_Fremd_Verletzung_V_4_1_White_Unicorn_Febr_2020.pdf

Wilczek, Brit (2018): Wer ist hier eigentlich autistisch? Ein Perspektivwechsel. Bruderholz/Bottmingen: Mad Man's Magic.

Williams, Donna (2015): Körperwahrnehmung. In: Theunissen/Kulig/Leuchte u. a. (Hrsg.) 2015, S. 225–226.

Winkelmann, Regine (2016): Gedanken in Bildern. Innenansichten eines Menschen mit Autismus. Norderstedt: Books on Demand.

Wolff, Emma (Hrsg.) (2012): Ein Leben mit Autismus. Die etwas andere Anthologie. 1. Auflage. Mildenau: Telescope Verlag & Druck.

Wright, Jessica (2015): The missing generation. In: Spectrum 9. Dezember 2015. https://www.spectrumnews.org/features/deep-dive/the-missing-generation/

Yaghoobifarah, Hengameh (2022): Torrey Peters schreibt den LGBT-Moment. Interview mit Torrey Peters. In: Missy Magazine 03 (2022) S. 42–47.

Zifendorf (2002): Self-narrating zoo exhibit. https://everything2.com/title/self-narrating+zoo+exhibit

Zimpel, André Frank (2015): Achtung Andersdenkende! Stärke: gesteigerte Aufmerksamkeit, Problem: Sozialkompetenz. Neuropsychologische Potenziale des Autismusspektrums als soziale Bereicherung. In: Behinderte Menschen 1 (2105) S. 31–37.

Filme

Baggs, Amanda (2007): In My Language. https://www.youtube.com/watch?v=JnylM1hI2jc

Musik

Schubring, Marc (2000): nimmerlandmensch. kammeroper nach birger sellin. https://www.marcschubring.com/book-inner-page

Pur (2014): Ich will raus hier. https://www.youtube.com/watch?v=gEPrk5LElFk

Web

Bildungsministerium für Bildung und Forschung: Forschung fördern. www.gesundheitsforschung-bmbf.de/de/ASDNet-Autism-Spectrum-Disorders-Network.php

White Unicorn e. V. www.white-unicorn.org/

Wissenschaftliche Gesellschaft Autismus-Spektrum (WGAS) www.wgas-autismus.org/

Autistic Self Advocacy Network www.autisticadvocacy.org/

autismus Deutschland e. V. www.autismus.de

Zwischen 0 und 100 liegt 50 – Neiiin! Autisten sehen die Welt anders www.asperger-wahrnehmung.de

Aspies e. V. Menschen im Spektrum www.aspies.de

afk Autismus-Forschungs-Kooperation www.autismus-forschungs-kooperation.de/

Autismus verstehen e. V. www.autismus-verstehen.de/

autSocial e. V. www.autsocial.de

butterblumenland (Blog) www.butterblumenland.wordpress.com

Impuls Acting www.impuls-acting.com/

innerwelt (Blog) www.innerwelt.wordpress.com/

Webseite Stephanie Meer-Walter www.stephanie-meer-walter.de

Spät diagnostizierter Autismus www.spät-diagnostizierter-autismus.de/

Anmerkungen

Vorwort

1. Auszug aus dem Interview mit freundlicher Genehmigung von Susanne von Mach. Das Interview erschien zuerst 2022 auf dem Blog von Susanne von Mach: www.vonmachzumensch.de

1. Plötzlich ist nichts mehr »normal«

1. ICD-11 in Deutsch – Entwurffassung, o. S.
2. Farinella/Roš 2018; Farinella 2019; Naccache/Naccache 2019 oder Thompson 2001.
3. ICD-11 in Deutsch – Entwurffassung, o. S.
4. Kamp-Becker/Bölte 2021, S. 105.
5. Schwarz 2020, S. 62–64; Amorosa 2017a, S. 20 ff.
6. Tebartz van Elst/Biscaldi-Schäfer/Riedel 2021, S. 9 f.
7. Kamp-Becker/Bölte 2021, S. 29.
8. Mottron 2021a.
9. Tebartz van Elst/Biscaldi-Schäfer/Riedel 2021, S. 14.
10. DGKJP/DGPPN/AWMF 2016, S. 19.
11. Amorosa 2017b, S. 44 f.
12. Theunissen/Leuchte/Kulig u. a. 2015, S. 6; Kamp-Becker/Bölte 2021, S. 26.
13. Schaller 2021, S. 71–75.
14. DGKJP/DGPPN/AWMF 2016, S. 62–64.
15. Schaller 2021, S. 75 f.
16. DGKJP/DGPPN/AWMF 2016, S. 66.

2. Ein Leben im »Reizgewitter«

1. American Psychiatric Association (Hrsg.) 2015, S. 65.
2. Attwood 2012, S. 323–345; Autistic Self Advocacy Network 2020, S. 19–21; Theunissen/Sagrauske 2019, S. 39–43; Theunissen 2020, S. 27–32; Vero 2020; Riedel/Clausen 2016, S. 111–113; Lipinski 2020, S. 53–58.
3. Theunissen 2020, S. 62–65.
4. Theunissen 2020, S. 64.
5. Groß 2021, S. 72.
6. Zitiert nach Novotny 2022.
7. Beeindruckende Beispiele für die autistische Sinneswahrnehmung finden sich darüber hinaus bei Geist 2017, Wolff 2012 oder Marchart 2017.
8. Marchart 2021b, S. 12.
9. Berridge 2021, S. 81.
10. In: Wolff (Hrsg.) 2012, S. 33.

3. Overload, Shutdown, Meltdown

1. Theunissen 2021, S. 142.
2. Theunissen 2019, S. 95.
3. Theunissen 2021, S. 142.
4. Theunissen/Sagrauske 2019, S. 200.
5. Theunissen/Sagrauske 2019, S. 63.
6. Riedel/Clausen 2016, S. 112.
7. Hejlskov Elvén 2017, S. 36.
8. Zum Unterschied zwischen Wutanfall und Meltdown siehe Bauerfeind 2021.
9. Sommerauer 2015; Theunissen 2019, S. 52.
10. Wagner 2018, S. 195.
11. Theunissen/Sagrauske 2019, S. 198 f.
12. Hejlskov Elvén 2017, S. 250–277.
13. Fröhlich 2019.
14. Birger Sellin, Ich will kein Inmich mehr sein © 2015, Verlag Kiepenheuer & Witsch GmbH & Co. KG, Köln.
15. Klonovsky 2009, S. 198.
16. Schubring 2000.

4. Frühwarnsystem Stimming

1. S. Knauerhase 2021.
2. Theunissen 2015b, S. 358 f.
3. American Psychiatric Association (Hrsg.) 2015, S. 64.
4. Arenson/Wilson/Akert 2014, S. 9.
5. Theunissen 2019, S. 88–94.
6. Dose 2017, S. 400 f.; Riedel/Clausen 2016, S. 28; Vogeley 2016, S. 132.
7. RND 18.05.2022.
8. Theunissen 2020, S. 39.

5. Eine andere Art, wahrzunehmen und zu denken

1. Seng 2021, v. a. S. 212–229.
2. Grandin 1997/2021, S. 10.
3. Grandin 1997/2021, S. 24–31.
4. Grandin 1997/2021, S. 16.
5. Seng 2021.
6. Seng 2021, S. 228 f.
7. Seng 2021, Anhang Teil 1, S. 178 f.
8. Tammet 2010, S. 192.
9. Tammet 2010, S. 197.
10. Tebartz van Elst 2018, S. 101 f.
11. Tebartz van Elst 2018, S. 122–128.
12. Siehe neben Tebartz van Elst 2018 die Zusammenfassung der Erkenntnisse und Annahmen in der Autismusforschung bei Theunissen 2019, S. 59–68, v. a. S. 64 f.
13. Tebartz van Elst 2018, S. 125.
14. Tebartz van Elst 2018, S. 128.
15. Mottron 2016.
16. Mottron 2015a; Mottron 2016; Mottron 2021b.
17. Mottron 2015a, S. 119–120.
18. Vgl: Mottron 2016, S. 428 f.
19. Mottron 2016.
20. Mottron 2015b, S. 355f, Zitat S. 356.
21. Mottron 2015a, S. 120; Mottron 2016, S. 429.
22. Siehe Zusammenfassung bei Brochu-Barbeau 2020.
23. Dörner 2006; Schramm/Wüstenhagen 2020, S. 106–138.
24. Dörner 2006, S. 29.

25. Malinowski 2001, S. 1 f.
26. In: Wolff (Hrsg.) 2012, S. 49 f.
27. Mottron 2016, S. 426.
28. Kohl/Seng/Gatti 2017.
29. Kohl/Seng/Gatti 2017, S. 91.
30. Kohl/Seng/Gatti 2017, S. 122.
31. Kohl/Seng/Gatti 2017, S. 103.
32. Demes 2011, S. 104 f.
33. Demes 2011, S. 161–181.
34. Mottron/Ostrolenk/Gagnon 2021.
35. Siehe beispielsweise Sliwka/Klopsch 2022 oder auch das von mir entwickelte Modell des barrierefreien Lehrens und Lernens, Meer-Walter 2020b.
36. Meer-Walter 2021.
37. Mottron/Courchesne 2020, S. 7 f.
38. Mottron 2021b, S. 140.
39. Theunissen 2019, S. 68.
40. »Because we learn things differently, we can solve problems that other people can't!« Autistic Self Advocacy Network 2020, S. 19, Ü. d. A.
41. Meer-Walter 2019.
42. Meer-Walter 2019, S. 90.
43. Marchart 2017, S. 81.

6. Spezialinteressen und Inselbegabungen

1. American Psychiatric Association (Hrsg.) 2015, S. 65.
2. Döhle 2015.
3. Attwood 2012, S. 222.
4. Mottron/Courchesne 2020, S. 8.
5. Treffert 2015, S. 308.
6. Dziobek u. a. 2012.
7. Kirchner 2016, S. 36.
8. Kirchner/Dziobek 2014.
9. Kirchner 2016.
10. Kirchner/Dziobek 2014, S. 81.
11. Demes 2011, S. 89–99.
12. Theunissen 2020, S. 37 f.
13. Ammon/Croonenbroeck 2021.
14. www.kaffeekaffee-heidelberg.de.

15. Ammon/Croonenbroeck 2021, S. 13.
16. Dziobek/Stoll 2019, S. 175–186.

7. Motorische (Un)Geschicklichkeiten

1. Theunissen 2019, S. 44.
2. Theunissen 2019, S. 16 f., 23 f. und 37.
3. Dziobek/Köhne 2015, S. 266.
4. Attwood 2012, S. 320.
5. Siehe Attwood 2012, S. 308–321, Dziobek/Köhne 2015, Theunissen/Sagrauske 2019, S. 48–50.
6. Theunissen 2019, S. 37.
7. Dziobek/Köhne 2015, S. 267.
8. Williams 2015.

8. Die drei R: Regeln, Rituale und Routinen

1. Vgl. Lipinski 2020, S. 49 f.; Vogeley 2016, S. 87 ff.; Theunissen/Sagrauske 2019, S. 50–53.
2. American Psychiatric Association (Hrsg.) 2015, S. 64.
3. Theunissen 2019, S. 36 f.
4. Schmidt 2020, S. 164.
5. Wilczek 2018, S. 302.
6. Theunissen/Sagrauske 2019, S. 51.
7. Pang 2020, S. 15.
8. Simone 2019, S. 178.

9. Sprachliche Missverständnisse

1. Sellin 1997 und 2009.
2. Anonym, in: Geist 2017, S. 47.
3. Alle Zitate dieses Absatzes von Sarah, in: Kohl/Seng/Gatti 2017, S. 129–146.
4. Marchart 2021a, S. 4.
5. American Psychiatric Association (Hrsg.) 2015, S. 64.
6. Riedel 2015a, S. 109.
7. Theunissen 2020, S. 46.
8. Autistic Self Advocacy Network 2020, S. 25.
9. Autistic Self Advocacy Network 2020, S. 26.

10. Riedel 2015a, S. 109.
11. Castañeda/Hallbauer 2013, S. 22.
12. Theunissen 2020, S. 46.
13. Autistic Self Advocacy Network 2020, S. 26.
14. Castañeda/Hallbauer 2013, S. 23; Attwood 2012, S. 256.
15. Riedel/Clausen 2016, S. 36–40; Theunissen 2019, S. 50 f.
16. Bormann-Kischkel/Ullrich 2017b, S. 224 f.
17. Tebartz van Elst 2018, S. 82–84.
18. Riedel/Clausen 2016, S. 38; Vogeley 2016, S. 80 f.
19. Vogeley 2016, S. 32 f.
20. Wilczek 2018, S. 208 f.
21. Riedel/Clausen 2016, S. 39.
22. Attwood 2012, S. 257; Heuer 2020, S. 176.
23. Theunissen/Sagrauske 2019, S. 54.
24. Vogeley 2016, S. 80.
25. Wilczek 2018, S. 209.
26. Attwood 2012, S. 270.
27. Heuer 2020, S. 179 f.
28. Riedel 2015b, S. 269 f.
29. Annabelle, in: Kohl/Seng/Gatti 2017, S. 101.
30. American Psychiatric Association (Hrsg.) 2015, S. 65.
31. Mottron 2015b, S. 355.
32. Bormann-Kischkel/Ullrich 2017b, S. 222.
33. Mottron/Courchesne 2020, S. 8.
34. Birger Sellin, Ich Deserteur einer artigen Autistenrasse © 2015, Verlag Kiepenheuer & Witsch GmbH & Co. KG, Köln.
35. Pur 2014.
36. Mottron 2015b, S. 353.
37. Theunissen/Sagrauske 2019, S. 53.
38. Mottron 2015a, S. 121.
39. Theunissen/Sagrauske 2019, S. 53; Wilczek 2018, S. 205.
40. Mottron 2015a, S. 121.
41. Mottron 2015b, S. 354.
42. Seng 2021, S. 100–103; Wilczek 2018, S. 206 f.

10. Soziale Interaktion und Kommunikation

1. American Psychiatric Association (Hrsg.) 2015, S. 64.
2. Vogeley 2016, S. 23–62.
3. Wilczek 2018, S. 40–43.
4. Kandel 2021, S. 40.
5. von Kittlitz 2021, S. 61.
6. Vogeley 2016, S. 29; Wilczek 2018, S. 174–204.
7. Vogeley 2016, S. 37.
8. Vogeley 2016, S. 63–79.
9. Vogeley 2016, S. 66.
10. Pépin 2022, S. 15.
11. Pépin 2022, S. 55 f.
12. Wilczek 2018, S. 176.
13. Wilczek 2018, S. 176 f.
14. Adorján 2019, S. 56 f.
15. Riedel/Clausen 2016, S. 23.
16. Vogeley 2016, S. 58 f.
17. Wagner 2018, S. 140 f.
18. Rebecca Klein, in: Geist 2017, S. 32.
19. Theunissen 2021, S. 28.
20. Seng 2020, S. 185/187.
21. Seng 2021, S. 220.
22. Hasselblad/Hansson/Bertilsdotter Rosqvist 2021, S. 31.
23. Theunissen 2019, S. 65.
24. Hasselblad/Hansson/Bertilsdotter Rosqvist 2021, S. 32.
25. Hasselblad/Hansson/Bertilsdotter Rosqvist 2021, S. 32.
26. Baggs 2007.
27. »My language is not about designing words or even visual symbols for people to interpret, it is about being in a constant conversation with every aspect of my environment. Reacting physically to all of my surroundings. […] Ironically, the way that I move when responding to everything around me is described as ›being in a world of my own‹, whereas if I interact with a much more limited set of responses and only react to a much more limited part of my surroundings people claim that I am opening to true interaction with the world. […] They judge my existence, awareness, and personhood on which of a tiny and limited part of the world I appear to be reacting to. […] It is only when I type something in your language that you refer to me as having communication. […] or else people doubt that I am a thinking being, and since their definition of thought defines

their definition of personhood so ridiculously much they doubt that I am a real person as well. I would like to honestly know how many people […] would believe I wrote this.« Baggs 2007, Ü. d. A.
28. Nagy, 2016.
29. Biklen 2015, S. 164.
30. Bach 2015, S. 378 f.
31. Wilczek 2018, S. 45–48.
32. Demes 2011, S. 63; Simone 2019, S. 124; Schreiter 2018, S. 31.
33. Theunissen/Sagrauske 2019, S. 58 f.
34. Castañeda/Hallbauer 2013, S. 29–31.
35. Vogeley 2016, S. 35.
36. Riedel/Clausen 2016, S. 25 f.; Theunissen/Sagrauske 2019, S. 59; Vogeley 2016, S. 67.
37. Theunissen 2020, S. 59 f.
38. Kandel 2021, S. 42.
39. Für diesen Absatz siehe: Kandel 2021.
40. Lorenzen 2021, S. 61 f.
41. Lorenzen 2021, S. 63/64.

11. Exekutive Funktionen

1. Vogeley 2015, S. 132 f.
2. Attwood 2012, S. 284–288; Preißmann 2013a, S. 18; Vogeley 2016, S. 139 f.
3. Hemmers/Baethge/Vogeley u. a. 2022, o. S.
4. Zitate im Absatz: Tebartz van Elst 2018, S. 119.
5. Tebartz van Elst 2018, S. 120.
6. Theunissen 2019, S. 67 f.
7. Tebartz van Elst 2018, S. 199.
8. Vogeley 2015, S. 133.
9. Bormann-Kischkel/Ullrich 2017a, S. 134 f.
10. Bormann-Kischkel/Ullrich 2017a, S. 135.
11. Vogeley 2016, S. 169.
12. Bormann-Kischkel/Ullrich 2017a, S. 135.
13. Riedel/Clausen 2016, S. 24.

12. Die Sache mit der Empathie

1. Wagner 2018, S. 74.

2. Wagner 2018.
3. Wagner 2018, S. 41.
4. Wagner 2018, S. 46.
5. Wagner 2018, S. 73.
6. Szalavitz 2014.
7. Simone 2019, S. 49.
8. Wagner 2018, S. 13.
9. Szalavitz 2014; Theunissen 2020, S. 62–65.
10. Wagner 2018, S. 77.
11. Wagner 2018, S. 120.
12. Wagner 2018, S. 137 f.
13. Wagner 2018, S. 142; Szalavitz 2014.
14. Nummenmaa u. a. 2014.
15. Graumann 2020.
16. Groß 2021, S. 70 f.
17. Theunissen 2015a, S. 187.
18. Szalavitz 2014.
19. Groß 2021, S. 70.
20. Szalavitz 2014, o. S.
21. Wagner 2018, S. 155.
22. Szalavitz 2014.
23. Wagner 2018, S. 153.
24. Szalavitz 2014.
25. Zimpel 2015, S. 31.
26. Theunissen 2020, S. 59.
27. Groß 2021, S. 72.
28. Szalavitz 2014.

13. Erschöpfung und schnelle Erschöpfbarkeit

1. Vogeley 2016, S. 181.
2. Rudolph 2020, S. 50.
3. Schäfers 2008, S. 35.
4. Kokavecz/Rüttgers/Schneider 2012, S. 6 f.
5. Vero 2018, S. 38.
6. Z. B. Simone 2016, S. 25.
7. Vero 2018, S. 38.
8. Sünkel 2021, S. 394.
9. Thunberg/Ernman 2019, S. 205.

10. Raether 2020, S. 10.
11. Thunberg/Ernman 2019, S. 196.
12. Dangarembga 2021, S. 55.
13. Meer-Walter 2019, S. 44.
14. von Dingens 2012, S. 11.
15. Riedel 2019, S. 10.
16. Dziobek/Stoll 2019, S. 13.
17. Theunissen 2021, S. 48 f.
18. Dziobek/Stoll 2019, S. 95–118.
19. Dachez/Mademoiselle Caroline 2016.
20. Miserandino 2003.
21. Wagner 2018, S. 139.

14. Autismus plus: häufige Komorbiditäten

1. Cassidy u. a. 2014.
2. White Unicorn 2020, S. 36: Gründe für die suizidalen Gedanken und/oder das selbstverletzende Verhalten.
3. Dziobek/Stoll 2019, S. 31.
4. Kamp-Becker/Bölte 2021, S. 22 f.
5. Philipsen/Matthies 2021.
6. Ditrich/Matthies 2021, S. 279.
7. Tebartz van Elst/Nickel 2021, S. 237.
8. Nickel/Isaksson/Zeeck 2021, S. 259.
9. Endres/Pitsch/Isaksson u. a. 2021, S. 263 f.
10. Hirvikoski/Mittendorfer-Rutz/Boman u. a. 2018, o. S.
11. Cassidy/Rodgers 2017, o. S.
12. Riedel/Clausen 2016, S. 114.
13. Asperger 1943, S. 60.
14. Deutsche Depressionsliga 2018, S. 8 f.
15. Tebartz van Elst 2021, S. XI; Dziobek/Stoll 2019, S. 32 f.
16. Radtke 2021 und Radtke/Domschke 2021.
17. Theunissen 2021, S. 182.
18. Radtke 2021, S. 218 f.
19. Radtke/Domschke 2021, S. 227.
20. Theunissen 2021, S. 214–236.
21. Lobregt-van Buuren/Hoeker/Sizoo 2021.
22. Wagner 2018, S. 137.
23. Dziobek/Stoll 2019, S. 33.

24. Theunissen 2021, S. 217.
25. Kouchev 2022.
26. Theunissen/Sagrauske 2019, S. 198.
27. Lobregt-van Buuren/Hoeker/Sizoo 2021.
28. Pick/Lichtblau/Radtke 2021, S. 270 ff.
29. Noterdaeme 2015, S. 232 f.
30. Tebartz van Elst 2021b, S. 198 f.
31. DGKJP/DGPPN/AWMF (Hrsg.) 2016, S. 26–41.
32. Tebartz van Elst 2021b, S. 202.
33. Preißmann 2017, S. 146.
34. Schenk 2019, S. 18.
35. Preißmann 2017, S. 128 f.
36. Hirvikoski/Mittendorfer-Rutz/Boman u. a. 2018, o. S.
37. Tebartz van Elst 2021c, S. 309.
38. Autismus-Forschungs-Kooperation 2010, o. S.
39. Preißmann 2017, S. 87.
40. Eine ausführliche Infografik zur »Barrierefreiheit für Autist*innen im Gesundheitssystem« findet sich auf meiner Webseite: www.stephanie-meer-walter.de.
41. Dern 2021, S. 446.
42. AASPIRE (o. J.).

15. Selbstwert – trotz oder mit Autismus?

1. Bohne 2019.
2. Eschenröder 2014.
3. Hanning/Chmielewski 2019, S. 23–45.
4. Hanning/Chmielewski 2019, S. 48.
5. Seng 2021, S. 214.
6. Lipinski 2020, S. 75–80.
7. Criado-Perez 2020, S. 46.
8. Dachez 2018, S. 78.
9. Boychenko 2022.
10. Hanning/Chmielewski 2019, S. 15.
11. Sartre 1949/2022, S. 59.
12. Buchner/Akbaba 2021, S. 50.
13. Vermeulen 2018, S. 15.
14. Melles 2021, S. 34.
15. Visser 2019.
16. Tebartz van Elst 2020, S. VI.

17. Pang 2020, S. 25.
18. »We're expected to speak only when spoken to by neurologically typical people, and only for the purpose of providing informative data for others' purposes, like self-narrating zoo exhibits.« Sinclair 1994, zitiert nach Zifendorf 2002, Ü. d. A.
19. »In an ideal world the scientist should find a method to prevent the most severe forms of autism but allow the milder forms to survive.« Grandin 2006, S. 122, Ü. d. A.

16. Autistinnen

1. Simone 2019.
2. Sarah, in Kohl/Seng/Gatti 2017, S. 135.
3. Silbony, zitiert nach von Kittlitz 2021, S. 60.
4. Siehe z. B. die Schilderungen in Kohl/Seng/Gatti 2017 oder Aspies e. V./Lipinski 2021.
5. Hildenbrand 2021, S. 20.
6. Kohl/Seng/Gatti 2017, S. 40.
7. Mandavilli 2015, o. S.
8. Simone de Beauvoir, zitiert nach Criado-Perez 2020, S. 12.
9. Preißmann 2021, S. 121.
10. Dziobek/Stoll 2019, S. 41.
11. Stroth/Kamp-Becker 2021, S. 12.
12. Criado-Perez 2020, S. 12.
13. Koegst/Fehrle 2022, o. S.
14. V. a. Preißmann 2013b.
15. Simone 2019, EV 2010.
16. Autistic Self Advocacy Network 2020, S. 40.
17. Hill 2016, o. S.
18. »They just thought I was an idiot. They were trained to work with autistic people but I'm guessing it was boys they were trained for, not girls.« Hill 2016, o. S., Ü. d. A.
19. The Students of Limpsfield Grange School and Martin 2017.
20. Criado-Perez 2020, S. 300.
21. Criado-Perez 2020, S. 314.
22. Hanisch 2021, S. 473.
23. Cumin 2021, S. 5.
24. Cumin/Pelaez/Mottron 2021.
25. Stroth/Kamp-Becker 2021, S. 11 f.

26. Szalavitz 2021, S. 26.
27. Theunissen 2020, S. 73–75; Vogeley 2016, S. 161.
28. Seng 2021, S. 214.
29. Seng 2021, S. 184.
30. Preißmann 2021, S. 124.
31. Vogeley 2016, S. 162 f.
32. Demes 2011, S. 115.
33. Kohl/Seng/Gatti 2017, S. 39.

17. Späte Diagnose

1. Riedel/Tebartz van Elst 2015, S. 100.
2. Wagner 2018, S. 136.
3. Riedel/Clausen 2016, S. 142–146.
4. Winkelmann 2016, S. 71.
5. Riedel/Clausen 2016, S. 145.
6. Biscaldi-Schäfer/Riedel 2021, S. 95.
7. Tebartz van Elst 2021a, S. 32 f.
8. Tebartz van Elst 2021a, S. 33.
9. Riedel/Tebartz van Elst 2015, S. 100.
10. Dziobek/Stoll 2019, S. 37.
11. Dziobek/Stoll 2019, S. 37.
12. Kamp-Becker/Bölte 2021, S. 97.
13. Ausführliche Informationen zur Diagnostik bei Dziobek/Stoll 2019, S. 36–41.
14. Wright 2015.
15. McDonald 2020.
16. Apoorva 2015.
17. Dziobek/Stoll 2019, S. 36.
18. Dose 2017, S. 403 f. und S. 411.
19. Dose 2017, S. 404.
20. Dose 2017, S. 404.
21. Dose 2021, o. S.
22. Dose 2009, S. 33.
23. Dose 2009, S. 34.
24. Vogeley 2020, S. 10.
25. Anonymer Bericht auf der Webseite »spät diagnostizierter Autismus«.
26. »To reveal signs they saw as most indicative of autism« Cumin/Pelaez/Mottron 2021, o. S., Ü. d. A.
27. Lipinski/Blanke/Sünkel u. a., o. J.

18. Gender und Sexualität

1. Sparrow 2020.
2. Yaghoobifarah 2022, S. 46.
3. Engelbrecht 2021, o. S.
4. »Being autistic and being trans each come with the social hurdles of stigma and lack of general public knowledge about what it's like to inhabit a marginalized identity. […] But because of the ways our society largely acknowledges neither gender diversity nor neurodiversity, I am also prone to feeling doubly invisible.« Devin S. Turk (he/him/his or they/them/theirs), in: Sparrow (Hrsg.) 2020, Pos. 798, Ü. d. A.
5. Warrier/Greenberg/Weir u. a. 2020, o. S.
6. Bonnello 2022.
7. Engelbrecht 2021, o. S., oder Simone 2019, S. 76.
8. Engelbrecht 2021, o. S.
9. Ebert 2021, S. 285.
10. Warrier/Greenberg/Weir u. a. 2020, o. S.
11. Engelbrecht 2021, o. S.
12. »They Thought It Was an Obsession« Strang/Powers/Knauss u. a. 2018, Ü. d. A.
13. Jackson-Perry 2020, o. S.

19. Muss Autismus therapiert werden?

1. Meer-Walter 2020a, S. 227–284.
2. Meer-Walter 2020a, S. 210–227.
3. Rogers 1981/2017, S. 66–68.
4. Drepper 2020.
5. DGKJP/DGPPN/AWMF 2021.
6. DGKJP/DGPPN/AWMF 2021, S. 1.
7. DGKJP/DGPPN/AWMF 2021, S. 465–469.
8. DGKJP/DGPPN/AWMF 2021, S. 5.
9. Kamp-Becker/Bölte 2021, S. 73.
10. Kamp-Becker/Bölte 2021, S. 74.
11. Croonenbroeck/Ammon 2021, S. 17.
12. DGKJP/DGPPN/AWMF 2021, S. 31.
13. DGKJP/DGPPN/AWMF 2021, S. 31.
14. DGKJP/DGPPN/AWMF 2021, S. 32.
15. Autismus Mittelfranken e. V./Autland Nürnberg o. J.
16. Abrufbar auf der Webseite von www.autismus.de

20. Autistisch und (!) normal

1. Theunissen/Sagrauske 2019, S. 29.
2. IDA-NRW Gegenwart o. J., o. S.
3. Hagen/Teevs, Spiegel-Online 23.02.2022.
4. Siehe hierzu Lummerding/Wiedmann 2022.
5. Folge 4 vom 17. Februar 2021: Der »soziale Wert« von Autist*innen. www.mit-meinem-ganzen-sein-autistisch.de/Podcast.
6. Kohl/Seng/Gatti 2017.